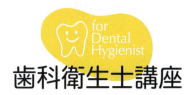

歯科衛生士講座

歯周病学

第3版

編集委員

沼部幸博

齋藤　淳

梅田　誠

永末書店

著者一覧

相野　誠　愛知学院大学歯学部　歯周病学講座　助教

青山　典生　東京医科歯科大学大学院医歯学総合研究科　歯周病学分野　助教

石黒　一美　日本歯科大学生命歯学部　歯周病学講座　助教

和泉　雄一　東京医科歯科大学大学院医歯学総合研究科　歯周病学分野　教授

稲垣　幸司　愛知学院大学短期大学部　歯科衛生学科　教授

上島　文江　東京歯科大学水道橋病院　歯科衛生士部　歯科衛生士長

臼井　通彦　九州歯科大学　口腔機能学講座　歯周病学分野　准教授

梅田　誠　大阪歯科大学　歯周病学講座　教授

小方　頼昌　日本大学松戸歯学部　歯周治療学講座　教授

加藤　万理　愛知学院大学歯学部附属病院　歯科衛生士長

金澤　紀子　公益社団法人　日本歯科衛生士会　顧問

川浪　雅光　北海道大学大学院歯学研究科　口腔健康科学講座　歯周・歯内療法学教室　特任教授

菊池　毅　愛知学院大学歯学部　歯周病学講座　准教授

高阪　利美　愛知学院大学短期大学部　歯科衛生学科　教授

河野　智生　大阪歯科大学　歯周病学講座　講師

小正　裕　大阪歯科大学　高齢者歯科学講座　教授

五味　一博　鶴見大学歯学部　歯周病学講座　教授

齋藤　淳　東京歯科大学　歯周病学講座　教授

坂上　竜資　福岡歯科大学　口腔歯学部　口腔治療学講座　歯周病学分野　教授

佐藤　聡　日本歯科大学新潟生命歯学部　歯周病学講座　教授

佐藤　秀一　日本大学歯学部　歯科保存学第Ⅲ講座（歯周病学講座）　教授

佐藤　陽子　宮城高等歯科衛生士学院　教務主任

澁谷　俊昭　朝日大学歯学部　口腔感染医療学講座　歯周病学分野　教授

渋谷　友美　大阪歯科大学　高齢者歯科学講座　助教

島内　英俊　東北大学　名誉教授

末瀬　一彦　大阪歯科大学　歯科審美学室　教授

菅谷　勉　北海道大学大学院歯学研究科　口腔健康科学講座　歯周・歯内療法学教室　准教授

諏訪　文彦　大阪歯科大学　名誉教授

関野　愉　日本歯科大学生命歯学部　歯周病学講座　准教授

田口洋一郎　大阪歯科大学　歯周病学講座　准教授

田中　昭男　大阪歯科大学　口腔病理学講座　教授

富田　幸代　東京歯科大学　歯周病学講座　講師

中島　啓介　九州歯科大学　口腔機能学講座　歯周病学分野　教授

永田　俊彦　徳島大学大学院　医歯薬学研究部　歯周歯内治療学分野　教授

西川　泰央　大阪歯科大学　生理学講座　教授

西村　英紀　九州大学大学院歯学研究院　口腔機能修復学講座　歯周病学分野　教授

二宮　雅美　徳島大学大学院　医歯薬学研究部　歯周歯内治療学分野　助教

沼部　幸博　日本歯科大学生命歯学部　歯周病学講座　教授

野口　和行　鹿児島大学大学院医歯学総合研究科　先進治療科学専攻顎顔面機能再建学講座
　　　　　　歯周病学分野　教授

野崎　剛徳　大阪大学大学院歯学研究科　口腔分子免疫制御学講座
　　　　　　歯周病分子病態学・歯周病診断制御学　助教

野村　正子　日本歯科大学東京短期大学　歯科衛生学科　准教授

三谷　章雄　愛知学院大学歯学部　歯周病学講座　教授

村上　伸也　大阪大学大学院歯学研究科　口腔分子免疫制御学講座
　　　　　　歯周病分子病態学・歯周病診断制御学　教授

村上　弘　福岡歯科大学　口腔歯学部　口腔治療学講座　歯周病学分野　助教

村樫　悦子　日本歯科大学生命歯学部　歯周病学講座　講師

両角　祐子　日本歯科大学新潟生命歯学部　歯周病学講座　准教授

山下　明子　九州大学病院　歯周病科　助教

山本　松男　昭和大学歯学部　歯周病学講座　教授

吉沼　直人　日本大学歯学部　歯科保存学第Ⅲ講座（歯周病学講座）　講師

（五十音順）

歯科衛生士講座　歯周病学　第3版
序文

　2016年初頭、ここに第3版を上梓する運びとなりました。初版の2006年、第2版の2011年、そして今回と、版を重ねるごとに歯科衛生士を取り巻くさまざまな環境変化を見据え、本書は大きく進化しています。

　旧版との大きな違いは、本のタイトルが旧版の「歯周病治療の基礎と臨床」から「歯科衛生士講座　歯周病学」に変更したこと、レイアウトを大きく刷新し必要な知識、知りたい内容をすぐに見出せるようにしたこと、そして歯科衛生士国家試験対策の教本として、より使いやすいよう配慮したことです。

　もちろんそのほかにも最新の知識やテクニックに関する内容も大幅に追加し、教育現場だけでなく、臨床現場での指南書としての利用にも対応しています。一度本書を御覧頂ければ、さまざまな工夫が随所に施されていることにお気づきになるでしょう。

　まず巻頭に歯科衛生士国家試験出題基準との対照表を配置しました。これにより、本書をより効果的に国家試験対策へ活用できます。また各章はじめには章の学習ポイントを「おぼえよう」、章の最後には練習問題「やってみよう」、特に著者が本文の内容と関連してさらに細かく説明したいことは「MEMO」、そしてトピックスは「歯周病科の現場から」として収載すると共に、本文中の重要な用語やその意味は欄外に書き出して、何度も振り返り学習ができるようになっています。

　またこれまでの書にはなかった、歯周治療のチーム医療の観点から歯科衛生士の役割に焦点を当てたこと、さらに今後それを実践するためのケアプロセスの考え方について記載していることも特徴のひとつです。

　ますます活躍の場が広がる歯科衛生士や歯科衛生士の卵の方々にとって、本書は必携の書となることでしょう。

　本書が歯科衛生士免許取得を目指している方々の知識・技能・態度向上のお役に立ち、また臨床現場で、すでに活躍されている方々にとっては知識の整理・確認に繋がり、さらに歯科衛生士としての復職を考えている方々においては、歯周病学の再履修と現在の臨床現場の把握に活用して頂けるのならば、編者、著者一同、これほどの喜びはありません。

　本書には3名の編者を中心として、それぞれの分野に秀でた著者の方々の力が結集されています。また本書の刊行は、永末書店編集部の方々の皆様の多大なご理解とご助力があってこそ実現できたものです。とくに和田　清氏の献身的努力で多くの新しい試みを盛り込むことができました。記して感謝の意を表します。

2015年12月

沼部幸博

齋藤　淳

梅田　誠

歯科衛生士講座 歯周病治療の基礎と臨床
改訂版　序文

　初版の序文のなかで、歯科衛生士教育が実施されて半世紀が過ぎようとしていて、初期の歯周病教育は非常に短時間でありましたが、現在では高齢化社会を迎え、歯周病予防あるいは治療の必要性が益々高まっているとあります。しかしながら、初版を発行した時代の歯科衛生士教育は2年制（一部1年制）でありましたが、現在では3年制（一部4年制）となり、歯科衛生士教育も高度化されています。

　そこで、今回、歯科衛生士講座と標題を一部改め、初版とは少し執筆者も入れ替えて、それぞれ得意な分野をご執筆いただき、内容の充実化を図りました。

　さて、厚生労働省および日本歯科医師会が提唱している「8020運動」はマスコミでも話題となり、広く国民の皆様にも関心が高まりつつあります。事実、平成17年度の歯科疾患実態調査（本年度が6年に1回の調査が行われます）では80歳では残存歯10本（3回前の調査：昭和62年は残存5本、前回の調査：平成11年度は残存歯8本）となり、80歳で残存歯20本以上有する人の割合を2010年まで20%以上にという「健康日本21」の目標はすでに達成いたしました。この結果は、国民の皆様方の口腔衛生に対する意識の向上（歯磨きの回数は歯科疾患実態調査ごとに増加しています）と、我々歯科医療従事者（歯科医師、歯科衛生士）の努力の賜物によるものと考えられます。

　しかしながら、一方では、「健康日本21」のもう一つの目標である6024（60歳で24本の歯）達成者を50%以上にすることは達成されていません。このような現実を考える時、それらの目標を達成する最大のポイントはペリオ（歯周病）をコントロール（撲滅）することにつきるといえます。なぜならば、全年齢の抜歯の原因は齲蝕より歯周病のほうがやや多いとされていますが、齲蝕で抜歯するケースは増齢的に減少しますが、逆に歯周病は増加いたします。特に、その逆転現象は35歳前後にあるということです。

　高齢化社会を迎え、人生の豊かさ、すなわち、クオリティ・オブ・ライフから種々の病気を捉える考え方が浸透してきていますが、歯にとってもそういうことがいえます。高齢になればなるほど、人生の最大の楽しみはおいしいものを食べるということではないでしょうか？しかし、歯が抜けて好きなものが食べられないということになれば、それが奪われるということになります。義歯という方法もありますが、やはりご自分の歯ほどよく噛め、しかも食物の真の味を伝えるものはありません。また、歯周病は、全身疾患（糖尿病、心臓血管疾患、低体重児出産、誤飲性肺炎、喫煙）との関わりが広くとりざたされており、注目されているところであります。

　以上のことより、歯周病の予防と治療はクオリティ・オブ・ライフの意味からも、非常に重要なことといえます。その柱は、何といってもプラークコントロールであり、それは、すなわち、ペリオコントロールに結びつくものであり、上述したようなことは、すべて歯科衛生士さんの双肩にかかっているといっても過言ではありません。

　本書は歯科衛生士を目指す学生さんはもとより、歯科衛生士試験出題基準に沿ったものであると同時に、臨床例を多く取り入れ、現場で日々の臨床にあたっておられる歯科衛生士さんの参考書としても、お読み願いたいと思っています。

　最後になりましたが、本書出版にあたり、多大のご理解とご助力を賜りました永末書店編集部の皆様に謝意を表します。

2011年2月

編集者一同

歯科衛生士教本 歯周病治療の基礎と臨床
初版　序文

　周知のように、歯科衛生士教育が実施され半世紀を過ぎようとしています。この間、歯科医学はもとより医療の場にあっても飛躍的発展を遂げてきました。とりわけ、歯周病学においては、その当初は口腔治療学の中で「歯槽膿漏」という名称で、授業が2～4時間程度行われておりました。

　しかし、現在では歯周病学という呼称に変わり、歯周病に対する社会的ニーズや歯科衛生士に対する質的向上が求められるようになってきました。また、歯周病は生活習慣との関わりが極めて大きな生活習慣病の一つであることが認められるようになり、高齢化に向かって、歯周病予防、治療の必要性が益々高まってくることは明白であります。

　一方、教育の場にあっては、医療の質的向上と歯科衛生士への社会的要求も高度化し、教育内容も大きく様変わりしてきました。その一つが歯科衛生士の統一試験と免許公布の各都道府県知事から厚生労働大臣への移行であり、さらには1年制から2年制へ、さらには3年制、4年制あるいは短大へと移り変わってきております。

　国家試験に関しましても、昭和63年に歯科衛生士試験出題基準の提示、平成6年にはその内容の一部改正、平成11年4月と平成15年6月にも改正され現在に至っており、医学・医療の様変わりを如実に表した事象であるといえます。

　また、近々この出題基準の再改正も行われるとの情報も得ております。従いまして、教科書も将来の歯科衛生士教育ガイドラインを踏まえたものにしなくてはなりません。

　他方、臨床の場にあっては、コ・メディカルスタッフの一員としての業務に加え、患者さんには医療サービスはもとより、積極的な口腔疾患の予防指導、一般大衆にも予防を主体とした保健指導などが求められるようになり、業務内容も多様化してきたことは事実であります。
そこで、これらのことを勘案して、これからの歯科衛生士に対する教本創作の計画を立て、多方面の先生方にご相談申し上げましたところ、多くの先生方に賛同を得、ようやく上梓の運びとなりました。

　今回、御執筆頂いた先生方は、従来から歯科衛生士教育にご熱心な先生方ばかりであり、必ずや歯科衛生士国家試験に役立つ教本になったものと確信しております。同時に、将来の臨床の場にあって活用願えるものと自負いたしております。

　最後に、本書発刊に際しまして、多大のご理解とご助力を賜りました永末書店様に対しまして深甚の謝意を表させて頂きます。

2006年2月

編者一同

平成 23 年版　歯科衛生士国家試験出題基準と本書との対照表

科目	範囲	大項目	小項目	備考	本書の対応項目
二　歯・口腔の構造と機能	Ⅰ　歯・口腔の構造	2　歯と歯周組織	B　歯・歯周組織の構造		
			d　セメント質		基礎編 2 章　3
			e　歯根膜		基礎編 2 章　2
			f　歯槽骨		基礎編 2 章　4
			g　歯肉		基礎編 2 章　1
	Ⅱ　歯・口腔の機能・組成	1　歯・歯周組織	C　歯周組織の組成	コラーゲン含む	基礎編 2 章　1
			D　歯周組織の生理		基礎編 3 章
三　疾病の成り立ち及び回復過程の促進	Ⅰ　病因と病態	14　歯周組織の病変	A　歯周病の分類と特徴		臨床編 4 章　1
			a　歯肉病変		臨床編 4 章　2-1
			b　歯周炎		基礎編 4 章 1、　臨床編 4 章　2-2
			c　壊死性歯周疾患		臨床編 4 章 2-3
			d　歯周組織の膿瘍		臨床編 4 章 2-5
			e　歯周 - 歯内病変		臨床編 4 章 2-4
			f　歯肉退縮		臨床編 1 章 2-2、　臨床編 3 章 4-2、　臨床編 4 章 2-6
			g　咬合性外傷		基礎編 4 章 1-5、　臨床編 4 章 2-7
	Ⅱ　感染と免疫	11　歯周病	A　歯周病原菌		臨床編 1 章 2-1、　臨床編 2 章 2-1
四　歯・口腔の健康と予防に関わる人間と社会の仕組み	Ⅳ　歯周病の予防	1　基礎知識	A　歯周病の有病状況		基礎編 1 章 1
			B　歯周病の分類		基礎編 1 章 2、　臨床編 4 章 1
			C　歯周病の発生要因と機序		基礎編 1 章、　臨床編 1 章、　臨床編 2 章
			D　歯周病の進行と特徴		基礎編 1 章 2、　基礎編 4 章、　臨床編 3 章
			E　歯周病のリスク評価		臨床編 2 章、　臨床編 8 章 2、　臨床編 17 章 2
			F　歯周病と全身疾患		臨床編 2 章 3、　臨床編 15 章

科目	範囲	大項目	小項目	備考	本書の対応項目
四　歯・口腔の健康と予防に関わる人間と社会の仕組み	Ⅳ　歯周病の予防	2　予防方法	A　第一次予防		臨床編6章
			a　プラークコントロール		臨床編1章2、臨床編5章2、臨床編6章2-2、臨床編5章4-1、臨床編7章2-2
			b　予防処置	術式は歯科予防処置論で出題する	臨床編6章1-2
			c　歯・口腔の健康診査、保健指導、リコール		臨床編17章2
			B　第二次予防		臨床編6章
			a　歯周病の検診とスクリーニングテスト		臨床編5章2-2
			b　歯周病の初期治療		臨床編7章、臨床編17章2-2
			c　不適切な修復物の改善		臨床編1章2-2
			e　歯周病の治療		臨床編7章3
			C　第三次予防		臨床編6章1
			a　咬合機能の回復		臨床編7章3
			D　セルフケア、プロフェッショナルケア、パブリックヘルスケアによる歯周病予防		臨床編6章1-2、臨床編14章2-3
	Ⅵ　歯科疾患の疫学と歯科保健統計	1　歯科疾患の指標	B　歯周病に関する指標		臨床編5章3、臨床編8章2、臨床編17章2
		2　歯科疾患の疫学	B　歯周病の疫学		
			a　宿主要因との関連		基礎編1章2、臨床編2章2
			b　環境要因との関連		基礎編1章2、臨床編1章1、臨床編2章2-3
			c　病因との関連		基礎編1章1、臨床編1章1
			d　時間要因との関連		
	Ⅹ　栄養・食生活の基礎	3　歯・口腔と栄養	C　歯周病と食品		臨床編6章1-2

科目	範囲	大項目	小項目	備考	本書の対応項目
六　臨床歯科医学	Ⅱ　歯・歯髄・歯周組織の疾患と治療	3　歯周治療	A　歯周病の種類と病態		臨床編 4 章 1
			B　歯周病の発現とリスクファクター		基礎編 1 章 2、　臨床編 1 章 1、　臨床編 2 章
			C　歯周病の疫学に用いる指数とその解釈		臨床編 5 章 3
			D　歯周治療に必要な口腔内検査		
			a　プロービングポケットデプス〈PPD〉		臨床編 5 章 2-1、　臨床編 8 章、臨床編 17 章 2-1
			b　アタッチメントレベル		臨床編 3 章 6、　臨床編 3 章 7-2、臨床編 5 章 2-1、、臨床編 8 章　臨床編 17-2
			c　プロービング時の出血〈BOP〉		臨床編 5 章 2-1、臨床編 8 章、臨床編 17 章 2
			d　口腔清掃状態		臨床編 17 章 2、　臨床編 5 章 2-4、臨床編 8 章、臨床編 5 章 4
			e　歯肉の診査		臨床編 5 章 1-3、臨床編 5 章 2、臨床編 8 章、臨床編 17 章 2
			f　歯の動揺度		臨床編 3 章 7、　臨床編 5 章 2-1、臨床編 8 章、臨床編 17 章 2-1
			g　根分岐部病変の診査		臨床編 3 章 9-1、臨床編 8 章、　臨床編 10 章 1-1、　臨床編 17 章 2-1
			h　歯周病の画像検査		臨床編 5 章 2-2、臨床編 8 章
			E　歯周基本治療		
			a　プラークコントロール		臨床編 1 章 2-2、　臨床編 5 章 2-4、　臨床編 7 章 2-2、臨床編 16 章 4-1
			b　スケーリング・ルートプレーニング		臨床編 7 章 2-3、　臨床編 16 章 4-2
			c　暫間固定		臨床編 7 章 2-5
			d　咬合調整		臨床編 7 章 2-7、　臨床編 16 章 4-3
			e　習癖の修正		臨床編 1 章 2-2、　臨床編 5 章 2-6、　臨床編 7 章 2-9
			F　歯周病の薬物療法		臨床編 13 章

科目	範囲	大項目	小項目	備考	本書の対応項目
六　臨床歯科医学	Ⅱ　歯・歯髄・歯周組織の疾患と治療	3　歯周治療	G　歯周外科治療	名称と各療法の目的について出題する	臨床編 17 章 2-3
			a　歯周ポケット掻爬術		臨床編 9 章 2-2
			b　新付着術〈ENAP〉		臨床編 9 章 2-2
			c　歯肉切除術		臨床編 9 章 2-4
			d　歯肉剥離掻爬術〈フラップ手術〉		臨床編 9 章 2-2
			e　歯周形成手術〈歯肉歯槽粘膜形成術〉		臨床編 9 章 2-4
			f　歯周組織再生誘導法	GTR 法、エムドゲイン® ゲルを含む	臨床編 9 章 2-3
			H　固定法		臨床編 11 章 1
			I　根分岐部病変の治療		臨床編 10 章 2、　臨床編 3 章 9
			J　歯周治療後の再評価		臨床編 8 章、　臨床編 10 章 2-3
			K　メインテナンス、サポーティブ・ペリオンドンタル・セラピー〈SPT〉		臨床編 8 章、　臨床編 14 章、　臨床編 17 章 2-4
七　歯科予防処置論	Ⅰ　総論	2　基礎知識	A　歯・口腔の健康状態の把握		
			b　歯周組織		基礎編 2 章、3 章、4 章
			C　歯周病予防の基礎	原因、分類、進行を含む	臨床編 6 章 1
	Ⅱ　歯周病予防処置	1　歯周病の基礎知識	A　生活習慣の把握		基礎編 1 章 2、　臨床編 6 章 2-4、　臨床編 17 章 2-4
			B　歯周病と全身疾患の関連		臨床編 2 章 3、　臨床編 15 章
			C　歯周病のリスク評価	歯周病に関連する指標を含む	臨床編 3 章 7、　臨床編 5 章 3、　臨床編 17 章 2-1
		2　歯・歯周組織の検査	A　プロービング		
			a　プロービングに使用する器具と特徴		臨床編 5 章 2-1、　臨床編 10 章 1-1
			b　操作法		臨床編 5 章 2-1

科目	範囲	大項目	小項目	備考	本書の対応項目
七　歯科予防処置論	Ⅱ　歯周病予防処置	2　歯・歯周組織の検査	c　プロービングから得られる情報		臨床編 5 章 2-1、臨床編 10 章 1-1、臨床編 17 章 2-1
			B　動揺度検査		基礎編 3 章 2、臨床編 5 章 2-1　臨床編 17 章 2-1
			C　コンタクト検査		臨床編 5 章 2-3
		3　スケーリング・ルートプレーニング	A　使用器械・器具・材料の種類と操作法		
			a　エキスプローラー		臨床編 9 章 2-1
			b　手用スケーラー		臨床編 7 章 2-3
			c　超音波スケーラー		臨床編 7 章 2-3
			d　エアスケーラー		臨床編 7 章 2-3
			e　歯面清掃用器具		臨床編 7 章 2-3
			B　術式		臨床編 7 章 2-3
			C　シャープニング		臨床編 7 章 2-3
		4　歯面清掃・研磨	A　使用器械・器具・材料の種類と操作法		臨床編 7 章 2-3
		5　メインテナンス	A　目的		臨床編 17 章
			B　評価		臨床編 8 章 3
八　歯科保健指導論	Ⅲ　口腔清掃指導法	2　指導の要点	D　口腔清掃の指導法		臨床編 1 章 2-2
			b　歯周病のリスクに応じた指導		臨床編 7 章 2-2、臨床編 6 章 1-1、臨床編 16 章 4-1、臨床編 17 章 2-1
九　歯科診療補助論	Ⅲ　保存治療時の診療補助	8　歯周外科治療	A　歯周治療用器具・薬剤の種類と用途		臨床編 13 章
			B　歯周用パックの種類と取扱い		臨床編 17 章 2-3

目次

第 1 部　基礎編

第 1 章　わが国の歯周病の現状

1. わが国の歯周病の現状 2
2. 歯周病の病態と発症 3

第 2 章　歯周組織の解剖・組織

1. 歯肉と歯槽粘膜 5
   ①歯肉の種類　6／②歯肉上皮（粘膜上皮）　6／③歯肉結合組織（粘膜固有層）　7／④歯槽粘膜　7
2. 歯根膜 8
   ①歯根膜の構成成分　8
3. セメント質 9
   ①種類　9／②セメント質の性質　10／③セメント質の機能　10／④露出（病的、壊死）セメント質　10／⑤新生セメント質と新付着　10
4. 歯槽骨 10
   ①固有歯槽骨　11／②支持歯槽骨　11
5. 歯周組織の加齢変化 11
   ①歯肉　11／②歯槽骨　11／③歯根膜　12／④セメント質　12

第 3 章　歯周組織の生理

1. 歯肉と歯の付着 13
   ①上皮性付着　14／②線維性付着（結合組織性付着）　14
2. 歯の生理的近心移動 14
3. 咬合 15
   ①咬合の定義　15／②咬合の様式　15

第 4 章　歯周病の病理

1. 歯周組織の病変 17
   ①歯肉炎　17／②歯周炎　19
2. 萎縮 21
   ①歯肉退縮　21

歯周病科の現場から

歯周治療における歯科衛生士の業務範囲　22

第 2 部　臨床編

第 1 章　歯周病の病因

1. 歯周病の発病因子 ·· 26
①健康な状態、病的な状態　26 ／②歯周病の原因　28
2. 病因の分類 ·· 28
①初発因子（直接因子）　28 ／②局所性修飾因子　31 ／③全身性修飾因子　37

第2章　歯周病のリスクファクター
1. リスクファクターとは ··· 43
2. 歯周病のリスクファクター ··· 44
①細菌因子　45 ／②宿主因子（全身的因子、局所的因子）　45 ／③環境因子　45

第3章　歯周病の徴候と病態
1. ポケットの形成 ··· 49
2. ポケットの種類・様相の分類 ··· 50
①上皮性付着部の位置による分類　50 ／②ポケットの存在する歯面数による分類　51 ／③ポ
ケットの軟組織壁と硬組織壁　51
3. 歯肉の発赤、腫脹 ·· 51
4. 歯肉の増殖と退縮 ·· 52
①歯肉の増殖と肥大　52 ／②歯肉退縮　52
5. ポケットからの排膿と歯肉溝滲出液（GCF）の増加 ······································· 54
①滲出のメカニズム　54 ／②歯肉溝滲出液の内容物と排膿　54 ／①歯肉溝滲出液の功罪　54
6. アタッチメントロス（付着の喪失） ·· 55
①アタッチメントロスとアタッチメントゲイン　55 ／②臨床的アタッチメントレベル測定の意
義　55
7. 歯の病的動揺 ··· 56
①歯の動揺度の判定基準　56 ／②動揺度を変化させる因子　56
8. 歯槽骨の吸収 ··· 57
①歯槽骨吸収の原因　57 ／②歯槽骨吸収のタイプ　57 ／③歯槽骨の吸収形態　57 ／④歯槽骨の
形態異常　58
9. 根分岐部病変 ··· 59
①根分岐部の検査　60 ／②根分岐部病変の分類　60 ／③根分岐部病変の原因　60
10. 口臭 ··· 61
①口臭症の国際分類　61 ／②生理的口臭　61 ／③病的口臭　61 ／④仮性口臭、口臭恐怖症　62

第4章　歯周病の分類と臨床的特徴ならびに対応
1. 歯周病の分類 ··· 63
2. 各種歯周病の特徴・原因、症状・処置 ·· 64
①歯肉病変　64 ／②歯周炎　71 ／③壊死性歯周病　75 ／④歯周－歯内病変　77 ／⑤歯周組織
の膿瘍　78 ／⑥咬合性外傷　80

第5章　歯周病の検査と診断
1. 検査の意義・目的 ·· 82
①検査の意義　82 ／②検査の目的　83 ／③各種検査　83

xiii

2. 歯周組織周囲の検査 86

①歯周組織検査　86 ／②エックス線検査　89 ／③歯列・咬合状態の検査　90 ／④細菌性因子の
検査　93 ／⑤外傷性因子の検査　94 ／⑥口腔習癖の検査　95

3. その他の検査 96

①口臭の検査　96 ／②統計に用いられる検査　97 ／③歯周病の最新の検査　99

4. 診断の意義・目的 101

第6章　歯周病の予防と治療　治療計画の立案

1. 歯周病の予防 102

①歯周病の予防の考え方　102 ／②歯周病予防の具体的手段　104

2. 歯周治療の原則、治療計画の立案 105

①治療の基本的考え方　105 ／②治療の進め方　106 ／③治療計画の意義と立案の原則　106 ／
④歯周治療への患者の導入　108

第7章　歯周基本治療

1. 意義と目的 110

2. 歯周基本治療の内容 111

①緊急処置と全身への配慮　111 ／②プラークコントロール　111 ／③スケーリング・ルートプ
レーニング　118 ／④歯周ポケット掻爬　127 ／⑤暫間固定　127 ／⑥当面の咬合確保　129 ／
⑦咬合調整　130 ／⑧う蝕・歯内治療　131 ／⑨習癖の改善　133 ／⑩矯正治療　134 ／⑪保存
不可能な歯の抜歯　134

歯周病科の現場から

手用スケーラーと超音波スケーラーの臨床的評価　136

第8章　再評価

1. 歯周基本治療後の再評価 138

①目的　138 ／②検査項目　139

2. 治療計画の修正 139

3. メインテナンス・SPT 移行前の再評価 140

第9章　歯周外科治療

1. 総論 142

①歯周外科の意義・目的　142 ／②歯周外科治療の種類　143

2. 各論 145

①歯周外科治療器具　145 ／②組織付着療法　146 ／③歯周組織再生療法　151 ／④切除療法
155 ／⑤歯周形成手術　155

第10章　根分岐部病変の処置

1. 根分岐部病変の検査と治療方針 161

①根分岐部病変の検査　161 ／②根分岐部病変の治療方針　163

2. 根分岐部の処置法 165

①歯根の保存療法　165 ／②歯根の分割抜去（切断除去）療法　168 ／③歯周外科治療後の再評

価　169

第11章　歯周治療における口腔機能回復治療

1. 永久固定と欠損補綴 ………………………………………………………… 172
①永久固定とは　172 ／②永久固定の目的　172 ／③永久固定の適応症　172 ／④固定の種類　172 ／⑤歯科衛生士の役割　173 ／⑥欠損補綴　173　⑦インプラント治療と歯の移植　174

2. 歯周-矯正治療 …………………………………………………………………… 176
①目的と意義　176 ／②小矯正治療　176 ／③歯科衛生士の役割　177 ／④保定　178 ／⑤歯周組織の反応　178

第12章　インプラント周囲病変

1. インプラント周囲病変とその対応 ………………………………………… 180
①インプラント周囲組織と歯周組織の違い　180 ／②インプラント周囲組織　181

第13章　薬物療法

1. 歯周治療に用いられる薬剤とその効果 …………………………………… 184

2. 目的 ……………………………………………………………………………… 185

3. 全身に用いられる薬剤とその用法 ………………………………………… 185
①抗菌薬　186 ／②消炎酵素薬　186　③鎮痛薬・鎮静薬　186

4. 局所に用いられる薬剤とその用法 ………………………………………… 186
①洗口剤　187 ／②ポケット内洗浄薬　187 ／③局所塗布軟膏　187 ／④歯周ポケット内注入軟膏　187

第14章　メインテナンスとSPT

1. メインテナンスとSPT ……………………………………………………… 189

2. メインテナンスとSPTの意義、目的 …………………………………… 190

3. メインテナンスとSPTの方法 …………………………………………… 191
①メインテナンスの方法　191 ／②SPTの方法　192

4. リコールとは …………………………………………………………………… 192
①リコールの時期　192 ／②リコールの間隔の決定要因　192

第15章　ペリオドンタルメディシン

1. ペリオドンタルメディシンとは …………………………………………… 194
①ペリオドンタルメディシンとは　194 ／②ペリオドンタルメディシンの基本概念　195

2. 歯周病とその他の全身疾患 ………………………………………………… 196
①歯周病と糖尿病　196 ／②歯周病と肥満　197 ／③歯周病と動脈疾患　198 ／④歯周病と骨粗鬆症　198 ／⑤歯周病と早期・低体重児出産　199 ／⑥歯周病と誤嚥性肺炎　199 ／⑦歯周病と関節リウマチ　201

歯周病科の現場から
ペリオドンタルメディシンとモチベーション　202

第16章　高齢者の歯周治療

1. 高齢歯周病患者の特徴 ………………………………………………………… 204

2. 高齢者に対する歯周治療の概念 …………………………………………………………… 205

3. 歯周治療の留意点 ………………………………………………………………………………… 206
①全身状態の把握　206 ／②的確な予後の判定　207 ／③薬物常用の確認　207

4. 歯周治療の進め方 ………………………………………………………………………………… 207
①プラークコントロール　207 ／②スケーリング・ルートプレーニング（SRP）　209 ／③咬合調整　210 ／④歯冠修復、欠損補綴装着者への対処　210

第17章　歯周治療におけるチーム医療

1. 歯周治療とチーム医療 …………………………………………………………………………… 212
①チーム（医療）アプローチとは　212 ／②歯科診療におけるチームアプローチ　213 ／③歯周治療におけるチームアプローチ　213

2. 歯周治療の流れにおける歯科衛生士の役割 ………………………………………………… 214
①歯周組織検査、診断における役割　214 ／②歯周基本治療における役割　217 ／③歯周外科治療における役割　217 ／④メインテナンス・SPT における役割　223 ／⑤情報伝達と歯科衛生士業務記録　223

3. 歯科衛生ケアプロセス（歯科衛生過程）……………………………………………………… 226
①歯科衛生ケアプロセスとは　226 ／②歯科衛生ケアプロセスの構成要素　227 ／③歯科衛生ケアプロセスと歯周治療　229

索引 ……………………………………………………………………………………………………… 234

第１部　基礎編

基礎編 第1章
わが国の歯周病の現状

1. わが国の歯周病の現状
2. 歯周病の病態と発症

おぼえよう

①日本人の歯の喪失原因のトップは歯周病である。
②日本人の歯周病の有病率は40歳以降、8割を越える。
③歯周病の原因はバイオフィルムであるデンタルプラークである。
④歯周病は食習慣、喫煙に関係する生活習慣病であり、糖尿病患者、喫煙者では歯周病が重度になる傾向がある。

1 わが国の歯周病の現状

厚生労働省の平成23年歯科疾患実態調査報告[1]によると、8020達成者の比率は38.3%で、80歳の時点で残っている歯の平均本数は13.9本であるが、この本数は年々増加傾向にある。

私たちが歯を失う原因疾患のトップは歯周病であり[2]（表1）、日本人成人の約7～8割が罹患しているとされる[1]（図1）。う蝕の有病率が減少してきている現在、歯周病は私たちが一生自分の歯で噛んで食べる、快適な食生活を送る上での大きな障害となっている。よって、歯周病予防対策と軽度の歯周病の早期発見・早期治療が、高齢者になっても自分の歯で噛んで、食べ、健康を維持し、健康寿命を延伸するためキーワードである。

（欄外）
歯科疾患実態調査

歯を失う原因

表1　日本人の歯の喪失原因[2]

	男性		女性		合計	
理由	n	%	n	%	n	%
う蝕（むし歯）	1,473	32.0	1,512	33.6	2,985	32.7
破折	438	9.5	532	11.8	970	10.6
歯周病（歯槽膿漏）	2,126	46.1	1,686	37.4	3,812	41.8
矯正治療での必要性	25	0.5	86	1.9	111	1.2
その他	548	11.9	689	15.3	1,237	13.6
合計	4,610	100	4,505	100	9,115	100

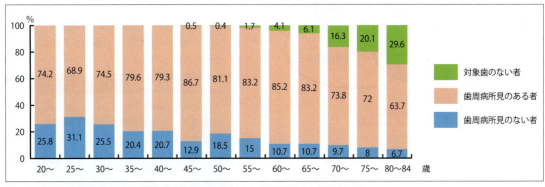

図1　日本人の歯周病の罹患状況（平成23年歯科疾患実態調査より引用改変）

2　歯周病の病態と発症

　歯の周りには歯を支える構造として、歯肉、歯槽骨、歯根膜、セメント質と呼ばれる歯周組織が存在する。歯周病はこれらの歯周組織が細菌感染で惹起された炎症によって破壊される疾患である。

　原因はバイオフィルムであるデンタルプラーク（以下プラーク）である。う蝕の原因でもあり、歯のブラッシングを怠ると1日程度で歯の表面に形成される白色または白黄色の軟らかく粘着性のある物質である（**図2**）。これは口腔内の菌体外多糖やタンパク質の基質で構成され、初期段階の構成細菌はグラム陽性のレンサ球菌などが占めるが、プラークが厚くなり成熟すると、グラム陰性嫌気性の歯周病原細菌の比率が増大する。このプラークが歯と歯肉の境目に形成されると、歯周病の原因菌感染で数日から1週間以降で歯肉に炎症が生じる。

　このプラークを除去しないで放置すると、唾液や血液の中の無機質成分によってプラークが石灰化して歯石となり、より強固に歯に付着するようになる。この歯石の表面は粗造で、更にプラークが付着しやすい環境を提供する。

　歯周病の原因は局所だけでなく、ほかにもさまざまなリス

バイオフィルム
デンタルプラーク

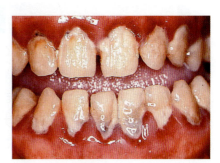

図2　プラークの付着により炎症が生じた歯肉

クファクターがあり（図3）、糖尿病患者や喫煙者では歯周病の症状が重篤となることが知られている[3]。

これらのことから、歯周病は生活習慣病とも位置付けられ（表2）、歯周治療に際して食事指導、禁煙支援を行うなど、行動変容の指導を行う歯科医師・歯科衛生士も増えてきている。

歯周病は生活習慣病

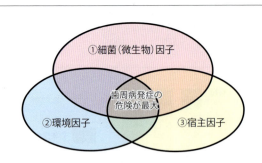

図3　さまざまなリスクファクター

① 細菌因子（プラーク中の歯周病原細菌）
Porphyromonas gingivalis　Prevotella intermedia
Aggregatibacter actinomycetemcomitans
Fusobacterium nucleatum　Ekenella corrodens
Campylobacter rectus　Tannerella forsythia　Spirochete sp.

② 環境因子
喫煙、ストレス・肥満、食生活・栄養、薬物、口腔衛生の不良、初診時のポケットの深さとアタッチメントレベル、プラーク付着因子の有無、教育の達成率、専門医への受診状態、他の口腔内常在微生物、外傷性咬合

③ 宿主因子
年齢、人種、歯数、糖尿病などの全身疾患、免疫応答、炎症反応、歯肉溝滲出液中の物質、遺伝

表2　歯周病は生活習慣病

食習慣によるもの
①インスリン非依存性糖尿病（成人性糖尿病）
②肥満性　③脂質異常症（家族性を除く）
④高尿酸血症　⑤循環器疾患（先天性を除く）
⑥高血圧症　⑦大腸ガン（家族性を除く）
⑧歯周病

運動習慣によるもの
①インスリン非依存性糖尿病（成人性糖尿病）
②肥満性　③脂質異常症（家族性を除く）
④高血圧症

喫煙によるもの
①肺扁平上皮ガン　②循環器疾患（先天性を除く）　③慢性気管支炎　④肺気腫
⑤歯周病

飲酒によるもの
①アルコール性肝障害

（沼部幸博）

参考文献

1）平成23年歯科疾患実態調査, 厚生労働省, http://www.mhlw.go.jp/toukei/list/62-23.html
2）Aida J, Ando Y, Akhter R, Aoyama H, Masui M, Morita M., Reasons for permanent tooth extractions in Japan. Journal of Epidemiology. 2006 16（5）：214-9.
3）沼部幸博, 和泉雄一編著：デンタルハイジーン別冊, 歯科衛生士のためのペリオドンタルメディシン, 全身の健康と歯周病とのかかわり. 医歯薬出版株式会社, 東京, 2009（第1版）.

基礎編 第1章 やってみよう

以下の問いに○×で答えてみよう（解答は巻末）

1．日本人の歯周病の有病率は成人で30％である。
2．歯周病の原因は食物残渣であるプラークで、1カ月で歯肉に炎症を惹起する。
3．喫煙は歯周病の環境因子における最大のリスクファクターである。
4．糖尿病患者では歯周病が重篤になりやすい。

基礎編 第2章
歯周組織の解剖・組織

1. 歯肉と歯槽粘膜
2. 歯根膜
3. セメント質
4. 歯槽骨
5. 歯周組織の加齢変化

おぼえよう

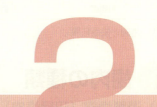

①歯周組織は、歯を支持し、歯肉、歯根膜、セメント質、歯槽骨からなる。
②歯肉は、歯根膜、セメント質、歯槽骨を保護し、歯肉上皮と歯肉結合組織からなる。
③歯根膜は、咬合圧の緩衝、感覚受容、骨改造現象に関与し、主としてタイプⅠコラーゲン線維からなるシャーピー線維（束）で歯根と歯槽骨を強固に連結している。
④セメント質は、歯根象牙質を覆い咬合圧に抗し、無細胞セメント質と細胞セメント質からなる。
⑤歯槽骨は、歯を支え、歯槽壁を形成する固有歯槽骨（緻密骨）と、その外側にある支持歯槽骨（緻密骨と海綿骨）からなる。

1 歯肉と歯槽粘膜

　口腔粘膜である歯肉と歯槽粘膜は歯の歯頸部と歯槽骨を覆い、これを保護している（図1、2）。歯肉は歯槽粘膜へと連続して移行している。
　歯肉は、歯肉縁を基準として、エナメル質に面する内縁上皮と口腔に面する外縁上皮に分けられる。歯肉は、外観から、遊離歯肉、付着歯肉、乳頭歯肉の種類がある。

歯肉
歯槽粘膜

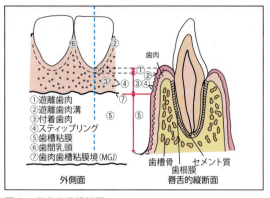
図1 歯肉と歯槽粘膜

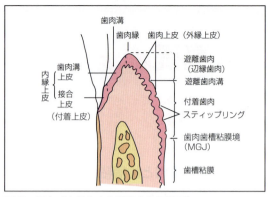
図2 歯肉（内縁上皮と外縁上皮の断面）

1 歯肉の種類

1）遊離歯肉（辺縁歯肉）
　遊離歯肉は、歯槽骨の上縁〔歯槽（骨）頂〕より歯冠側にあり、歯頸部の周囲にあるが、エナメル質の歯面に付着せず、可動性である。

2）付着歯肉
　付着歯肉は遊離歯肉より歯槽粘膜に移行するまでの外側の歯肉のことである。付着歯肉は表面に浅いくぼみのスティップリングがあり、角化している。遊離歯肉と付着歯肉の境界には浅い溝がみられることがあるが、これを遊離歯肉溝という。遊離歯肉溝から歯肉歯槽粘膜境（MGJ）までの歯肉は、歯槽骨に結合しているので、非可動性で、粘膜下組織は存在しない。

3）内縁上皮と外縁上皮
　内縁上皮は、歯肉縁より歯頸側に向かう歯肉で、歯肉溝の壁となる歯肉溝上皮と歯頸よりのエナメル質と密着している接合上皮（付着上皮）に分けられる。外縁上皮は、歯肉縁より歯槽粘膜に向かう歯肉で、遊離歯肉と付着歯肉に分けられる。

4）歯間乳頭
　隣接歯との歯間にある遊離歯肉は歯間乳頭と呼ばれ、角化上皮である。前歯部の歯間乳頭はピラミッド形である（図1）。臼歯部の歯間乳頭は頰舌方向で中央にくぼみを有した鞍状で、この乳頭部をコルとよんでいる。コルの上皮組織は角化していない。

2 歯肉上皮（粘膜上皮）

　歯肉上皮（外縁上皮）は重層扁平上皮からなる。皮膚とは異なり口腔粘膜上皮は基底層、有棘層、角化層（錯角化層）に分けられる。上皮は固有層に向かって突出し、この突出を上皮脚（上皮突起）と呼ぶ（図3）。内縁上皮の歯肉溝上皮と接合上皮（図2）では、角化層、顆粒層を欠く。

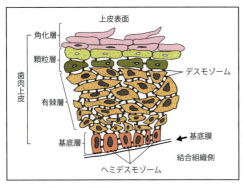
図3 歯肉上皮の層構造

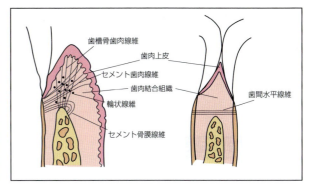
図4 歯肉の線維配列図

❸ 歯肉結合組織（粘膜固有層）

　上皮直下の結合組織は密な線維性結合組織で、この結合組織には発達した血管叢（網）がみられる。歯肉では、疎な線維性結合組織はほとんどみられない。歯槽粘膜では緻密および疎性結合組織からなる。この結合組織は上皮に向かって突出し、この突出を結合組織乳頭という。歯頸部周囲の歯肉の結合組織にコラーゲン線維が束になった主線維がみられ、主線維は歯肉線維群と呼ばれる。これらの主線維はコラーゲン線維の配列と走行から次の6種類に分けられる（図4）。

a．歯槽骨歯肉線維束
　歯槽骨から歯肉に付着している。
b．セメント（歯頸）骨膜線維束
　歯頸部のセメント質から歯槽（骨）頂を越えて歯槽骨の骨膜に付着している。
c．セメント（歯頸）歯肉線維束
　歯頸部のセメント質から歯肉に付着している。
d．輪状線維束
　歯頸部を輪状に取り巻いている。
e．歯間水平線維束
　歯頸部のセメント質から隣在歯の歯頸部のセメント質に付着している。
f．乳頭間線維束
　歯間乳頭で頬舌側方向に走行し、前庭側歯肉乳頭と固有側歯肉乳頭に付着している。

❹ 歯槽粘膜

　歯槽粘膜は、歯肉から連続して歯槽骨を覆う口腔粘膜である。歯槽粘膜は、口腔粘膜の機能的分類からみると、裏層粘膜である。
　歯肉と歯槽粘膜の境は歯肉歯槽粘膜境（MGJ）と呼ばれている。歯肉と歯槽粘膜は次のようなことで区別される。歯肉は粘膜下組織を欠くために非可動性である

基礎編　第2章　歯周組織の解剖・組織

が、歯槽粘膜は粘膜下組織があるために可動性がある。

　指でこれらの粘膜を押さえて、粘膜が移動するかどうかを調べることにより両者を判別できる。また、歯肉はピンク色を呈するが、歯槽粘膜は毛細血管が透過してみられるために歯肉より赤みを帯びている。

2 | 歯根膜

　歯根膜は顎骨（歯槽骨）と歯（歯根）を連結することから歯周靭帯とも呼ばれる。顎骨と歯の連結を釘植と呼ぶ。

❶ 歯根膜の構成成分

　歯根膜は特殊化した線維性結合組織で、細胞成分と線維成分からなっている。歯根膜の厚さは0.2〜0.4mmであるが、歯種、部位、年齢により異なっている。

1）細胞成分

　線維芽細胞、骨芽細胞、破骨細胞、セメント芽細胞、マラッセ上皮残遺、マクロファージ（大食細胞）、リンパ球、形質細胞、肥満細胞、好中球、未分化間葉細胞がある。

2）線維成分

　主要線維成分はコラーゲン（膠原）線維からなっている。コラーゲン線維は束をなしており、この線維束を歯根膜主線維と呼ぶ。線維束の両端はセメント質と歯槽骨の中に埋もれており、この部分の線維束をシャーピー線維（束）と呼ぶ。これによって、歯根膜の線維束は歯根を歯槽骨に対して強固に連結させている。そのほかの線維として、コラーゲン線維と構造が異なるオキシタラン線維がある。この線維は、弾性線維の一種で、歯根膜主線維と血管周囲壁にみられる。

シャーピー線維

（1）歯根膜の主線維

　歯根膜の主線維は歯・槽線維群あるいは歯根膜線維群とも呼ばれる。これらの線維群はコラーゲン線維の配列と走行から、次の5種類に分けられている（図5）。

歯根膜の主線維

　a．歯槽（骨）頂線維

　　歯頸部のセメント質から下外側方へ走行して、歯槽（骨）頂に入る線維である。

　b．水平線維

　　歯頸部のセメント質から水平に走行し歯槽骨に入る線維である。

　c．斜線維

　　歯槽（骨）頂線維の直下で、歯頸部のセメント質から上外側方へ、すなわち斜めに走行して歯槽骨に入る線維である。

　d．根尖線維

根尖のセメント質から放射状に下方へ走行して歯槽骨に入る線維である。

　e．歯間線維

多根歯にみられ、歯根分岐（根間）部のセメント質から放射状に下方へ走行して歯槽骨に入る線維である。これらの主線維の間には神経と血管を伴って歯根膜に分布している。これらの神経と血管が通る間隙を、脈管神経隙と呼ぶ。

（2）コラーゲンのタイプ

コラーゲンのタイプは多数に分けられている。歯根膜のコラーゲンタイプはタイプⅠが約80%で、次いでタイプⅢが多くある。

（3）マラッセ上皮残遺

歯の発生において、歯冠の完成と同時に、エナメル器の外・内エナメル上皮が、歯頸で根尖方向へ延長して突出する。この突出部をヘルトウィッヒ上皮鞘という。この上皮鞘は、象牙芽細胞の分化を起こし、歯根の形態を決定する。歯根を形成した後の上皮鞘は、歯根膜中に残存する。すなわち、歯根膜中に残存するヘルトウィッヒ上皮鞘がマラッセ上皮残遺である。

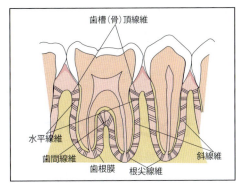

図5　歯根膜（主線維の配列図）

マラッセ上皮残遺

3　セメント質

セメント質は歯根象牙質を覆う石灰化組織である（図6a、b）。

1　種類

セメント質には、無細胞セメント質、細胞セメント質および中間セメント質がある。セメント細胞を含まないセメント質は無細胞セメント質、セメント細胞を含むのは細胞セメント質と呼ばれる。無細胞セメント質は、セメント芽細胞が歯根象牙質に直接形成したセメント質であることから原生セメント質とも呼ばれ、歯頸部1/3付近の歯根にみられる。細胞セメント質は

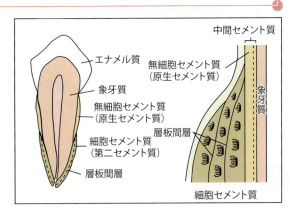

図6　a：セメント質、b：セメント質の構造の拡大図

無細胞セメント質

細胞セメント質

基礎編　第2章　歯周組織の解剖・組織

第二セメント質とも呼ばれ、歯根の根尖側 2/3 にみられる。また、細胞セメント質で無細胞性の層がみられることがあり、この層は層板間層と呼ばれる。中間セメント質は、セメント質と象牙質の間にある薄い層（約 10μm）で、コラーゲン細線維がなく、高石灰化のために透明な層として根尖部 1/3 付近にみられる。

中間セメント質

2 セメント質の性質

　セメント質は吸収に対して強い抵抗性を有している。しかし、セメント質に強い咬合力がかかると吸収される性質がある。セメント質は露出しなければ、一生涯形成および添加が続き、セメント質の厚さは増大する。この増大により、深層のセメント細胞は歯根膜側から栄養を受けることが困難となり、変性あるいは壊死する。脈管、神経支配がないためにリモデリングはないが、炎症あるいは咬合機能が低下するとセメント質は過剰形成をして、約 2mm ぐらいの肥厚がみられることもある。

3 セメント質の機能

　歯根膜線維とセメント質は結合して、歯根を歯槽骨に連結し、支持する。

4 露出（病的、壊死）セメント質

　歯肉と歯の付着部が破壊されると、セメント質は歯周ポケット内に露出される。この露出したセメント質を露出セメント質と呼んでいる。露出セメント質は壊死セメント質（病的セメント質）と呼ぶが、臨床的に正常なセメント質と区別するのは困難である。病的セメント質は歯周炎によって生じるが、老年では歯肉退縮の起きる速さは若年者よりも速く、このように加齢によってもセメント質は露出する。

> **壊死セメント質**
> プラーク（歯垢）がセメント質表面に付着して起こる。リポ多糖やその他の有害物質が含まれ、歯肉との付着を阻害する。

5 新生セメント質と新付着

　新付着は、歯根膜の喪失した歯根面に結合組織で再結合させることである。すなわち、すでに付着を喪失した部分に新生セメント質が形成されて、結合組織（コラーゲン線維）と、この新生セメント質との間に新たな付着ができた状態が新付着である。新付着を行うには歯根面に新生セメント質が生じることが重要である。

新生セメント質
新付着

4 歯槽骨

　歯槽骨は歯を支えるために存在する歯根周囲の骨である（図7）。すなわち、上顎骨と下顎骨の歯槽部の骨を意味するが、便宜的に用いられている用語である。歯槽骨は固有歯槽骨と支持歯槽骨からなる。

10

1 固有歯槽骨

固有歯槽骨は、歯槽壁を形成する骨で歯側の束状骨とその外側の層板骨に分かれ、緻密骨（皮質骨）でシャーピー線維が多量にあり、また、血管が出入りする多数の小孔がある。臨床では、エックス線写真で白い線状として観察されることから歯槽硬線と呼ばれる。

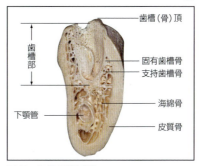

図7 歯槽骨断面図

2 支持歯槽骨

支持歯槽骨は固有歯槽骨の外側にある骨のことで、緻密骨（皮質骨）と海綿骨（骨髄）からなる。

5 歯周組織の加齢変化

1 歯肉

（1）歯肉上皮
- 退行性変化、萎縮（菲薄化、角化の減退、上皮索の平坦化、細胞分裂の減少）
- 上皮脚の伸長、細胞分裂の増加
- 接合上皮（付着上皮）下端の位置が根尖側に移動
- 歯が生涯にわたって萌出し、歯肉が加齢に伴って根尖側に移動

  などの考えがある。しかし、見解はさまざまで、いまだ定説はみられない。

（2）歯肉固有層
- タンパク質（コラーゲンなど）の合成能の低下
- 細胞成分の減少
- 弾力線維の増生
- コラーゲン線維（膠原線維）配列の不規則化

  などの見解がある。

2 歯槽骨

- 歯槽骨の代謝回転率はほかの諸骨よりも高い
- 加齢によって歯周炎の発生頻度が高まる

・適正な検索材料を得ることが困難な中で、多数の症例検討が必要

などの理由により見解が異なり、いまだ定説は見られない。

③ 歯根膜

・歯根膜腔の幅の減少（一定の傾向がないという報告もあり）
・歯根膜線維の増加、硝子化、細胞成分と線維の減少
・固有歯槽骨の外基礎層板が認められている部位では、歯根膜に著変がないものが多い
・固有歯槽骨の外基礎層板が消失した部位では、線維の疎化、線維の縦走化、硬化、血管の拡張や狭小化、血管の分布減少の頻度が高くなる
・歯根膜の幼若細胞の減少は、セメント質側よりも骨側で著しい
・動・静脈硬化症は認められない

など、加齢に伴って発現率が高まると考えられている。しかし、ほかの歯周組織の変化に影響を受けるため、歯根膜の加齢変化に関する見解は異なる。

④ セメント質

　加齢に伴ってセメント質肥厚や、セメント質の吸収が認められるが、これらが加齢変化であるか、病的現象であるかの判断は、今後の課題である。

(諏訪文彦)

参考文献

1) Schroeder HE et al：歯周組織．医歯薬出版，東京，1989（第1版）．
2) AveryJK 著，高野吉郎 監訳：エッセンシャル口腔組織・発生学．西村書店，新潟，2002（第1版）．
3) 滝口励司 他著：口腔発生学．学建書院，東京，1991（第1版）．
4) 藤田恒太郎：歯の組織学．医歯薬出版，東京，1957（第1版）．

基礎編 第2章 やってみよう

以下の問いに○×で答えてみよう（解答は巻末）

1. スティップリングがみられるのは遊離歯肉である。
2. マラッセ上皮残遺は歯根膜でみられる。
3. 歯肉線維群は歯頸部周囲にあるコラーゲン線維束のことである。
4. 歯肉は粘膜下組織がみられ、可動性である。
5. 歯根膜の主線維が歯槽骨の中に埋もれている部分をシャーピー線維と呼ぶ。
6. 固有歯槽骨は束状骨と層板骨に分けられる。
7. 無細胞セメント質は歯頸部1/3付近の歯根にある。

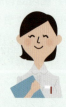

基礎編 第3章
歯周組織の生理

1. 歯肉と歯の付着
2. 歯の生理的近心移動
3. 咬合

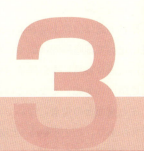

おぼえよう

①歯肉と歯との付着には、上皮性付着と線維性付着がある。
②加齢とともに歯の隣接面の接触領域は摩耗によって平坦化し、歯は近心に移動する傾向がある。
③咬合とは口を閉じたときに生じる上下の歯の接触関係をいう。上下顎の歯が咬合するときの様式によって、上顎に対する下顎の相対的な位置、すなわち下顎位が決まる。
④安静状態で顔を垂直に保ち、咀嚼筋に意識的な緊張がないときの下顎位を安静位といい、上顎または下顎の歯が対合歯と互いに最大限に接触嵌合するときの咬合位を咬頭嵌合位という。

1　歯肉と歯の付着

　歯肉と歯との付着には、接合上皮が歯面に付着する上皮性付着および結合組織線維がセメント質中に埋入されて付着している線維性付着がある。

1 上皮性付着

上皮性付着とは、上皮が歯面に結合する生物学的機構をいう。

現在、接合上皮（付着上皮）と歯との接合は電子顕微鏡を用いた研究から、ヘミデスモゾーム（半接着斑）と基底板によって接合していると考えられている（図1）。

接合上皮は口腔上皮および歯肉溝上皮に比べて細胞間隙は広く、物質の上皮内透過を容易にする構造（生理的透過性関門の欠如）となっている。接合上皮と歯面との付着については多くの研究があり、上皮付着説、上皮カフ説、半接着斑接合説などがある。

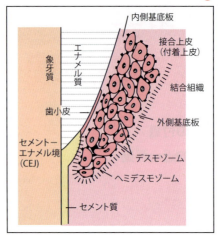

図1 歯と接合上皮との付着（文献1より一部改変）

ヘミデスモゾーム
細胞結合の接着装置で、上皮細胞が基底膜に接着する装置の1つである。

2 線維性付着（結合組織性付着）

歯肉線維の一端がセメント質内に封入されて付着結合しているもの（歯‐歯肉線維群）で、上皮性付着に比べて付着力は大きい（図2）。これ以外の歯肉線維には、歯の周囲を環状に取り巻いている輪状線維群や隣接面のセメント質から隣在歯のセメント質に連なる歯間水平線維群などがある。歯肉線維の大部分は線維芽細胞から生成されたコラーゲン線維である。

歯根膜と歯根との結合も同様の結合様式である。歯根膜には線維が発達しており、その主体はコラーゲン線維である。その端は太い線維束を形成し、セメント質と歯槽骨の中に封入（シャーピー線維）され付着しており、歯を強固に固定している。

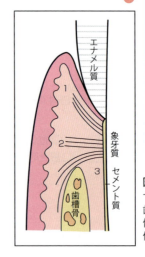

図2 歯―歯肉線維群
セメント質から、(1) 歯肉頂へ、(2) 歯肉外側面へ、(3) 骨膜の外側面へそれぞれ向かう。

2 歯の生理的近心移動

加齢とともに歯の隣接面の接触領域は摩耗によって平坦化し、歯は近心に移動する傾向（歯の生理的近心移動）がある。40歳までに正中線から第三大臼歯までの長さは約0.5mm減少する。歯槽骨は歯の生理的移動に応じて再構成されるが、歯周炎により歯槽骨が吸収されると歯の近心移動は顕著になる。

3 咬合

咀嚼、嚥下および発音などが正常に機能するためには、これらの各運動機能の基本である上下顎の歯の咬み合わせ、すなわち咬合が正常でなければならない。

１ 咬合の定義

咬合とは咀嚼系の神経・筋の働きによって口を閉じたときに生じる上下の歯の接触関係をいう。したがって、咬合には歯の形や位置、顎関節の状態、咀嚼筋の活動などが関係する。

２ 咬合の様式

上下顎の歯が咬合するときの様式によって、上顎に対する下顎の相対的な位置、すなわち下顎位が決まる。

１）安静位

安静状態で顔を垂直に保ち、咀嚼筋に意識的な緊張がないときの下顎位を安静位という（図3）。このとき閉口筋は、下顎および周辺組織の重力に抗するために、最小限の緊張性収縮状態にある。上下の口唇は軽く閉ざされているが、上下の歯は接触せずに、平均1～2mmの空隙がある。この空隙は

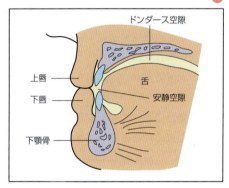

図3　安静位と安静空隙
安静位では舌は口底に位置しており、舌背と口蓋との間に空隙（ドンダース空隙）が存在するが、中心咬合位ではこの空隙はない。

安静空隙と呼ばれている。安静位は、咬合とは無関係に筋のバランスによって得られ、1つの位置に固定したものではなく、ある範囲内で動揺している。

補綴物の咬合の高さ（咬合高径）を決定するのに安静位はよく利用されるが、この位置は液体を嚥下した後に無意識に達せられるので、臨床では水や唾液を嚥下させて安静位を決める方法がしばしば用いられる。

２）咬頭嵌合位および中心咬合位

上顎または下顎の歯が対合歯と互いに最大限に接触嵌合するときの咬合位を咬頭嵌合位という。また、下顎が咬頭嵌合位をとっていて、咀嚼筋や顎関節の機能はもちろん、それを調節している神経系の働きも正常である場合、この咬頭嵌合位を中心咬合位という。有歯顎者の正常咬合においては、咬頭嵌合位と中心咬合位とは同義である。

3）中心位および最後退位

中心位とは、両側の下顎頭の上部前面が関節円板を介して、関節結節の後斜面に対向しているときの上下顎の関係をいう（図4）。中心位は、上下顎の歯の接触とは無関係であり、下顎窩に対する下顎頭の相対的なものである。下顎頭が下顎窩で最も後退した位置にあるときの下顎位を最後退位という。

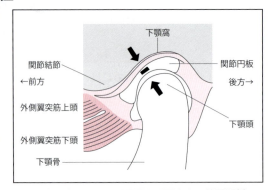

図4　中心位における下顎頭と下顎窩との位置関係
矢印の部位（関節円板中央狭窄部）を介して対向している（文献2より一部改変）。

中心位

最後退位

4）前方運動および側方運動

下顎の基準的運動の一環として下顎を水平的に移動させた場合、下顎の歯を上顎の歯に接触させながら前方に移動する運動を下顎の前方運動という。この運動は上顎前歯舌側面によって誘導され、臼歯は離開している。下顎が咬頭嵌合位から右側と左側に滑走する運動を下顎の側方運動という。その際、移動を誘導する様式には、移動時に犬歯だけが接触する犬歯誘導と、臼歯にも側方圧を負担させるグループ誘導の2様式がある。

顎運動は咀嚼、嚥下および発音に際して頻繁に起こるため、咬合接触関係が正しくなく、早期接触や咬頭干渉などの咬合干渉が存在すると、顎口腔系に障害を及ぼすことになる。

（西川泰央）

早期接触
閉口によって上下顎の歯が接触する際、1歯ないし数歯だけが早期に接触する状態。

咬頭干渉
下顎偏心位への滑走運動を行う際、円滑な下顎運動が障害される咬合接触状態。

参考文献
1）加藤　熙：最新歯周病学．医歯薬出版，東京，1994（第1版）．
2）和泉博之　他編：ビジュアル生理学・口腔生理学．学建書院，東京，2014（第3版）．

基礎編 第3章 やってみよう

以下の問いに○×で答えてみよう（解答は巻末）
1. 接合上皮と歯との接合はヘミデスモゾームが関与している。
2. シャーピー線維は象牙質と歯槽骨の中に埋入している。
3. コラーゲン線維の主成分はタンパク質である。
4. 加齢とともに歯は遠心に移動する傾向がある。
5. 対合歯と互いに最大限に接触嵌合するときの咬合位を安静位という。
6. 下顎頭が下顎窩で最も後退した位置にあるときの下顎位を最後退位という。

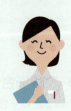

基礎編 第4章
歯周病の病理

1．歯周組織の病変
2．萎縮

おぼえよう

①歯肉炎では、炎症が歯肉にのみ限局し、ポケット底部の位置は変わらない。

②歯周炎では、炎症は歯根膜や歯槽骨に波及し、歯周ポケット（真性ポケット）の形成およびポケット底部の根尖方向への移動を認める。

1 歯周組織の病変

　歯周病は、歯に付着したバイオフィルム（プラーク）が原因で歯周組織に炎症が生じて発症する。炎症性の歯周病には歯肉炎と歯周炎がある。歯肉炎は歯周組織のうち歯肉にのみ炎症が起こったものであり、歯周炎は歯根膜、歯槽骨へと炎症が波及したものである。これらの炎症は経過が長く慢性化をきたしている。歯肉炎や慢性歯周炎では、プラーク中に存在する歯周病原細菌が関与している。

バイオフィルム
プラーク

❶ 歯肉炎

1）歯肉炎の概念

　歯肉炎では歯肉にのみ炎症があるが、接合上皮（付着上皮）と歯根膜の破壊および歯槽骨の吸収がない状態である。そのためエックス線写真では骨の吸収像はみら

17

表1　歯肉炎と歯周炎の比較

	歯肉炎	歯周炎
炎症範囲	歯肉に限局	歯周組織全体
ポケット	歯肉ポケット（仮性ポケット）	歯周ポケット（真性ポケット）
接合上皮（付着上皮）の破壊	無	有
アタッチメントロス（付着の喪失）	無	有
浸潤細胞の主体	好中球、マクロファージ、リンパ球	リンパ球、形質細胞

れない（表1）。

2）歯肉ポケット（仮性ポケット）

炎症の原因は、歯肉溝に面した歯面に存在しているプラーク中の細菌である。細菌の影響で歯肉溝上皮下の結合組織に存在する血管の拡張、充血が生じ、炎症性メディエーターが産生され、血管壁にある血管内皮細胞どうしの間隙が広がり、血液成分である血漿が血管外へ滲出する。その結果、血管周辺には血漿である漿液が貯留し、炎症性水腫がみられる。炎

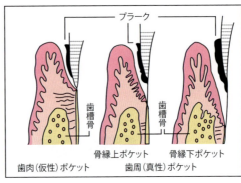

図1　ポケットの分類

症性水腫のため、歯肉が浮腫性に腫脹する。歯肉腫脹のため、歯肉溝の壁は高くなるので、見かけ上歯肉溝は深くなる。この状態は歯肉ポケット（仮性ポケット）と呼ばれる（図1）。

歯肉溝底部にある接合上皮は傷害を受けていないので、歯肉溝底部は正常位置のセメント－エナメル境（CEJ）にある。歯肉腫脹のため歯肉溝は相対的に深くなり、歯肉ポケットとなっている。ポケット壁にある上皮はポケット上皮と呼ばれる。

3）病理組織学的所見

病理組織学的にポケット上皮下の結合組織には毛細血管の拡張・充血および炎症性水腫のほかに血管周囲にはリンパ球の軽度な浸潤がみられる（図2）。リンパ球以外にもマクロファージも浸潤し、組織に存在する異物を貪食し、分解している。また、ポケット上皮の細胞間隙には好中球が浸潤している。好中球の一部はポケット内にも浸潤し、プラーク表面に存在している。歯肉ポケット壁の上皮組織は炎症のため、側方増殖し上皮突起を形成している。

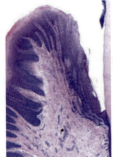

図2a　歯肉炎の病理組織像
歯肉ポケット上皮下に軽度の炎症性細胞浸潤がみられる。

> **炎症性メディエーター**
> 局所に侵害刺激が加わると産生・放出される起炎性物質の総称で、血管拡張、血管透過性亢進、白血球遊走、細胞傷害作用などにより炎症反応が生じる。ヒスタミン、プロスタグランジン E_2、炎症性サイトカインなどがある。

歯肉ポケット
仮性ポケット

> **炎症性細胞浸潤**
> 生体の局所防衛反応として、炎症局所の血管から白血球が滲出する現象。白血球としては好中球、マクロファージ（血中に存在するときは単球と呼ばれる）、リンパ球、形質細胞などが炎症病巣の組織間隙中に浸潤、集簇する。急性期には好中球、慢性期にはリンパ球や形質細胞が浸潤する。

1．歯周組織の病変

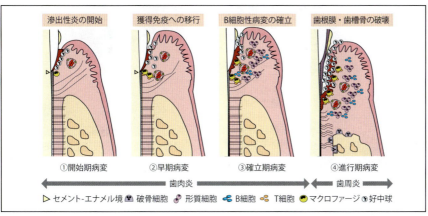

図2b　歯肉炎・歯周炎の病理組織変化の模式図

2 歯周炎

1）慢性歯周炎
（1）概念
　歯周炎は、歯肉炎が進行し、炎症が歯槽頂線維を越えて根尖方向へ進み、歯根膜や歯槽骨に波及した状態であり、慢性経過をとっているので、慢性歯周炎と呼ばれる（表1）。炎症の広がり状態に応じて歯周炎は軽度、中等度、高度に分けられる。

　歯と歯肉の結合、すなわち歯と歯肉の接点である上皮性付着および結合組織性付着が破壊されることは歯肉炎との違いである。上皮性付着が破壊されると、接合上皮は歯面から剝がれる。剝がれると同時に接合上皮の先端はセメント質表面に沿って根尖方向へ移動する。また、結合組織性付着も破壊される。このように歯面に付着している接合上皮および結合組織が破壊され、歯肉溝底あるいはポケット底が根尖方向へ移動する。この状態をアタッチメントロス（付着の喪失）という。

（2）歯周ポケット（真性ポケット）
　歯と歯肉の接点である接合上皮の位置が根尖方向へ移動することによって深くなったポケットを歯周ポケット（真性ポケット）という。

> **上皮性付着**
> 接合上皮（付着上皮）が基底板とヘミデスモゾームによって歯の表面に付着すること。

> **結合組織性付着**
> セメント質と歯肉線維および歯根膜線維とが強固に付着していること。

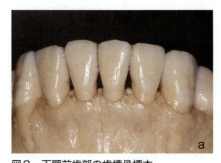
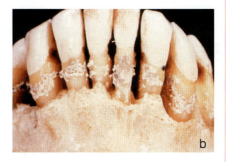

図3　下顎前歯部の歯槽骨標本
a：正常に近い歯槽骨、b：歯周炎のため歯槽骨が吸収し、歯根に歯石が付着している。

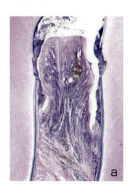
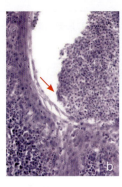
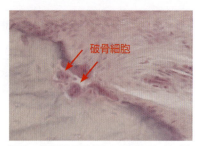

図4 歯周炎の病理組織像
a：歯周ポケット形成、プラークと歯石の沈着、歯周ポケット上皮下への炎症性細胞浸潤が認められる。
b：歯周ポケット底部に好中球の浸潤があり、排膿（矢印）を示している。

図5 歯槽骨の吸収窩に破骨細胞（矢印）がみられる。

（3）歯槽骨の水平性吸収と垂直性吸収

　歯周ポケットに面する歯面に付着している歯石やプラークの量は歯肉炎よりも多量である。炎症が歯根膜や歯槽骨に波及するので、歯の支持機能が次第に失われる。歯槽骨の吸収が歯根の半分を越えると歯の移動や動揺が生じる（図3）。歯槽骨の吸収はエックス線写真上、歯槽骨頂から根尖方向に向かって全顎的に均等に吸収が起こる場合と、1歯ないし数歯の歯槽骨が垂直方向に吸収が起こる場合がある。前者を水平性吸収、後者を垂直性吸収という。

（4）病理組織学的所見

　歯肉炎と大きく異なり、上皮性付着と結合組織性付着が破壊されている。上皮性付着を回復するため、接合上皮はセメント質に沿って根尖方向へ深行増殖する。ポケット上皮は上皮突起を形成して側方増殖する。炎症が歯肉の歯槽頂線維を越えて根尖方向へ波及し、結合組織性付着が破壊され、歯根膜および歯槽骨に炎症が広がる。その結果、歯根膜の破壊および歯槽骨の吸収が生じる。

　歯周ポケットに面する歯面には多量のプラークや歯石が付着し、歯周ポケット上皮にはびらんや潰瘍が形成される（図4a）。プラークに向かって好中球が浸潤し、排膿として認められ（図4b）、また、出血もみられる。歯周ポケット内や歯周ポケット上皮の細胞間隙に好中球が観察される。ポケット上皮下の結合組織にはリンパ球や形質細胞の浸潤が著しく、コラーゲン線維の断裂破壊が認められる。また、歯槽骨の吸収は水平性吸収、あるいは部分的に垂直性吸収がみられる。骨の吸収は破骨細胞の作用によって生じ、それはハウシップ窩に存在している（図5）。ポケット底が歯槽骨頂よりも根尖側に存在する歯周ポケットを骨縁下ポケット、歯冠側に存在するものを骨縁上ポケットという（図1）。

好中球

形質細胞

骨縁下ポケット
骨縁上ポケット

2）侵襲性歯周炎

（1）概念

　侵襲性歯周炎は歯周組織の急激な破壊が生じ、歯の動揺や歯槽骨の吸収が歯の萌出後、早期に起こり、家族的に発生する特徴を示す歯周炎である。

（2）特徴

　プラークの付着は少ないが、歯槽骨の吸収およびアタッチメントロス（付着の喪失）が顕著であり、10～30歳代に発症することが多い。生体防御機能の異常や免

疫応答の異常がみられる。

2 萎縮

　萎縮とは正常に発育した組織や臓器に種々の原因が作用し、物質代謝障害が生じてその容積が縮小することである。萎縮には生理的萎縮と病的萎縮がある。生理的萎縮は老化現象によって、病的萎縮は歯周炎や咬合機能の消失、外傷などによって生じる。歯周組織の萎縮には歯肉退縮がある。

1 歯肉退縮

　辺縁歯肉の正常位置は個人差はあるものの、ほぼセメント－エナメル境（CEJ）付近である。その位置が根尖方向へ移動して歯根表面が露出した状態を歯肉退縮という。歯根表面が露出するにはさまざまな原因があり、主因は歯周炎によってアタッチメントロス（付着の喪失）が生じることである。そのほかに加齢現象による老人性歯肉退縮や不適合なブラッシングや爪楊枝による機械的刺激による歯肉退縮がある。また、歯周治療後に歯肉退縮が生じることもある。

　歯肉退縮が生じて問題になるのは、露出した歯根表面にプラークが付着し、う蝕が生じることである。さらにブラッシングによる摩耗や象牙質知覚過敏が起こることもある。

歯肉退縮

（田中昭男）

参考文献
1）日本歯周病学会　編：歯周病専門用語集．医歯薬出版，東京，2013（第2版）．
2）和泉雄一　他編：ザ・ペリオドントロジー．永末書店，京都，2014（第2版）．

> **基礎編 第4章 やってみよう**
>
> 以下の問いに○×で答えてみよう（解答は巻末）
> 1. 歯肉炎にみられるのは真性ポケットである。
> 2. 歯周炎にみられるのは歯周ポケットである。
> 3. 歯肉炎では歯槽骨が吸収されている。
> 4. 歯周炎ではアタッチメントロスが生じる。
> 5. リンパ球および形質細胞の浸潤が主体となるのは歯周炎である。

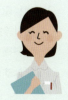

歯周病科の現場から

歯周治療における歯科衛生士の業務範囲

野村正子（日本歯科大学東京短期大学　歯科衛生学科）

金澤紀子（公益社団法人　日本歯科衛生士会　顧問）

歯科衛生士法の成り立ち

1948年（昭和23年）に歯科衛生士法が制定・公布され、「歯科疾患の予防及び口くう衛生の向上を図ること」を目的として歯科衛生士が誕生しました。法制定時、法第2条に定める業務は、第1項の「歯牙及び口腔疾患の予防処置」に係る2つの行為でしたが、その後、1950年（昭和30年）の法改正において保健師助産師看護師法（以下「保助看法」という。）に定める「診療の補助」を解除し、第2項に「歯科診療の補助」が追加され、1989年（平成元年）の法改正で、第3項に歯科衛生士の名称を用いた「歯科保健指導」が追加されました。また、2014年（平成26年）の法改正において、歯科衛生士が法第2条第1項の予防処置を行うに当たり、歯科医師の関与の程度を「直接の指導の下に」から「指導の下に」とし、「女子」を「者」に改め、併せて、法第13条の第5項に「業務を行うに当っては、歯科医師その他の歯科医療関係者との緊密な連携を図り、適正な歯科医療の提供に努めなければならない。」との条文が追加され、2015年（平成27年）4月1日から施行されています。このような経緯を経て、歯科衛生士法における『歯科予防処置』『歯科診療の補助』『歯科保健指導』の業務が確立されました（**表1**）。

表1

歯科衛生士法（抄）

昭和23年7月30日法律第204号

［定義］

第2条　この法律において「歯科衛生士」とは、厚生労働大臣の免許を受けて、歯科医師（歯科医業をなすことのできる医師を含む。以下同じ。）の指導の下に、歯牙及び口腔の疾患の予防処置として次に掲げる行為を行うことを業とする者をいう。

　一　歯牙露出面及び正常な歯茎の遊離縁下の付着物及び沈着物を機械的操作によって除去すること。

　二　歯牙及び口腔に対して薬物を塗布すること。

2　歯科衛生士は、保健師助産師看護師法第31条第1項及び第32条の規定にかかわらず、歯科診療の補助をなすことを業とすることができる。

3　歯科衛生士は、前2項に規定する業務のほか、歯科衛生士の名称を用いて、歯科保健指導をなすことを業とすることができる。

平成26年法律第83号・一部改正（平成27年4月1日施行）

歯科衛生士法第2条第1項における『歯科予防処置』は、"歯周病予防"と"う蝕予防"に係る2つの行為を規定しています。1つは「歯牙露出面及び正常な歯茎の遊離縁下の付着物及び沈着物を機械的操作によって除去すること」、2つには「歯牙及び口腔に対して薬物を塗布すること」であり、具体的には、歯科医師の指導の下に「歯肉縁上スケーリング」および「フッ化物歯面塗布及び小窩裂溝予防填塞（シーラント）」が行われています。したがって、歯周治療として行うスケーリングは、ここでいう「正常な歯茎」に該当しないため、本規定（第2条第1項）に基づく行為ではありません。

また、上記2つの行為は、歯科衛生士の業務独占となっており、歯科医師を除き、歯科衛生士以外の者が行うことを禁止しています（歯科衛生士法第13条第1項）。

歯科診療の補助

医行為および歯科医行為は、医師法、歯科医師法に基づく業務独占であり、業として行うのは医師、歯科医師に限りますが、医師（歯科医師）の指示の下に行う医行為（歯科医行為）を診療の補助として保助看法に規定し、看護師の業務独占となっています。そして、順次、看護師以外の医療関係職種にも除外規定として診療の補助を解除しています。

『歯科診療の補助』は、看護師の「診療の補助」を解除し、「歯科診療の補助」に関して歯科衛生士が行うことを認めた規定であり、看護師と同等の位置付けとなっています。この規定は、歯科医師の指示があった場合を除くほか、診療機械を使用し、医薬品を授与し、医薬品について指示をなす行為（歯科診療の補助）を禁止していますが、歯科医師が行うのでなければ衛生上危害を生ずるおそれのある行為（絶対的歯科医行為）を除き、主治の歯科医師の指示があった場合に、歯科衛生士が相対的歯科医行為（歯科診療の補助）を行うことを認めています（**表2**）。

歯科衛生士の診療の補助は、個々の患者の症状に応じた歯科医行為の危険度と、個々の歯科衛生士の知識・技能の限界から相対的に捉えられるものであり、歯科医師はこれらを考慮した上で、歯科衛生士に個別・具体的に指示することによって歯科診療の補助行為が成立します。そして、歯科診療の補助の範囲は、社会通念、歯科保健医療の水準、教育内容等によって変化するものであり、法的に明確に規定することは適切でないと考えられています。一方、近年の診療の補助の高度化・多様化に対応し、特定行為の専門研修等による職能団体・学会等の認定制度が推進されています。

表2

歯科衛生士法（抄）

［定義］

第13条の2　歯科衛生士は、歯科診療の補助をなすに当たっては、主治の歯科医師の指示があった場合を除くほか、診療機械を使用し、医薬品を授与し、又は医薬品について指示をなし、その他歯科医師が行うのでなければ衛生上危害を生ずるおそれのある行為をしてはならない。ただし、臨時応急の手当をすることはさしつかえない。

歯周治療における診療の補助業務の実施状況

現在、歯科衛生士の90％以上が歯科診療所に勤務し、歯科診療の補助業務に従事しています。日本歯科衛生士会が行った勤務実態調査結果（平成26年10月実施）によれば、歯周治療関連の業務の実施状況は、スケーリング・ルートプレーニング94.4％、歯周組織検査（プロービング、歯肉炎症度、歯の動揺度等）91.1％、SPT・メインテナンス82.0％、歯周外科手術補助64.3％であり、ほかの項目と比べ高い割合を示し、特に、診療所歯科衛生士の日常的な業務となっています。つまり、歯周治療におけるスケーリング・ルートプレーニング等の業務は、前述の歯科予防処置（法第2条1項）ではなく、主治の歯科医師の指示に基づく歯科診療の補助（法第2条第2項）として広く実施されており、歯科衛生士の診療の補助業務の中心をなしているといっても過言ではありません。

これらのことから、歯周病の予防・治療において歯科医師と協働し、水準の高い業務を実践・指導できる歯科衛生士を育成することは、国民の健康な生活を確保する上できわめて重要です。

第２部　臨床編

臨床編　第1章　歯周病の病因

臨床編 第1章
歯周病の病因

1．歯周病の発病因子
2．病因の分類

おぼえよう

①デンタルプラーク中の歯周病原細菌はバイオフィルムを形成して自らを外敵から守り、歯周組織を攻撃する。

②組織内では宿主の防御反応が起こり、攻撃反応と防御反応が繰り返される中で、歯肉結合組織が破壊され歯槽骨も吸収される。これらの反応には局所性修飾因子と全身性修飾因子が関与している。

③局所性修飾因子には、歯石などの炎症性修飾因子と咬合異常などの外傷性修飾因子とがある。

④全身性修飾因子には、糖尿病を代表とする代謝疾患、HIV関連症候群などの免疫機能を低下させる疾患、白血病などの血液疾患、さらには妊娠などの全身状態の変化もあげられる。このほか遺伝的素因、加齢、ストレス、喫煙などの環境要因も全身性修飾因子となる。

⑤歯周病は初発因子と修飾因子とが絡み合って発症する多因子疾患である。

1　歯周病の発病因子

❶ 健康な状態、病的な状態

歯周病は、歯肉炎と歯周炎とに分類される。歯肉溝に定着したプラーク（歯垢）が周囲の歯肉組織に接触すると歯肉炎が起こる。その炎症が持続して歯肉内縁の上

> 歯肉炎と歯周炎
> → p.63「臨床編4章」参照。

1．歯周病の発病因子

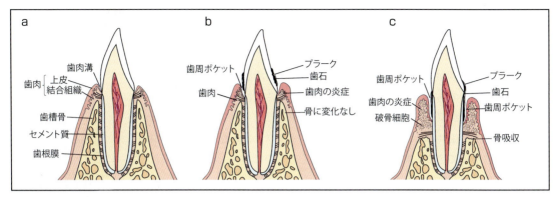

図1　歯周病の成り立ち　a：健康な歯周組織、b：歯肉炎、c：歯周炎

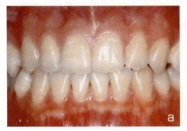 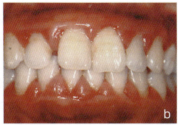 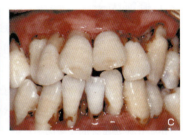

図2　a：健康な歯周組織、b：歯肉炎、c：歯周炎

表1　歯周病の病因

初発因子 (直接因子)	プラーク (デンタルプラーク)		歯周病原細菌
修飾因子 (増悪因子)	局所性 修飾因子	炎症性 修飾因子	歯石、不適合補綴物、歯列不正、食片圧入などの口腔内環境因子、小帯の位置、付着歯肉の幅などの解剖形態因子、食物の性状などの食事因子、プラークコントロール能力に関する因子
		外傷性 修飾因子	外傷性咬合やブラキシズム
	全身性 修飾因子	疾患感受性 関連因子	糖尿病や骨粗鬆症などの代謝性疾患、AIDSなどの感染性疾患、白血病などの血液疾患、遺伝（体質、素因）、加齢、妊娠、閉経、ストレス、薬物、喫煙

皮性付着が破壊されると歯周ポケット（真性ポケット）が形成される。さらに歯周ポケット内で増殖した細菌が歯肉結合組織内に侵入し、炎症が歯周組織全体に広がると歯肉炎から歯周炎へと移行する。歯周炎では、歯槽骨が吸収され歯の周りの骨が失われる（図1）。

　健康な歯肉はピンク色で固く締まり鋭利な輪郭を呈しており、スティップリングと呼ばれるみかんの皮の表面にみられるようなくぼみが多く観察される（図2a）。歯肉炎では、歯肉の発赤、腫脹、出血といった歯肉に限局した症状が現れる（図2b）。

　一方、歯周炎に移行すると、歯の周囲の支持組織が減少した結果、歯肉が退縮し、歯面の露出部分が多くなる（図2c）。歯周炎では、歯周ポケットからの出血や排膿、口臭、歯槽骨の吸収による歯の動揺や咬合痛といった歯周組織全体に及ぶ症状が認められるようになり、徐々に歯が機能を失っていく。

歯周ポケット

スティップリング

歯槽骨吸収

2 歯周病の原因

1）初発因子

　歯周病の病因は、初発因子（直接因子）と修飾因子（増悪因子）との2つに大別される。初発因子であるプラークは歯周病を発症させる直接因子であり、プラーク中には種々の歯周病原細菌が存在し、これらの細菌群はバイオフィルムと呼ばれる集合体を形成し共生共存している。歯周病は、バイオフィルムを形成した歯周病原細菌の感染によって起こる歯周組織の炎症反応そのものであり、炎症の結果として歯槽骨が破壊される疾患である。

2）修飾因子

　歯周病の発症や進行を助長する修飾因子として、プラークを停滞しやすくする局所の環境因子とプラークに対する生体の防御反応を低下させる全身的な因子との2つがあげられる（表1）。

　以上のように、歯周病は初発因子としてプラーク中の細菌が歯肉炎および歯周炎を引き起こし、これに局所性因子や全身性因子が修飾因子として関与することで病状が悪化する複合的な多因子疾患である。

> **プラーク**
> 歯面に付着した細菌由来の白色あるいは黄白色の軟性粘着物。
> 同義語：歯垢、細菌性プラーク。

> **バイオフィルム**
> 細菌が共生共存するために凝集塊をつくり、フィルムに包まれたように一塊となった細菌集合体の総称。

2　病因の分類

1　初発因子（直接因子）

1）プラーク
（1）プラークに含まれる微生物

　プラークは歯面に形成される細菌やその代謝産物からなる粘性構造物である。プラークコントロールが不良になると歯肉炎が発症する（図3a、b）。1965年、Löeらは、ボランティア学生を使った研究から、ブラッシングを中止してプラークが蓄積すると歯肉に炎症が起こり、ブラッシングを再開すると炎症が消退することから、プラークが歯周病の主要な原因である事を見出した。

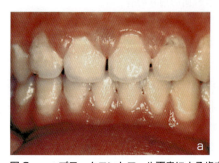 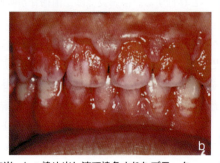

図3　a：プラークコントロール不良による歯肉炎、b：染め出し液で染色されたプラーク

2．病因の分類

表2　プラーク中の細菌

健康歯周組織や歯肉炎にみられる細菌	好気性菌およびグラム陽性嫌気性菌
歯周炎にみられる細菌	グラム陰性嫌気性菌 *Porphyromonas gingivalis, Prevotella intermedia, Tannerella forsythia, Campylobacter rectus, Fusobacterium nucleatum, Eikenella corrodens, Aggregatibacter actinomycetemcomitans,Treponema denticola*

　プラークの組成は、約80％が水分、20％が有機質であり、有機成分のうち70％を細菌体が占める。1 mgあたりのプラーク中には約1億個の細菌が生息し、200〜300種類の細菌種が同定される。このうち10種類前後の細菌が歯周病原細菌として歯周組織に為害性を与えている。プラークの基質成分としては、多糖性ポリマーのほか、唾液や歯肉溝滲出液由来の糖タンパクや細菌由来の無機成分も含まれる。

　健康な歯周組織あるいは歯肉炎をもつ人のプラーク中では、酸素を必要とする好気性菌が優位に発育する。一方、病状が進んだ歯周炎患者から採取したプラーク中では、酸素の少ないところで発育する嫌気性菌の割合が著しく増加し、特にグラム陰性嫌気性菌が多く出現する。歯周病原細菌と呼ばれる細菌のほとんどは、このグラム陰性嫌気性菌である（表2）。これらのうち、歯周ポケットの最深部に多く観察される *P. gingivalis, T. forsythia, T. denticola* の3種は、レッドコンプレックス細菌と呼ばれ、特に歯周炎と関連づけられている[1]。

グラム陰性嫌気性菌
P. gingivalis
T. forsythia
T. denticola
レッドコンプレックス

（2）プラークの形成と成長

　歯の表面には、健常な状態で獲得被膜（ペリクル）と呼ばれる唾液由来の糖タンパク質の膜が形成される。このペリクルに細菌が付着することによってプラーク形成の足場ができあがる。ペリクルを介して歯面に付着した種々の細菌は集合して共凝集を起こすと、それらは細菌自らの代謝産物である多糖性ポリマーと混じり合って一塊の大集団（バイオフィルム）を形成する。バイオフィルムは城壁に囲まれた強固な砦のようなものであり、バイオフィルムが形成された状態では、細菌はプラーク内部で自らを守る環境を整えながら増殖を繰り返し成長する。成長したバイオフィルム中の細菌群は、好中球やマクロファージなどの攻撃に対して抵抗性を示すとともに、含嗽剤や抗生物質などの外部からの薬剤の作用に対しても抵抗性を示すようになる。このようにバイオフィルムを形成したプラークは、外部からの攻撃を回避しつつ成長し、歯周病発症の温床となる。

獲得被膜（ペリクル）

バイオフィルム

　プラークから遊離した歯周病原細菌は歯肉の内縁上皮を貫通して歯肉結合組織内に侵入し、組織為害作用を発揮する。グラム陰性菌の細胞壁成分であるリポ多糖（LPS）は内毒素と呼ばれ、赤血球を溶解したり、骨吸収を誘導したりする。また、グラム陰性菌はコラゲナーゼなどの酵素を産生して組織を破壊する作用を有しており、代表的な歯周病原細菌である *P. gingivalis* は、ジンジパインという有害な酵素を産生する[1]。

リポ多糖（LPS）
内毒素

ジンジパイン

（3）歯肉縁上プラークと歯肉縁下プラーク

　歯肉辺縁より歯冠側の歯面に付着したプラークを歯肉縁上プラークと呼び、歯肉辺縁より根尖側の歯面に付着したプラークを歯肉縁下プラークと呼ぶ。歯肉縁上プラークが成長し歯肉縁下プラークへと連なった形で歯頸部に付着すると歯肉炎が生

29

じ、歯肉の発赤や腫脹が起こる（**図1b**）。一般的に、歯肉縁上プラークは好気性菌が優位に発育している。歯肉炎が慢性化すると、歯肉縁下プラークが歯肉溝の底面にまで及び上皮性付着が破壊され歯周ポケットが形成される。さらに根面に付着した歯肉縁下プラークが歯周ポケット内で一気に増殖し、深部にまで炎症が広がっていく（**図1c**）。歯周ポケットの深い部位では、嫌気性菌の割合が増加するようになる。とりわけ *P. gingivalis* などのグラム陰性菌は組織為害性が強く、歯周組織を高度に破壊する原因となる。歯周ポケットの内部では、プラークは歯面に付着する付着性プラークとポケット内に浮遊する非付着性プラークとの２種類の様式で存在する。ポケット内では歯肉溝滲出液に含まれる栄養分を得てプラークはさらに成長し、非付着性プラーク中の細菌は、歯肉組織に侵入し歯周組織を破壊する予備群となる。

付着性プラーク

非付着性プラーク

（4）プラークに対する生体（宿主）の防御反応

プラーク中の細菌が歯肉溝上皮から歯肉結合組織へと侵入し、それに対抗して生体（宿主）の防御反応が起こる。最初に応答するのは歯肉組織の血管から遊出する白血球（とくに好中球）やマクロファージである（**表3**）。好中球やマクロファージは貪食作用をもち、細菌や異物を消化する。

宿主防御反応

歯周病原細菌が歯肉結合組織へ侵入すると、細菌の出す毒素や細菌自身の抗原に対抗して、活性酸素や種々のタンパク分解酵素が放出される。さらに、炎症が持続すると歯周組織病変部局所にリンパ球が出現する。リンパ球には、細胞性免疫に関与するT細胞と体液性免疫に関与するB細胞があり、歯周炎においては両方が観察される（**表3**）。T細胞やB細胞の出現に伴って、インターロイキン（IL-1β、IL-6）などの炎症性サイトカインが局所で産生分泌され、炎症がさらに慢性化する。このような状況でT細胞、B細胞、歯肉線維芽細胞などが相互に関連してサイトカインネットワークが作動し、最後に破骨細胞が誘導され、組織破壊や歯槽骨吸収が加速する。このように、多くの細菌由来因子と宿主由来因子が関与して歯周病が進行する（**表4**）。

表3　歯周組織の防御反応に関与する免疫系細胞

初期の病変部に優位に現れる細胞	好中球、マクロファージ
進行した病変部に現れる細胞	T細胞、B細胞 形質細胞

表4　歯周病の発症と進行にかかわる細菌由来因子および宿主由来因子

	細菌由来因子	宿主由来因子
組織の破壊	コラーゲナーゼ、ヒアルロニダーゼ ロイコトキシン、ジンジパイン	活性酸素 メタロプロテアーゼ
炎症の進展	炎症性サイトカイン（IL-1β、IL-6、TNF-αなど）	炎症性サイトカイン（IL-1β、IL-6、TNF-αなど） プロスタグランジン
歯槽骨吸収	リポ多糖（LPS）	RANKL

コラーゲナーゼ

炎症性サイトカイン

リポ多糖（LPS）

2 局所性修飾因子

1）炎症性修飾因子
（1）口腔内環境因子
a．歯石

歯石はプラークが石灰化したものであり、無機質（70～90％）と糖タンパクなどの有機質からなる。無機質はリン酸カルシウム、炭酸カルシウム、リン酸マグネシウムであり、ハイドロキシアパタイトやリン酸オクタカルシウムの結晶構造を有している[2]。沈着する部位によって歯肉縁上歯石と歯肉縁下歯石に分けられる（表5）。

歯肉縁上歯石

歯肉縁下歯石

歯肉縁上歯石は歯肉縁に存在し、通常は白あるいは黄白色であり、比較的軟らかく粘土様の硬さである。歯肉縁上歯石の形成には唾液成分が関与しており、唾液腺の開口部に位置する上顎大臼歯頰側面や下顎前歯部舌側面に歯石が沈着しやすい（図4a）。

歯肉縁下歯石は歯肉縁下部に沈着している。通常は直視できないため、歯肉縁下歯石は探針などの歯科用器具を用いて触知して確認する。歯石の石灰化には歯肉溝滲出液中の無機質が関与しているといわれ、色調は黒褐色で硬く、歯面への付着は強固である（図4b）。

歯石は強力なプラーク保持因子（プラークリテンションファクター）となる。すなわち、歯石は表面が粗造であることからプラークが付着しやすい環境にあり、歯石表面で増殖した多数の細菌が歯肉炎や歯周炎を発症させる。さらに、歯石は歯周組織の治癒にも悪影響を及ぼし、歯根面に歯肉縁下歯石が残存している場合には、歯根面と歯周組織の再付着は起こらず、歯周ポケット残存の原因となる。

プラーク保持因子

b．食片圧入

食片圧入

食片圧入とは、隣接する歯と歯の接触不良によって間隔が150～200μmにまで広がり、食片が歯間空隙に入り込んで自ら除去することが困難になった結果、食片

表5　歯肉縁上歯石と歯肉縁下歯石の比較

歯肉縁上歯石	唾液由来、白色または黄白色、軟らかく除去しやすい
歯肉縁下歯石	歯肉溝滲出液由来、黒褐色、固く接着し除去しにくい

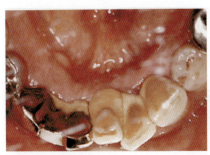

図4a　歯肉縁上歯石

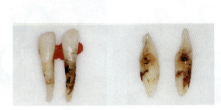

図4b　歯肉縁下歯石

が歯間部に滞留する現象をいう（図5）。歯の挺出、辺縁隆線の不揃い、咬耗による接触点の消失、プランジャーカスプ（くさび状咬頭：咬合するたびに対合歯の歯間を押し広げるような力がかかる咬頭形態）などが食片圧入の原因となる。入り込んだ食渣により歯肉が傷ついたり、歯肉溝内にプラークが蓄積し細菌が増殖することによって、歯周組織の炎症が引き起こされる。歯肉溝内に食片が長期間圧入された場合、深い歯周ポケットが形成されるとともに、垂直性の歯槽骨吸収が起こりやすい。

c．隣接面う蝕

隣接面う蝕の結果として歯間部に隙間ができると、食渣が停滞しやすくなりプラークが蓄積して歯周組織の炎症が起こりやすくなるとともに、食片圧入も生じることがある（図6）。このように、隣接面う蝕は歯周組織への為害性を高める因子にもなりうる。

d．不働歯

不働歯とは、咬合に関与していない歯のことである（図7）。咬合時に食物による摩擦がないため自浄作用が低下し、プラークが滞留しやすい。不働歯では、挺出や傾斜などの歯の移動が起こりやすく、その結果として食片圧入や他の対合歯と外傷性咬合を引き起こすこともある。

e．適合不良な修復物・補綴物

辺縁部が不適合な修復物や補綴物では、歯肉縁下にプラークが蓄積し、プラークの除去も困難となる。特に歯肉縁下に辺縁部が設定された不適合修復物や補綴物では、歯周ポケットが形成されやすく、歯周組織に悪影響を及ぼしやすい（図8）。また、歯頸部の二次う蝕によって修復物が不適合になると、その部位にプラークが滞留し

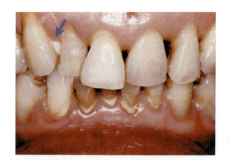

図5　食片圧入

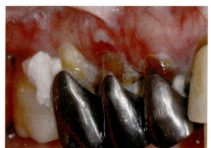

図6　隣接面う蝕

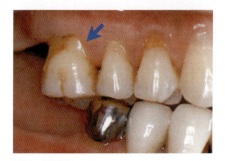

図7　不働歯

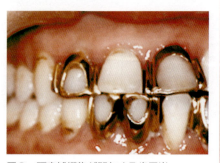

図8　不良補綴物が関与する歯周炎

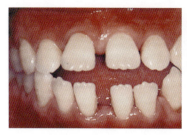
図9 口呼吸を伴う歯周炎（開咬症例）
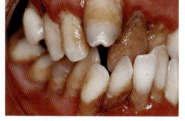
図10 歯列不正が関与する歯周炎
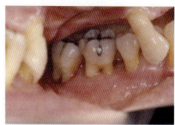
図11 エナメル突起由来の根分岐部病変

て歯周ポケットが形成されやすい。

　修復物・補綴物の歯冠形態もプラークの蓄積に関与することが知られている。オーバーカントゥア（歯冠豊隆度の大きい形態）となった修復物・補綴物ではプラークの蓄積が起こりやすい。オーバーカントゥアは隣接している頰部、口唇部、ならびに舌による自浄作用を妨げる形態である。歯ブラシの毛先が当たりにくいためブラッシングも難しく、炎症増悪因子となりやすい。

f．口呼吸

　日常的に口呼吸を行うと、口腔内が乾燥し唾液による自浄作用が低下してプラークが歯面に蓄積しやすくなる。また、歯肉が乾燥することにより細菌に対する抵抗力も下がる。口呼吸は舌突出癖や開咬の一因となる場合もあり、口呼吸を伴う前歯部の開咬症例では、辺縁歯肉や歯間乳頭部歯肉に強い炎症が生じ、口呼吸線が認められることが多い（図9）。

g．歯列不正

　歯列不正部位ではプラークが停滞しやすく清掃も困難である。このような部位では、正常歯列部位に比べて歯周組織の炎症が起こりやすく持続しやすい。その結果、歯周病が進行し歯列不正がさらに著しくなる（図10）。上顎前歯が前方に移動するような症例では、口唇閉鎖不全を起こして口呼吸となり、歯周病がますます悪化することがある。

（2）解剖形態因子

a．歯の解剖形態異常

　大臼歯部にみられるエナメル突起やエナメル真珠（滴）は、根分岐部付近の付着の喪失を引き起こしやすい。エナメル突起は、下顎大臼歯で15〜24%、上顎大臼歯で9〜25%の頻度で出現し、根分岐部病変の原因となる。エナメル突起の程度はさまざまであり、軽度のものから大臼歯の根分岐部付近まで達しているものもある（図11）。

　上顎切歯、特に上顎側切歯口蓋部に多く形成される根面溝は口蓋部裂溝とも呼ばれ、基底結節から歯根面縦方向に裂溝が形成される。ここにプラークが蓄積すると、歯周ポケットが容易に形成される（図12）。

b．口腔前庭、付着歯肉幅の狭小

　口腔前庭が狭い場合は、食物の流れが阻害され、プラークが蓄積しやすくなる。また、付着歯肉の幅が狭い場合には、炎症の場となる歯肉結合組織の絶対量が少なく、細菌の攻撃や歯周ポケットの深化に耐えられるだけの防御機能が働かないこと

オーバーカントゥア

口呼吸

歯列不正

エナメル突起
大臼歯部の頰側あるいは舌側中央部でセメント–エナメル境から根分岐部に向かって伸びたエナメル質の突起。

エナメル真珠（滴）
歯根の表面に形成された球状のエナメル質隆起。

根分岐部病変
→ p.59「臨床編3章　9根分岐部病変」参照。

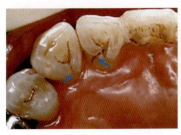
図12 根面溝（口蓋部裂溝、矢印）

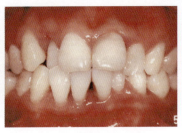
図13 狭い付着歯肉幅の歯周炎（下顎前歯部の炎症が著しい）

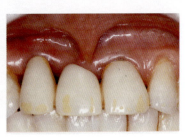
図14 上唇小帯の高位付着

から、歯周組織の破壊が進行しやすくなる（図13）。

　c．小帯の付着位置・形態異常

　上唇小帯や下唇小帯、頬小帯が辺縁歯肉にまで付着している場合、食物の流れが停滞し、プラークが蓄積しやすくなる。また、このように高位に付着した小帯はブラッシングの妨げにもなり、プラークコントロールが低下する。さらに、口を動かすたびに常に辺縁歯肉が牽引（けんいん）され、アタッチメントロス（付着の喪失）に引き続いて深い歯周ポケットが形成されやすい。また、歯間離開や歯の移動の原因にもなる（図14）。

　d．歯肉の形態異常

　棚状歯肉、クレーター状歯肉などの凹凸が存在する歯肉では、プラークが蓄積しやすく、ブラッシングによる清掃も困難となることから、歯周組織の炎症が起こりやすい。また、歯肉線維腫症や薬物性歯肉増殖症のような歯肉肥大が起こる場合もプラークコントロールが難しく、炎症が増悪しやすい。

（3）食物の性状

　a．食物の性状

　繊維に富んだ硬い食物を摂取した場合、自浄作用が働き十分に唾液も分泌され、歯の汚れは除去されやすい。一方、軟らかい粘着性食物は歯質に付着しやすく自浄作用も受けにくい。とくに、プラークコントロールが不良な場合、歯面に付いた粘着性食物の存在は細菌への栄養源の供給源になるとともに、バイオフィルム形成のための多糖成分の供給源ともなる。

　b．飲食物の温熱刺激

　古くから、熱いものばかりを好んで飲食すると歯肉毛細血管が拡張し炎症が助長され歯周病の増悪因子になるといわれてきた。しかし、近年それを裏付ける科学的な新知見は得られておらず、温熱刺激と歯周病との関連は明らかではない。

（4）病変の進行に伴う口腔環境の劣化

　a．歯周ポケット（真性ポケット）の深化

　歯肉に炎症が生じ上皮性付着が破壊されると歯周ポケットが形成され、プラーク中の細菌はさらに深部へと進行し増殖する。歯周ポケットが3mm以上になると歯ブラシの毛先がポケット底に届かないため、歯肉縁下プラーク量はさらに増加し、炎症が慢性化する。このようにセルフコントロールができないような状況で、歯周ポケット内に潜む歯周病原細菌は歯肉結合組織に侵入し、組織は確実に破壊されて

小帯異常

付着歯肉
歯肉溝底から歯肉歯槽粘膜境まで歯面あるいは歯槽骨に結合した線維性歯肉。

アタッチメントロス
歯肉と歯面の結合が炎症によって破壊され、付着が喪失すること。その結果、歯周ポケットが形成され、ポケット底が根尖方向へ移動する。

いく。それに伴って、プロービングポケットデプス（PPD）はますます増加する。

b．歯肉退縮（歯根露出）

歯肉退縮とは、歯肉の付着位置が根尖側に移動することである。歯肉退縮のほとんどは、歯周病によって歯槽骨が吸収した後に起こり、結果的に歯根面が露出する（図2c）。歯周病以外の原因として、誤ったブラッシング方法（歯肉への過剰な擦過、硬毛によるブラッシング）、歯の位置異常（唇側、頬側転位あるいは傾斜）、小帯の位置異常、咬合性外傷などがあげられる。歯肉退縮が起こると、付着歯肉の幅が狭くなり、歯間乳頭部に食片圧入が起こるなど、新たな修飾因子が増加する。また、露出した歯根面（セメント質）にプラークが付着し、知覚過敏症や根面う蝕が誘発されやすくなる。

> **プロービングポケットデプス（PPD）**
> プローブ挿入時の歯肉辺縁部から歯周ポケット底部までの距離。

歯肉退縮

2）外傷性修飾因子

(1) 外傷性咬合

外傷性咬合とは、歯周組織に外傷性の損傷を引き起こす咬合のことをいう。外傷性咬合を引き起こす因子として、ブラキシズム、過蓋咬合、歯列不正、食片圧入、早期接触、側方圧、矯正力、舌や口唇の悪習癖などが関与している。

咬合性外傷とは、過度の咬合力によって引き起こされた歯周組織の外傷をいう。咬合性外傷は一次性と二次性に分類され、一次性咬合性外傷は、正常な歯周組織を有する歯にブラキシズムや早期接触など異常に強い咬合力が作用して起こる歯周組織の損傷をいう。一方、歯周病が進行して支持力の低下した歯には、生理的に正常な咬合力であっても歯周組織に損傷をうけることがある。これを二次性咬合性外傷という（図15、表6）。

既に歯周病に罹患している部分に外傷性咬合が加わると歯周組織の破壊が急速に進行し、深い歯周ポケットの形成や著明な歯槽骨の吸収が引き起こされる（図16）。

外傷性咬合

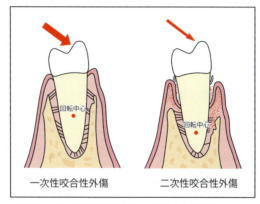

図15　一次性咬合性外傷と二次性咬合性外傷

(2) ブラキシズム

ブラキシズムとは、食物が存在しない状態で無意識にかつ習慣的に発生する口腔機能と関係のない顎運動を行うことをいう。ブラキシズムには、歯ぎしり（グラインディング：grinding）、くいしばり（クレンチング：clenching）、カチカチと音を

ブラキシズム

グラインディング
クレンチング

表6　咬合力と咬合性外傷の関連

種類	歯周組織の状態	咬合力の程度
一次性咬合性外傷	健全	過度の咬合力
二次性咬合性外傷	歯周病により破壊	通常の咬合力

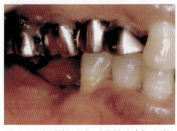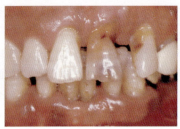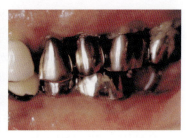

図16　外傷性咬合（過蓋咬合）を伴った歯周炎

させる（タッピング：tapping）の3種類に分類される。歯や歯周組織に異常に強い力が加わるため、歯周病の増悪因子となるだけでなく、歯の咬耗、咬合性外傷、顎関節症なども引き起こされる。ブラキシズムの原因には、早期接触などの咬合異常、口腔悪習癖などの局所因子のほかに、心理的ストレスなどの精神的因子が関与しているといわれている。

（3）食片圧入

食片圧入は歯周組織の炎症を引き起こすだけでなく、外傷性因子として働く場合がある。すなわち、食片圧入によって歯間部に食渣がぎっしり詰まるほど停滞した場合、食渣による側方からの力によって、歯が動揺したり移動したりすることがある。このように、食片圧入は炎症性因子と外傷性因子という2つの増悪作用を有している。

（4）早期接触

上下の歯が互いに咬合接触するときに、特定の歯がほかの歯よりも早く接触する場合をいう。このような歯は、ほかの歯に比べ強い咬合力を受け、歯周病の外傷性修飾因子となる。

（5）咬頭干渉

咬合において、最も強く噛みしめる位置へと下顎を前方、後方、側方へと滑走させる際に、ある特定の歯が干渉して、円滑に滑走することができなくなる場合がある。この状態を咬頭干渉という。多くの場合、側方からの力が咬頭干渉を起こす。一般的に、歯根膜線維は歯軸方向の力（垂直圧）に対して抵抗力は強いが、側方からの力に対しては弱く、咬合性外傷が引き起こされやすい。

（6）口腔習癖

歯周病患者において、舌を前歯の内側に強く押し付ける癖（舌突出癖、弄舌癖）がある場合は、上下前歯が前方に圧迫された結果、前歯の唇側転移が起こりやすい（図10）。口唇を咬んだり内側に吸ったりする癖（弄唇癖）も歯に異常な側方圧を加え、歯を移動させる。指しゃぶりなどの吸指癖も開咬の原因となり、口唇閉鎖不全や口呼吸を引き起こす場合がある。

（7）咬合面形態の不良な修復・補綴物

歯の咬合面にある辺縁隆線と裂溝の形態は、食物の流れに関与している。咬耗などによって辺縁隆線や裂溝の消失が生じると食片圧入が引き起こされやすくなり、歯周病を増悪させる因子となる。

（8）矯正力

矯正装置を装着すると、プラークが蓄積しやすくなるだけでなく、歯肉組織が直接傷つくこともある。また、歯周病で歯槽骨吸収の認められる歯に対して矯正力が作用した場合、適度の力であっても有害となる場合がある。このような症例では、圧迫側の歯根膜細胞や骨芽細胞に変性や壊死が起こり、歯周組織の異常な吸収や歯根吸収が引き起こされることもある。

3 全身性修飾因子

1）代謝性疾患

（1）糖尿病

糖尿病は、わが国で年々増加している代表的な生活習慣病の1つで、糖尿病の合併症である心疾患や脳血管障害も増加の一途をたどっている。糖尿病患者では歯周炎の発症頻度が高く、糖尿病の罹患年数が長くなるにつれ歯周炎も重篤化することが報告されている。（表7、図17）。

表7　糖尿病関連歯周炎の臨床的特徴

臨床的特徴
①歯肉の炎症が著しい
②深い歯周ポケットが認められる
③短期間で歯槽骨吸収が起こる
④歯肉膿瘍が多発する

糖尿病患者は感染防御能が劣っており、歯周組織における白血球（好中球）の走化能や貪食能が著明に低下している。さらに、糖代謝異常による血管壁の脆弱化や歯周組織の構成成分であるコラーゲンの代謝異常が起こり、歯周組織の修復能も低下している[3]。また、糖尿病患者の歯周ポケット内には *Porphyromonas gingivalis* などの歯周病原細菌が増加するとの報告もある。以上のように、糖尿病は歯周病の全身性増悪因子として看過できない重要な因子である。

（2）骨粗鬆症

骨粗鬆症は原発性骨粗鬆症と続発性骨粗鬆症の2つに分類される。前者は主として閉経後の女性や高齢者にみられ、骨粗鬆症全体の90％を占めている。後者は、内分泌、代謝疾患や炎症性疾患など特定の疾患に伴って生じる。骨粗鬆症は、低骨量と骨組織の微小構造の破綻を特徴とし、骨折発症の危険性が増大する疾患である。骨基質形成能の低下は上下顎の歯槽骨でも報告されており、骨粗鬆症が歯周病の進行を促進する可能性がある[4]。

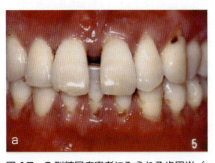
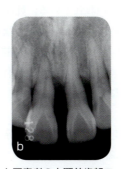

図17　2型糖尿病患者にみられる歯周炎（a）と同患者の上顎前歯部エックス線写真（b）

2）感染性疾患

（1）AIDS（後天性免疫不全症候群）

　AIDS（後天性免疫不全症候群）は、HIV（ヒト免疫不全ウイルス）によって引き起こされる疾患である。ヘルパーT細胞などの免疫系細胞の機能異常によって全身に症状が現れるが、口腔組織では細菌、真菌、ウイルスによる感染が容易に生じ、重篤な歯周病や口腔粘膜疾患が発症するようになる。AIDS患者の口腔内では口腔カンジダ症やカポジ肉腫、壊死性潰瘍性歯肉炎（Necrotizing Ulcerative Gingivitis ; NUG）や重度歯周炎の症状が認められる。AIDS患者だけでなく、AIDSを発症していないHIV感染者にも同様の症状が現れることも多く、これらはHIV関連歯肉炎、HIV関連歯周炎と呼ばれている。

3）血液疾患

　血液中の赤血球は、歯周組織への栄養補給やガス交換に関与し、白血球は炎症反応に関与し、血小板は止血に関与している。これらの機能を妨げる全身的な障害因子は、歯周組織に悪影響を及ぼす。代表的な疾患は白血病である。白血病患者の歯周組織所見として、歯肉からの異常出血、潰瘍、歯肉肥大が特徴的である。また、血友病、血小板減少性紫斑病では歯肉出血が著しく、貧血（悪性貧血、再生不良性貧血など）では、プラークによる歯肉炎の悪化が著しい。

4）内分泌異常

（1）性ホルモン

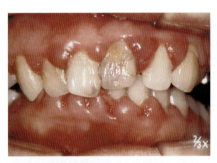

図18　妊娠性歯肉炎

　女性は、思春期、月経期、妊娠期、閉経期と一生を通じて性ホルモン（特にエストロゲン）の変化にさらされながら全身状態が変化し、その間、女性特有の病気に罹患することも多い。口腔内においても性ホルモンに関連した変化が現れ、思春期には思春期性歯肉炎や侵襲性歯周炎を発症する例が多く、二次性徴後は生理周期と関連して歯肉炎の発症や増悪が起こりやすい（月経周期関連歯肉炎）。妊娠期には歯肉炎が多発し（図18）、妊娠性歯肉炎の発症率は約50～100%といわれている。妊娠に伴って歯肉縁下の細菌叢は嫌気性菌の割合が上昇し、なかでもP. intermediaが著明に増加して歯肉の炎症を持続させることが報告されている。閉経後は歯肉や口腔粘膜が乾燥して口腔内の炎症が起こりやすくなるとともに、エストロゲン欠乏に伴う骨粗鬆症に罹患した場合には、歯周炎が進行する可能性がある。

（2）その他

　副甲状腺機能亢進症では、副甲状腺ホルモン（PTH）の分泌が過剰になり、骨から大量のカルシウムが血中に放出される。その結果、カルシウム代謝異常を起こし、骨折を起こしやすくなる。口腔内では、歯槽骨の骨粗鬆症化や歯槽硬線の消失

などがみられ、歯周病による骨吸収が進行しやすいという報告がある。また、甲状腺機能亢進症では歯槽骨多孔症が認められる場合がある。

5）栄養障害

偏食や栄養不足は種々の病気の一因となるが、歯周病においてはビタミン摂取不足が歯周組織の代謝や治癒に影響を及ぼすことがある。

（1）ビタミン欠乏

ビタミンAは、皮膚や粘膜における上皮細胞の健康維持に関与する。動物実験では、ビタミンA欠乏は接合上皮の増殖と歯肉上皮の過形成と過角化を引き起こし、深い歯周ポケットを形成したという報告がある。ヒトでのビタミンA欠乏の影響は明らかではない。ビタミンB欠乏は脚気の原因となるが、口腔内では歯肉炎、舌炎、口内炎、口角炎が起こりやすくなる。

ビタミンＡ

ビタミンCはコラーゲン産生過程（プロリンの水酸化反応）に必須のものであり、欠乏により壊血病を生じる。口腔内においては、歯周組織内のコラーゲン代謝が低下するとともに宿主の組織抵抗性が弱まる。歯周組織の微小血管にも異常が生じるため、歯肉出血が起こりやすくなる。コラーゲン線維の変性もみられ、創傷治癒も遅れる。

ビタミンＣ

ビタミンDはカルシウム代謝に関連しており、小腸からのカルシウムの取り込みを促進するなどの作用がある。くる病や骨軟化症はビタミンD欠乏が原因で起こる。ビタミンD欠乏により歯槽骨が骨粗鬆症化したり、セメント質が吸収したりすることが動物実験から報告されているが、ヒトでの影響は明らかにされていない部分が多い。

ビタミンＤ

（2）その他

最近、カルシウム摂取不足と歯周病との関連や、アルコール摂取と歯周病との関連がとりあげられることがあるが、現時点ではこれらの関係を立証する調査結果や実験データが不足しており、今後のさらなる研究が必要とされる。

6）アレルギー性疾患

アレルギー性疾患は、即時型あるいは遅延型反応の形式によって、アナフィラキシー、薬物アレルギー、アトピー性皮膚炎、気管支喘息、花粉症、アレルギー性鼻炎などに分類される。歯周病との関連では、アレルギー性素因のある人において、歯肉辺縁に接した金属材料や修復用レジンでアレルギー反応が起こり、歯肉の炎症が引き起こされることがある。また、常用している歯磨剤や含嗽剤によって歯肉や口腔粘膜にアレルギー性の炎症が引き起こされる場合もある。

アレルギー

7）水疱性粘膜疾患と角化異常

慢性剥離性歯肉炎は、プラーク由来の歯肉炎とは異なり、歯肉上皮の水疱、びらん、潰瘍形成を特徴とする（図19）。無症状の場合もあるが、症状のある場合、歯肉の軽い灼熱感から激痛までさまざまである。慢性剥離性歯肉炎はそれ自体が疾患の本態ではなく、種々の疾患に関連して生じた歯肉の一徴候であるといわれている。

慢性剥離性歯肉炎

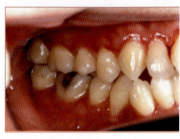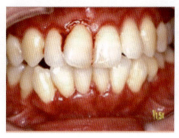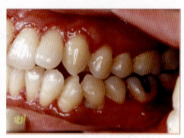

図19　慢性剝離性歯肉炎

特に剝離性歯肉炎の約75%の症例が皮膚科的疾患の一徴候として現れ、さらにその95%が粘膜類天疱瘡や扁平苔癬であり、女性に多いといわれている[5]。

粘膜類天疱瘡

扁平苔癬

8）遺伝（体質、素因）

　ブラッシングは不十分でも歯周組織が健全である人もいれば、上手なブラッシングを行っているにもかかわらず重度の歯周炎になる人もいる。この事実はプラークコントロールの善し悪しに関係なく、体質的（遺伝的）に歯周病になりやすい人となりにくい人がいることを示している。実際、重度の歯周炎が家族内や家系内で認められる場合があり、歯周病に対する疾患感受性（歯周病への罹りやすさ）は、確かに存在する。最近の研究によれば、若年者に多い侵襲性歯周炎では、インターロイキン分子や白血球受容体分子などの遺伝子多型が疾患感受性と関与していることが報告されている。また、多くの遺伝性疾患（Down症候群、無カタラーゼ血症、Papillon-Lefèvre症候群、低ホスファターゼ症など）の一症状として侵襲性歯周炎が現れる。これらの疾患では、変異した遺伝子によって上皮、結合組織の構造や好中球の機能が変化している可能性が指摘されている。

体質

疾患感受性

遺伝子多型
遺伝子を構成しているDNA配列の個体差。集団の1%以上の頻度で出現する。

9）年齢、性別

　加齢は一般的な生活習慣病のリスクファクターであるとともに、歯周病のリスクファクターでもある。年齢別にみると40〜50歳台の歯周炎罹患者が最も多く、中年以降の年齢層では歯の喪失本数が加齢とともに増加する。高齢になると生理的変化として歯肉退縮が起こり、歯槽骨レベルが下がり、歯槽骨の骨密度が減少し、免疫機能が低下し、組織修復能も落ちる。このような加齢による種々の形態変化や機能低下が歯周病罹患へのリスクを高めることになる。

　性別に関しては、男性のほうが女性より歯周病への罹患度が高く、病態も重度であることが米国での大規模調査から明らかにされている。しかしながら、このような疫学データとは別に、女性には女性特有の歯周組織病変が現れ、若年者に多い侵襲性歯周炎のように、病型によっては女性において罹患率が高いとされるものもある。したがって、一概に性別でリスクを論じることは難しい。

加齢

性差

10）ストレス

　精神的ストレスは、直接的あるいは間接的に歯周病の発症と進行に関与している。直接的な影響としてストレスによる免疫系の抑制作用、間接的な影響として口腔衛

ストレス

生不良、食生活の偏り、喫煙などがあげられる。ストレスのかかった状況では急性壊死性潰瘍性歯肉炎（ANUG）が発症したり、ブラキシズムに起因する咬合性外傷を伴った歯周炎がみられたりする。一般的に、ストレスは血中のコルチコステロイド、カテコールアミン、ならびに神経ペプチドであるサブスタンスPを増加させ、これらの物質が免疫系を介して歯周病の発症と進行にかかわっている可能性が考えられる。

急性壊死性潰瘍性歯肉炎（ANUG）

11）薬物

てんかんの治療薬フェニトイン、高血圧や狭心症の治療薬ニフェジピン、臓器移植後や自己免疫疾患に用いられる免疫抑制薬シクロスポリンは、副作用として歯肉増殖症を引き起こす。これらを総称して薬物性歯肉増殖症という。その発現率は、フェニトインで約50％、ニフェジピンで約20％、シクロスポリンで約30％と報告されている。薬物性歯肉増殖症では、前歯部歯間乳頭部の歯肉肥大が著しく（図20）、増殖した歯肉が歯を被い、多くの症例でプラークコントロールが悪くなり歯肉炎を併発しやすい。

薬物性歯肉増殖症
フェニトイン
ニフェジピン
シクロスポリン

12）喫煙

全身疾患に関係する生活習慣要因の中で、喫煙は最も有害な因子である。喫煙は、肺がん、心臓病、脳卒中などの病気に密接に関与するだけでなく、歯周病の発症と進行にも大きな影響を及ぼすことが明らかにされている。喫煙者の口腔内所見として、歯面の着色、歯石の沈着、歯肉の変色などが特徴的である（図21）。喫煙の歯周組織に対する為害性要因を**表8**に示す。

喫煙

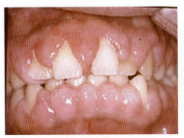 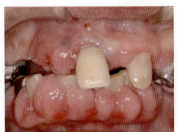 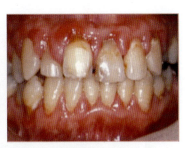

図20　薬物性歯肉増殖症（左からフェニトイン、ニフェジピン、シクロスポリンによる歯肉増殖症）

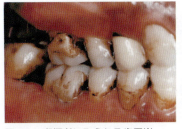 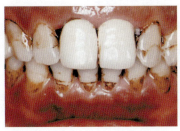 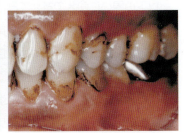

図21　喫煙者にみられる歯周炎

表8 喫煙による歯周組織への為害性

微生物	喫煙者では非喫煙者に比べて歯周病原細菌が多く検出される
宿主応答	ニコチンが好中球機能を低下させる
微小循環	末梢血流量や酸素分圧の減少に伴い組織修復力が低下する

　歯周病と喫煙に関する欧米や日本での疫学調査では、歯周病に対する喫煙のオッズ比は2～8倍と高く、喫煙者は非喫煙者に比べてアタッチメントロスや歯槽骨吸収が著しいことから、喫煙は歯周病に対して単独でハイリスク因子であるということができる。実際、喫煙本数と歯周病の発症や重症度との間には明らかな関連性が認められている。

オッズ比

（永田俊彦、二宮雅美）

参考文献

1）天野敦雄, 岡賢二, 村上伸也 監修：ビジュアル 歯周病を科学する. 13-45, クインテッセンス出版, 東京, 2012（第1版）.
2）和泉雄一　他編：ザ・ペリオドントロジー. 41-61, 永末書店, 京都, 2014,（第2版）.
3）吉江弘正, 伊藤公一, 村上伸也, 申基喆 編集：臨床歯周病学. 206-217, 医歯薬出版, 東京, 2013（第2版）.
4）長谷川紘司, 野口俊英, 山田了, 花田信弘, 眞木吉信, 山崎洋治 編集：歯周病と全身の健康を考える. 110-121, 医歯薬出版, 東京, 2004.
5）上野和之：歯肉に生じる皮膚科的疾患の考察. 日本歯周病学会会誌 45：1-8, 2003.

臨床編 第1章 やってみよう

以下の問いに○×で答えてみよう（解答は巻末）
1. 歯周病は局所的要因と全身的要因が関与して発症する多因子疾患である。
2. 歯肉縁上プラークには偏性嫌気性菌が多い。
3. 歯肉縁下歯石は、黒褐色で固く除去しにくい。
4. 一次性咬合性外傷では、生理的な咬合力でも歯周組織が障害を受ける。
5. 糖尿病は歯周病の主要なリスクファクターである。

臨床編 第2章
歯周病のリスクファクター

1. リスクファクターとは
2. 歯周病のリスクファクター
3. 歯周病のリスクファクターとなる
   全身疾患（口腔から全身への影響）

おぼえよう

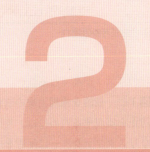

① 歯周病は多因子性疾患で、その発症と進行を修飾する因子をリスクファクターという。リスクファクターには、細菌因子、宿主因子、環境因子があり、これらの因子が多く重なるほど、歯周病は重症化する確率が高くなる。
② 近年、歯周病がある種の全身疾患のリスクファクターとなることも明らかになってきている。
③ したがって、歯周病におけるリスクファクターの概念を理解するためには、「歯周病のリスクファクター」と「全身疾患のリスクファクターとしての歯周病」の2つの面から理解する必要がある。

1 リスクファクターとは

　歯周病は、歯周病原細菌の感染により発症する歯周組織の炎症性疾患であるが、その発症と進行の様子は個体ごとにさまざまで、組織破壊を修飾する多くの因子の影響を考える必要がある。例えば、喫煙は歯周病の進行を促進する最も強力な因子のうちの1つだが、喫煙をしているからといって必ずしも歯周病になるとは限らず、原因ではない。しかし、歯周病の良好な予後にとって喫煙は大敵である。このように疾患の進行に影響を与える因子をリスクファクターと呼び、多くの因子が絡み進行する疾患を多因子性疾患という。複数のリスクファクターが重なる場合、発症・

リスクファクター

多因子性疾患
高血圧、動脈硬化性心疾患、糖尿病、癌、関節炎なども、原因や影響を受ける因子が複数であることが知られている。

43

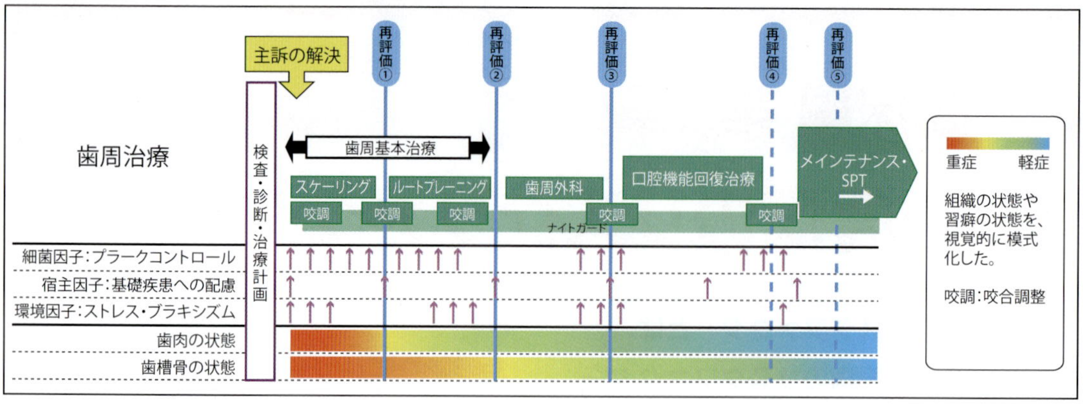

臨床編　第2章　歯周病のリスクファクター（危険因子）

図1　歯周治療の流れ

進行のリスクが高くなる。

　図1に一般的な歯周治療の流れを示すが、治療によく反応し、良好な治癒や再発の防止を実現するためには、原因因子であるプラークの付着だけではなく、さまざまなリスクファクターに配慮をする必要がある。

2　歯周病のリスクファクター

　歯周病の発症や進行を修飾・促進するリスクファクターには、細菌因子、宿主因子、環境因子がある。歯周病の主たる原因は細菌感染であるが、宿主因子や環境因子が重なると発症や進行の可能性が高くなる（図2）。ストレス、飲酒、食生活、生活習慣などの環境因子は、全身の疾患やブラキシズム、生体機能異常などの宿主因子とも相互に関連しており、それらの因子の影響力は患者ごとにさまざまである（図3）。臨床においては症状だけではなく、患者の持つ背景的な因子にも目を配ることが重要である。

細菌因子
宿主因子
環境因子

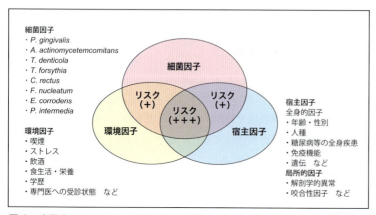

図2　歯周病のリスクファクター

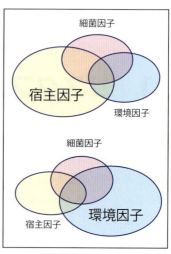

図3　患者により異なる各因子の影響

44

① 細菌因子

　口腔内には700種類を越える細菌が存在してデンタルプラークを構成している。特に歯周病の発症に関係するものは歯周病原細菌として知られ、その大半はグラム陰性嫌気性細菌である。細菌因子は歯周病の最大のリスクファクターとも解釈され、最も重要である。中でも *Porphyromonas gingivalis, Tannerella forsythia, Treponema denticola* の3菌種が危険性の高い菌でレッドコンプレックスと呼ばれ[1]、これらの菌が同時に検出された場合は歯周病のリスクが特に高いと考えられている。このほかにも、歯周ポケットから高頻度に分離される細菌が歯周病原細菌として知られている（図2）。

レッドコンプレックス

② 宿主因子（全身的因子、局所的因子）

1）全身的因子

　糖尿病では高血糖状態により好中球機能低下、コラーゲン合成抑制、最終糖化産物（AGE）による炎症反応の惹起等のメカニズムが報告されている[2,3]。このように歯周病に影響を与える全身的な因子を全身的因子という。ほかには、肥満、生体防御機構の異常、全身疾患、内分泌異常、年齢、性別、人種などがある。常染色体劣性遺伝病の1つである Chédiak-Higashi 症候群では好中球の殺菌能が低下し、また周期性好中球減少症では好中球の減少により易感染性となるために歯周病が進行しやすいことがわかっている。

AGE

全身的因子

2）局所的因子

　局所的因子としては、プラーク付着増加因子、炎症増悪因子、咬合性因子がある。歯面に付着した歯石の表面は、軽石のように多孔性で細菌が付着しやすく、大きなリスクファクターの1つである。同様に不適合修復物や補綴装置、根面溝やエナメル突起などの歯の異常形態なども含まれる。歯の叢生・傾斜等の不正歯列や小体の高位付着や歯間陥入型もブラッシングを妨げ、プラーク付着増加因子に分類されている。慢性的な炎症が助長される食片圧入や口呼吸が炎症増悪因子に、咬合性外傷を引き起こす咬頭干渉やブラキシズムなどは咬合性因子として歯周病の進行に関与することが知られている。

局所的因子

③ 環境因子

　環境的な因子として、喫煙、心理社会的ストレス、飲酒、食生活、栄養状態、薬の副作用、生活習慣、教養・学歴などがある。この中で喫煙は最も強いリスクファクターの1つで、歯科医師および歯科衛生士は積極的に禁煙指導を行うべきである。喫煙者の歯周病罹患率は非喫煙者に比較して数倍高いといわれている。喫煙により歯周組織での血流量の低下、好中球の走化性や貪食能の低下、抗体産生能の低下、嫌気性菌の増殖など多彩な影響が報告されている。家族内に喫煙者がいる場合には

喫煙

臨床編　第2章　歯周病のリスクファクター（危険因子）

受動喫煙も考慮する必要がある。喫煙は、多くの全身の疾患にとっても大きなリスクファクターであるため、別に詳述する。

（山本松男）

参考文献

1) Holt SC, Ebersole JL: *Porphyromonas gingivalis, Treponema denticola, and Tannerella forsythia*: the "red complex", a prototype polybacterial pathogenic consortium in periodontitis. Periodontology2000 , 2005；38：72-122.
2) Glycemic Control and Alveolar Bone Loss: Progression in Type 2 Diabetes George W. Taylor, Brian A. Burt, Mark P. Becker, Robert J. Genco and Marc Shlossman Annals of Periodontology Jul 1998, Vol. 3, No. 1 , Pages 30-39）.
3) 日本歯周病学会　編：糖尿病患者に対する歯周治療ガイドライン．日本歯周病学会, 東京 66-69, 76-81.

1）喫煙の口腔、歯周組織へのリスク

　タバコ煙が最初に通過する口腔は、喫煙の悪影響が貯留する器官になる。すなわち、口腔に貯留、通過するタバコ煙による直接的影響と血液を介した間接的影響の双方がかかわる。タバコ煙と接触する歯肉や口腔粘膜は、皮膚と同じように、重層扁平上皮で覆われているが、タバコ煙の影響は、上皮の厚さやその直下の粘膜下組織に分布する血管の分布度に依存する。特に、口腔底粘膜は、物質透過性が高く、タバコ煙の影響を受けやすい。

　喫煙直後、ニコチンの血管収縮作用により歯肉上皮下毛細血管網の血流量の減少、ヘモグロビン量および酸素飽和度の低下を起こす。そして、長期間の喫煙につれて、逆に、炎症を起こした歯肉出血の減少をきたす。

ニコチン

　そのため、臨床的には、歯周ポケットが深く進行した歯肉炎であっても、プロービング時の出血（BOP）が少なく、歯肉のメラニン色素沈着（歯肉の赤黒い着色）もあり、歯肉の炎症症状がわかりにくくなっている（**図4**、**表1**）[1-4]。

歯肉のメラニン色素沈着

　歯周病喫煙患者において歯肉出血が少ないことは、疾患の発症や進行の自覚を遅らせることになる。さらに、ニコチンは線維芽細胞の増殖抑制、付着障害、コラーゲン産生能の低下に作用することから、臨床的には、歯肉は線維性の（硬い）深い歯周ポケットが形成され、進行していくことになる。

　喫煙と歯周組織の破壊については、喫煙者では、BOPが少ないが、プロービングポケットデプス（PPD）、アタッチメントレベル、歯槽骨吸収がともに大きく、その結果、歯周炎の罹患率が高く、重度であることがわかっている（**図5**、**表1**）[1-7]。

　さらに、喫煙は免疫機能に対して抑制的に作用する。ニコチンは、好中球の貪食能や化学走化性を低下させ、マクロファージによる抗原提示機能も抑制する。また、粘膜面での局所免疫に関与する免疫グロブリンA（IgA）、細菌やウイルス、薬物に対して生体反応を示す免疫グロブリンG（IgG）の低下をもたらす。

　以上のことから、日本歯周病学会の歯周病分類[5]に準じると、歯周炎の発症や進行に喫煙が強く関連した喫煙関連歯周炎（Periodontitis Associated with Smoking）と診断される（**表1**）。喫煙関連歯周炎の歯周治療では、歯周基本治療の段階で、早期に禁煙を促し、禁煙支援をスタートさせる。

喫煙関連歯周炎

46

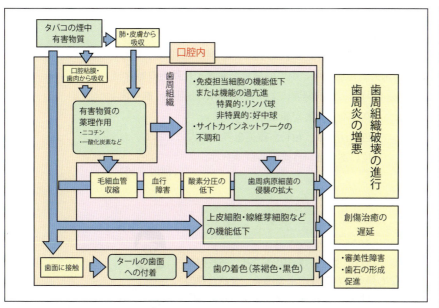

図4 喫煙が歯周組織に与える影響のメカニズム

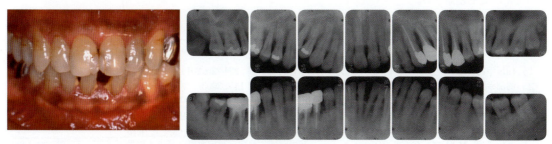

図5 58歳男性、初診時の口腔内写真とデンタルエックス線写真
喫煙に起因する歯肉のメラニン色素沈着は顕著で、歯周組織の破壊が進行していた。(PPD 平均4.5mm、PPD 4mm以上 49.4% PPD7mm以上 25%)喫煙関連歯周炎の診断下、禁煙支援を含む歯周基本治療をはじめた。
喫煙関連所見：
・ブリンクマン指数　570（1日15本、20～58歳）
・FTND（Fagerstrom Test for Nicotine Dependence）　5点
・加濃式社会的ニコチン依存度（Kano Test for Social Nicotine Dependence, KTSND）　16点
・喫煙関連疾患：脳梗塞の既往、坐骨神経痛、高血圧症
・喫煙ステージ：関心期

表1　喫煙している歯肉炎、歯周炎患者の臨床所見 [1-4]

歯周病態	臨床所見
喫煙関連歯肉炎	肉眼的所見：歯肉のメラニン色素沈着の頻度増加
	臨床検査所見：歯肉炎症やプロービング時の歯肉出血の低下
喫煙関連歯周炎	肉眼的所見：歯肉辺縁部の線維性肥厚、歯肉のメラニン色素沈着の頻度増加、歯面の着色
	臨床検査所見：歯周パラメータ（プロービングポケットデプス、アタッチメントレベル、歯槽骨吸収）の悪化、根分岐部病変の罹患率の増加、プロービング時の歯肉出血の低下
	臨床検査結果：重度な歯周炎の頻度増加（重症度と比較して、歯肉の発赤、腫脹、浮腫が軽度）、プラーク・歯石の沈着量と病態が一致しない

2）受動喫煙による歯周組織へのリスク[1-4]

　一般的に、小児・胎児に対する受動喫煙は、気管支喘息などの呼吸器疾患、中耳疾患、胎児の発育異常、乳幼児突然死症候群、小児の発育・発達と行動への影響、小児癌などの危険因子となる。同時に、受動喫煙により、歯周病、小児のう蝕や歯肉のメラニン色素沈着のリスクが高くなることが報告されている。

　受動喫煙による歯肉のメラニン色素沈着は、歯科医療従事者や本人にとって、お互いに発見しやすい、見やすい部位にあるという点が特徴である。

（稲垣幸司）

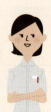

MEMO
受動喫煙
本人は喫煙していなくても身の回りのタバコ煙を吸うこと。それ以外に、タバコ煙が消失した後にも残るタバコ煙による汚染、タバコ煙の残存物質が室内などの化学物質と反応して揮発する残留タバコ成分による健康被害である三次喫煙（サードハンドスモーク、"third-hand" smoke）にも留意する。

参考文献
1）稲垣幸司　他編：ザ・ペリオドントロジー．永末書店：京都，224-225，2014．
2）沼部幸博：歯周組織に対する喫煙の影響．日歯周誌 45：133-141，2003．
3）稲垣幸司：歯科衛生士のための Quint Study Club　プロフェッショナルケア編③　歯科から発信！あなたにもできる禁煙支援．クインテッセンス出版：東京，2012．
4）大森みさき，両角俊哉，稲垣幸司，横田 誠，沼部幸博，佐藤 聡，伊藤 弘，王 宝禮，上田雅俊，山田 了，伊藤公一：ポジション・ペーパー　喫煙の歯周組織に対する影響．日歯周誌，53（1）：40-49，2011．
5）日本歯周病学会　編：歯周病の診断と治療の指針（2007年）．医歯薬出版，東京，4-5，2007．

臨床編 第2章 やってみよう

以下の問いに○×で答えてみよう（解答は巻末）
1．歯周病は多因子性疾患である。
2．歯周病のリスクファクターを大きく分けると、全身的因子と局所的因子に大別できる。
3．喫煙は歯周病のリスクファクターである。
4．歯周病のリスクファクターについては、基本治療までに注意を与えればよい。
5．タバコに含まれるニコチンには依存性がある。

臨床編 第3章
歯周病の徴候と病態

1. ポケットの形成
2. ポケットの種類・様相の分類
3. 歯肉の発赤、腫脹
4. 歯肉の増殖と退縮
5. ポケットからの排膿と歯肉溝滲出液の増加
6. アタッチメントロス（付着の喪失）
7. 歯の病的動揺
8. 歯槽骨の吸収
9. 根分岐病変
10. 口臭

おぼえよう

①歯肉の炎症が起こると、歯肉は発赤し、歯肉の腫脹、歯肉からの出血がみられるようになる。炎症の進行とともに、歯肉溝滲出液は増加する。また、歯肉の腫脹により、歯肉辺縁が歯冠側に位置することで、歯肉溝が深くなり、歯肉ポケット（仮性ポケット）が形成される。

②通常、上皮付着部はセメント－エナメル境（CEJ）付近にあり、歯肉溝底部を形成しているが、炎症の進行により、上皮付着部の上皮組織が根尖側に深行増殖し、歯面から剝離することで、ポケットが深化し、アタッチメントロス（付着の喪失）が生じ、歯周ポケット（真性ポケット）が形成される。

③歯根膜や歯槽骨の破壊が進むと、歯の病的動揺、歯の病的移動が生じる。また、エックス線写真で歯槽骨の吸収が認められるようになる。

　歯周病の臨床症状としては、歯肉の炎症（発赤、腫脹、出血など）、ポケットの形成、歯肉溝滲出液の増加、口臭、ポケットからの排膿などが認められ、進行するとアタッチメントロス（付着の喪失）、歯槽骨の吸収、歯の動揺、歯肉の退縮、歯の病的移動などがみられる。複根歯では根分岐部病変が生じる。

| 歯周病の臨床症状
| ポケットの形成

1 ポケットの形成

健康な歯周組織を有する歯と歯肉の隙間には、歯肉溝とよばれる0.5～2mmぐ | 歯肉溝

らいの深さ（隣接面は2～3mm）の間隙が存在する。健康な歯周組織では、歯と歯肉の結合に関与する上皮性付着は、セメント－エナメル境（CEJ）付近にあり、歯肉溝の底部を形成している。歯肉の炎症による腫脹や増殖により、歯肉辺縁の位置が歯冠側に移動すると、歯肉溝が深くなりポケットが形成される。ポケット内に、歯肉縁下プラークが形成され、さらに炎症が増悪すると、上皮性付着やその下部の結合組織性付着が破壊され、ポケット底が根尖側に位置するようになり、さらにポケットは深化する。

2　ポケットの種類・様相の分類

1　上皮性付着部の位置による分類

健康な歯周組織では、上皮性付着部は、セメント－エナメル境付近にあり、歯肉溝の底部を形成している。病的ポケットは、上皮性付着部の位置により歯肉ポケット（仮性ポケット）と歯周ポケット（真性ポケット）に分けられる（図1）。

1）歯肉ポケット（仮性ポケット）Gingival pocket

結合組織性付着の破壊を伴わない、炎症が限局している歯肉炎に形成されたポケットを歯肉ポケットという。歯肉の腫脹や増殖により、歯肉辺縁の位置が歯冠側に移動し、相対的に歯肉溝は深くなっている。歯肉溝底部の上皮性付着部の破壊が見られない状態である。仮性ポケットとも呼ばれる。

2）歯周ポケット（真性ポケット）Periodontal pocket

歯肉の炎症が進行し、歯肉溝底部を形成している上皮性付着部およびその下部の結合組織性付着が破壊されて歯肉溝が深くなったものを歯周ポケット（真性ポケット）という。ポケット底は、セメント－エナメル境より根尖側に位置している。歯周組織の破壊が進行しており、歯根膜や歯槽骨の破壊を伴う歯周炎へ進行していることを意味する。歯周ポケットは、ポケット底部の位置が歯槽骨頂より歯冠側にある骨縁上ポケットとポケット底部が歯槽骨頂より根尖側にある骨縁下ポケットの2つに分けられる。

3）歯周ポケットの形成機序

ポケット内に形成された歯肉縁下プラークによって引き起こされた歯肉の炎症が増悪すると、上皮性付着部の接合上皮が細菌由来の為害物質やポケット内に滲出してきた多形核白血球（おもに好中球）が産生するタンパク分解酵素などによって傷

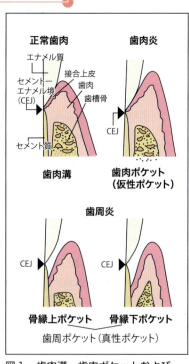

図1　歯肉溝、歯肉ポケットおよび歯周ポケット

歯肉ポケット（仮性ポケット）

歯周ポケット（真性ポケット）

骨縁上ポケット

骨縁下ポケット

害を受け、歯面から剥離する。また、歯肉結合組織のコラーゲン線維が減少・消失し、結合組織性付着が破壊されるとともに歯槽骨吸収が生じ、接合上皮（付着上皮）は根尖方向に深行増殖する。その結果、セメント－エナメル境付近にあった上皮付着の最歯冠側部は根尖側に位置するようになり、歯周ポケットが形成され、炎症の進行とともに、さらに接合上皮は歯面からの剥離および根尖側への深行増殖を繰り返し、歯周ポケットが深化すると考えられる。

> 歯周ポケットの形成機序

２ ポケットの存在する歯面数による分類

現在ではあまり用いられていないが、ポケットが存在する歯面の数によって分類される。

a．単純ポケット：1歯面に存在するポケット
b．混合ポケット：2歯面以上に存在するポケット
c．複合ポケット：ポケットの開口部が1歯面であるが、深くなるにつれてほかの歯面へと蛇行してつながっているポケット

３ ポケットの軟組織壁と硬組織壁

歯肉に炎症が生じ、ポケットが形成されると、歯肉結合組織のコラーゲン線維が分解され、消失する。歯肉結合組織には、マクロファージやリンパ球などの炎症性細胞が浸潤してくる。ポケット上皮には、びらんや潰瘍が形成される部位もある。

一方、ポケット内に露出したセメント質は、縁下プラーク細菌由来の内毒素などに汚染され、病的セメント質（壊死セメント質）となっている。

> 病的セメント質

3　歯肉の発赤・腫脹

健康な歯肉は、ピンク色の色調であり、辺縁歯肉も扇状の歯肉縁となって歯面から滑らかに移行している。また、乳頭歯肉は硬く引き締まっていて、形状は三角形に近い。しかし、歯肉の炎症が生じると、歯肉結合組織の毛細血管が拡張し、充血するために歯肉は発赤してくる。毛細血管の拡張に伴い、血管透過性が亢進し、血管内成分が血管外に漏出することにより、浮腫・歯肉の腫脹が生じる（**図2、3**）。

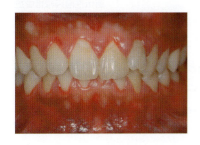
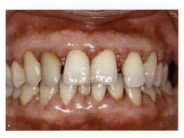

図2　歯肉炎における歯肉の発赤・腫脹
図3　歯周炎における歯肉の発赤・腫脹と歯肉退縮

4 歯肉の増殖と退縮

1 歯肉の増殖と肥大

　歯肉の増殖と肥大が炎症、ホルモン、局所刺激、薬物の副作用、遺伝などの原因によって起こる。歯肉の増殖は、歯肉組織が肥厚および過形成することで起こり、歯肉の肥大は、歯肉を構成する細胞成分の増加によって起こる。臨床的には、歯肉の増殖と肥大を鑑別することは困難であり、同義に使用される。

1）歯肉増殖の分類
（1）炎症性歯肉増殖
　プラークに起因する慢性炎症によって、辺縁歯肉や歯間乳頭歯肉の浮腫性腫脹がみられ、数歯に隣接した歯肉に限局して増殖する場合や歯列全体の歯肉に及ぶ場合がある。さらに、全身的因子によって病態が修飾されることがある。思春期や妊娠期におけるホルモン変化による歯肉増殖（思春期性歯肉炎、妊娠性歯肉炎）、ビタミンC欠乏症による歯肉増殖（壊血病性歯肉炎）、白血病にみられる歯肉増殖（白血病性歯肉炎）などがある。急性炎症では、歯肉膿瘍、歯周膿瘍の形成がみられる。

（2）薬物性歯肉増殖症 Drug-induced Gingival Overgrowth
　薬物の長期服用により副作用として歯肉の増殖、ポケットの形成あるいは深化がみられるものを薬物性歯肉増殖症という。このような歯肉増殖症を惹起する薬物として、抗けいれん薬であるフェニトイン、カルシウム拮抗系降圧薬であるニフェジピン、免疫抑制薬であるシクロスポリンAなどがある（図4～6）。一般的に、病態形成にプラークが関係するとされている。

（3）遺伝性歯肉線維腫症 Hereditary Gingival Fibromatosis
　遺伝因子が関与し、家族性に発現がみられる高度な線維性歯肉増殖を伴うが、まれな疾患である。象皮症、歯肉腫症、先天性家族性線維腫症などとも呼ばれる。プラーク非依存性である。

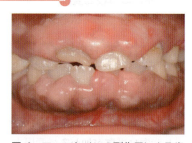

図4　フェニトインの副作用による歯肉増殖症

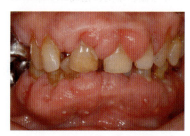

図5　ニフェジピンの副作用による歯肉増殖症

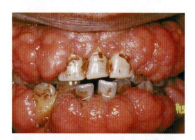

図6　シクロスポリンAの副作用による歯肉増殖症

炎症性歯肉増殖
薬物性歯肉増殖症
遺伝性歯肉線維腫症

歯肉退縮

2 歯肉退縮

　歯肉辺縁の位置が根尖側に移動し、歯根が露出した状態を歯肉退縮という。加齢による生理的歯肉退縮と病的歯肉退縮とに分けられる。一般に、歯槽骨の吸収を伴って生じるが、この両者を臨床で分類することは難しい。

1）生理的歯肉退縮
加齢に伴い歯肉辺縁の位置が根尖側に下がり、歯根露出をきたした状態をいう。

2）病的歯肉退縮
歯肉の炎症や機械的損傷などが原因で生じた歯肉退縮のことをいう（図7）。

（1）歯肉の退縮と萎縮
萎縮とは、臓器・組織の容量が減少することをいい、対合歯を失った歯は、歯周組織に萎縮性変化を引き起こす。長期間機能していない歯の歯周組織は、不働性萎縮が生じ、歯槽骨の萎縮により歯肉辺縁が根尖側に移動することもある。

（2）歯肉退縮の誘因
歯や小帯の位置異常、誤ったブラッシング、矯正装置や補綴物による機械的損傷、咬合性外傷、歯周ポケットの形成などが誘因となる。誤ったブラッシングによる場合、歯肉に外傷が加わることで、特に歯肉が薄い部位では、歯肉の退縮が起こりやすくなる。また、歯周ポケットが形成された場合、アタッチメントロス、歯槽骨の吸収が生じるために容易に歯肉の退縮が起こりやすくなっている。また、歯周治療後に歯肉退縮が生じる。

（3）臨床的為害作用
歯肉退縮と歯根の露出によって、付着歯肉幅の減少とともに、自浄作用の低下が起こり、歯根面う蝕やくさび状欠損、象牙質知覚過敏症などを起こしやすくなる。また、審美的な問題も生じる。

（4）クレフトとフェストゥーン
歯肉退縮と関連して歯肉形態異常が認められることがある。

a．クレフト cleft（図8）
歯肉辺縁から根尖方向に向かって、V字型あるいはY字型に切れ込みが入ったように見える歯肉が裂けたような状態をいう。Stillmanのクレフト（Stillman cleft）といわれる。

b．フェストゥーン festoon（図9）
歯肉退縮に伴い、辺縁歯肉が肥厚しロール状に歯の周囲を取り巻いているような状態の歯肉をいう。MaCallのフェストゥーン（MaCall's festoon）といわれる。

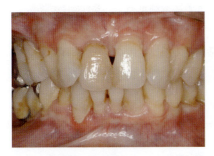

図7 歯肉退縮（本症例ではくさび状欠損および象牙質知覚過敏を伴っている）

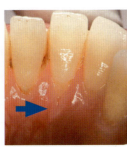

図8 クレフト

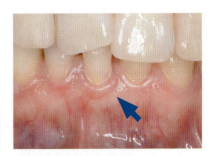

図9 フェストゥーン

臨床編　第3章　歯周病の徴候と病態

5　ポケットからの排膿と歯肉溝滲出液（GCF）の増加

❶ 滲出のメカニズム

　健康な歯肉組織においても、歯肉溝には、歯肉溝滲出液と呼ばれる組織液が漏出している。歯肉の炎症の進行に伴い、歯肉上皮下の毛細血管の拡張と透過性の亢進が生じるために、血清成分を多く含む滲出液の増加がみられるようになる。歯肉溝滲出液の量は歯肉炎症の程度と正の相関関係があるとされている。

滲出のメカニズム

❷ 歯肉溝滲出液の内容物と排膿

　歯肉溝滲出液中には、血清成分だけでなく、歯周組織局所で産生されたさまざまな成分が含まれている。歯周組織の代謝に関係する酵素や歯周組織の破壊に関係する種々の酵素類、免疫グロブリン、インターロイキン1、腫瘍壊死因子 α（TNF α）などのサイトカイン、エイコサノイドなどが検出されている。また、プラーク細菌由来のタンパク分解酵素も含まれている。歯肉溝滲出液の増加とともに、ポケットからの排膿もみられることがある。歯周ポケットからの排膿は、ポケット内の炎症が起こり、ポケット上皮のびらんや潰瘍形成に伴い、多量の多形核白血球が滲出し、集積していることを示すものである。

歯肉溝滲出液の内容物と排膿

❸ 歯肉溝滲出液の功罪

　歯肉溝滲出液中には、多形核白血球、マクロファージなど炎症性細胞が存在し、コラゲナーゼ、エラスターゼなどは歯周組織の破壊に働くタンパク分解酵素を放出している。インターロイキン1、TNF α などのサイトカインやプロスタグランジンは、歯周病の破壊に関与す起炎性分子と考えられている。一方、歯肉溝滲出液の役割として、歯肉溝あるいはポケットの洗浄、抗菌物質や抗体などによる抗菌作用、含まれている血漿タンパクによる歯面への上皮性付着の回復などが考えられている。また、歯肉溝滲出液量は歯肉炎症の程度と正の相関関係があることから、歯肉溝滲出液の量の測定は臨床的に炎症の早期徴候の検出、炎症の程度や治療効果の判定に役立つ。滲出液中のアスパラギン酸アミノトランスフェラーゼ、エラスターゼ、プロスタグランジンなどの濃度を調べることによって、疾患活動度の予知性因子になる可能性が報告されている。

（野口和行）

> **歯肉溝滲出液**
> Gringival Crevicular Fluid（GCF）
> 歯肉溝あるいはポケット内に漏出した組織液。血清成分だけでなく、歯周組織局所で産生された成分を含む。

疾患活動度

参考文献

1）和泉雄一　他編：ザ・ペリオドントロジー．永末書店，京都，2014（第2版）．

6 アタッチメントロス（付着の喪失）

1 アタッチメントロスとアタッチメントゲイン

　プロービングポケットデプス（PPD）が歯肉辺縁からポケット底部までの距離であるのに対して、アタッチメントレベルはセメント－エナメル境（CEJ）からポケット底部までの距離で示される（図10）。歯と歯肉上皮の間および歯と歯肉結合組織の間の付着が失われると、プローブが深くまで挿入されアタッチメントレベルは増加する（アタッチメントロス；付着の喪失）。一方、失われた付着が少しでも回復すると、プローブは浅くしか挿入できず、アタッチメントレベルは減少する（アタッチメントゲイン；付着の獲得）。

2 臨床的アタッチメントレベル測定の意義

　歯周治療の最終目標は、歯周病によって失われた付着の回復である。臨床的にはアタッチメントレベルを測定することで、付着がどれくらい失われたかあるいは回復したかを判定できる（図11）。初期の頃の歯周治療では、歯肉の炎症を消退させて退縮を促すあるいは辺縁歯肉を一部、切除することによって歯周ポケット深さを減少させていた。近年、失われた付着の回復を目指した歯周再生治療が提唱され、治療後にどれくらい付着が回復したかに関心が集まるようになっている。

> **プロービングポケットデプス**
> Probing Pocket Depth（PPD）
> 歯周プローブ（ペリオドンタルプローブ）を用いて歯肉溝あるいはポケットの深さを測定したときの、歯肉辺縁からプローブ先端までの距離。

> アタッチメントレベル
> アタッチメントロス
> アタッチメントゲイン

> **臨床的アタッチメントレベル**
> Clinical Attachment Level（CAL）
> アタッチメントレベル（AL）で特にCEJを基準としたものをいう。

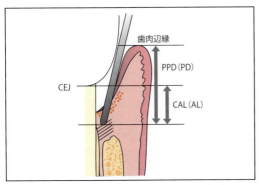

図10　臨床的アタッチメントレベル（CAL）とプロービングポケットデプス（PPD）

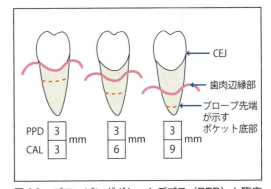

図11　プロービングポケットデプス（PPD）と臨床的アタッチメントレベル（CAL）の意義の違い
　PPDは同じであるが、アタッチメントレベルが異なるケースを3つ示した。一般的な歯周組織検査にはPPDが用いられるが、付着が失われた程度を知るためにはアタッチメントレベルが有用である。

臨床編　第3章　歯周病の徴候と病態

7 歯の病的動揺

　歯は歯槽窩内に歯根膜によって固定されている。よって、健全な歯周組織であっても歯は歯根膜の幅の範囲で可動性であり、これを歯の生理的動揺という。歯に生理的動揺を越えて可動性が認められる場合には、病的動揺という。歯の病的動揺は歯肉炎では認められず、歯周炎になると認められるようになる。また、その可動範囲は周囲歯周組織の破壊に伴い増加する。

① 歯の動揺度の判定基準

　歯の動揺度の判定には、Miller（ミラー）の判定基準（表1）が用いられる。

動揺度

表1　Miller（ミラー）の判定基準

動揺度	名称	臨床的判定基準	唇舌方向へ動く範囲
0度	生理的動揺	ほとんど動くと感じない	0.2 mm以下
1度	軽度動揺	唇舌方向にわずかに動く	0.2～1.0 mm
2度	中等度動揺	近遠心方向にも動く	1.0～2.0 mm
3度	高度動揺	垂直方向にも動く	2.0 mm以上

② 動揺度を変化させる因子

　歯は歯槽窩内に固定されているため、動揺度は歯根膜の質的（炎症の有無）および量的変化量によって変化する。

1）歯周組織の炎症による動揺度の増加

　歯周病によって歯周ポケットが深くなると、炎症は歯根膜まで波及し動揺度は増加する。炎症が歯槽骨にまで進行すると歯根膜の量が減少するため、さらに動揺度は増加する。根尖性歯周炎等で根尖孔から歯根膜へ炎症が波及した場合にも、動揺度は増加する。

2）過度な咬合力による動揺度の増加

　ブラキシズム、悪習癖、早期接触などの過度な咬合力によって、歯槽窩表層（固有歯槽骨）が吸収すると歯槽窩内での可動範囲が広がるため（エックス線写真上では歯根膜腔の拡大）歯の動揺が生じる（一次性咬合性外傷）。また、歯槽骨吸収に伴い歯根膜の量が減少すると、歯冠歯根比が変化し、生理的範囲内の咬合力によっても歯の動揺が生じる（二次性咬合性外傷）。

一次性咬合性外傷

二次性咬合性外傷

8．歯槽骨の吸収

8 歯槽骨の吸収

　歯槽骨では、身体のほかの部位の骨と同様に骨形成・骨吸収が一定のバランスを保ちながら行われ形態が維持されている（骨のリモデリング）。しかし、局所的あるいは全身的な影響により、そのバランスが崩壊し骨吸収が生じる。

1 歯槽骨吸収の原因

　歯周炎の進行に伴い、歯周病原細菌と宿主細胞との間で過剰な免疫応答が生じる。その過程で、IL–1 や TNF–α などの炎症性サイトカインやプロスタグランジンなどにより破骨細胞が活性化されて歯槽骨が吸収される。

　また、矯正装置などによる外力が加わった際に、圧迫側に歯槽骨吸収が生じる（圧迫性骨吸収）。また、過度の咬合力が働いて咬合性外傷が起こると、歯槽骨の吸収が生じる。

2 歯槽骨吸収のタイプ

　吸収の型には、水平性骨吸収、垂直性骨吸収、混合型骨吸収がある。

水平性骨吸収
垂直性骨吸収

1）水平性骨吸収

　両隣在歯のセメント–エナメル境を結んだ仮想線に対して、ほぼ平行に（水平的に）吸収された状態を水平性骨吸収という（図12）。多数歯にわたり広範囲に起こることが多い。

2）垂直性骨吸収

　歯槽骨が骨頂部より垂直性に吸収された状態を垂直性骨吸収という（図13）。1〜2歯に限局していることが多い。

3）混合性骨吸収

　水平性骨吸収と垂直性骨吸収が合併した状態の骨吸収である。

3 歯槽骨の吸収形態

1）クレーター状骨欠損

　歯間（槽間）中隔の歯槽骨がクレーターのように陥凹しており、頬、舌側の骨壁は残っている骨吸収の形態をいう（図14）。クレーター状骨欠損が存在すると歯間部にプラークが停滞しやすいため、歯槽骨整形術により形態修正を行なう場合がある。

57

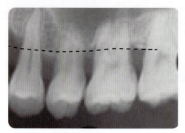
図12 水平性骨吸収

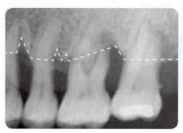
図13 垂直性骨吸収

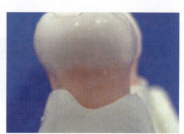
図14 クレーター状骨欠損

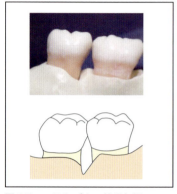
図15 ヘミセプター状骨欠損

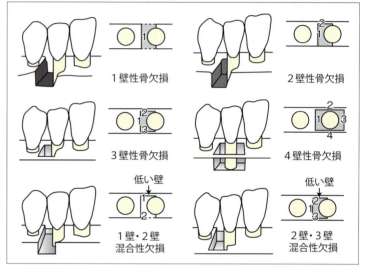
図16 骨壁による骨欠損の分類

2）ヘミセプター状骨欠損

歯間（槽間）中隔の近心あるいは遠心側の頰側および舌側の骨壁が著明に吸収された1壁性の欠損形態をした骨吸収である（図15）。エックス線写真が特徴的で、歯根に近接した逆三角形の不透過像を呈する。

3）垂直性骨欠損の骨壁による分類（図16）

垂直性骨欠損は、骨欠損部に接する残存骨壁の数によって1壁性から4壁性に分類される。さらに、これらが垂直的に組み合わさった混合性骨欠損もある。4壁性骨欠損を除いて、骨壁の数が多いほど歯周治療の予後は良いとされている。

骨壁

4 歯槽骨の形態異常

1）開窓（フェネストレーション）

歯槽骨唇舌側に現れる開窓状骨欠損。歯根面を覆う歯槽骨が薄いために歯根相当部の皮質骨が一部分欠如し、窓のように開いている。歯の位置異常によっても引き起こされ、日本人では約8％に認められる。

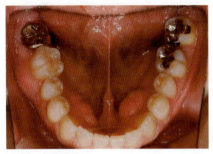
図17 下顎隆起

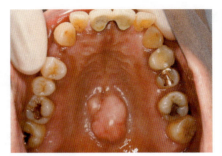
図18 口蓋隆起

2）裂開（デヒーセンス）

開窓（フェネストレーション）の辺縁歯槽骨部分が存在せずに、クレフト状に歯槽骨が欠損している状態を裂開という。

3）骨隆起

歯槽骨が非腫瘍性に局所的に過剰発育したことによって生じた膨隆。下顎舌側に発生する下顎隆起（図17）や硬口蓋正中部に発生する口蓋隆起（図18）などがある。補綴治療（義歯装着）などの障害となる場合には、歯槽骨整形術により外科的に切除する。

9 根分岐部病変

根分岐部病変とは、歯周病や歯髄疾患による骨吸収が複根歯の根間中隔に波及した状態である。上顎の大臼歯や小臼歯、下顎の大臼歯にみられ、2根分岐部の病変と3根分岐部の病変がある（図19）。解剖学的形態が複雑なために治療が困難である。

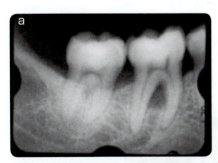
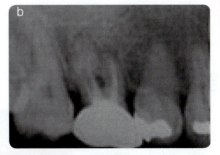
図19 根分岐部病変のエックス線写真　a：下顎第一大臼歯、b：上顎第一大臼歯の分岐部の透過像が特徴的な所見である。

1 根分岐部の検査

根分岐部の検査では歯周ポケットの垂直的なプロービングに加え、根分岐部に対する水平的なプロービングも重要である。ファーケーションプローブ（根分岐部用プローブ）（図20）を用いて検査し、各評価基準（Lindhe（リンデ）の分類、Glickmann（グリックマン）の分類など）に照らし合わせ、根分岐部の破壊程度を把握する。

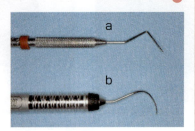

図20　a：歯周プローブ（ペリオドンタルプローブ）　b：ファーケーションプローブ（根分岐部用プローブ）

Lindhe の分類
Glickmann の分類

2 根分岐部病変の分類

1）Lindhe（リンデ）の分類（図21）

1度：水平的な歯周組織破壊が歯冠幅径の1/3を越えないもの
2度：水平的な歯周組織破壊が歯冠幅径の1/3を越えるが、貫通しないもの
3度：水平的な歯周組織破壊が貫通するもの

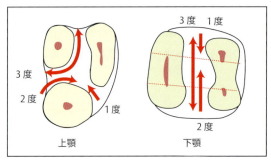

図21　Lindhe（リンデ）の分類

2）Glickmann（グリックマン）の分類

1級：根分岐部に病変があるが臨床的・エックス線写真上、異常を認めない
2級：根分岐部の一部に歯槽骨の破壊と吸収が認められるが、歯周プローブを挿入しても根分岐部を貫通しない
3級：根分岐部直下の骨が吸収し、頬舌的あるいは近遠心的に歯周プローブが貫通するが、根分岐部は歯肉で覆われている
4級：根分岐部が口腔内に露出しており歯周プローブが貫通する

3 根分岐部病変の原因

以下の原因により、根分岐部病変が生じる。
①歯周炎の根分岐部への波及
②エナメル突起（図22）、エナメル真珠（滴）
③感染根管の炎症の髄床底側枝や髄管を介して根分岐部への波及
④歯周病変と歯内病変の合併（エンド－ペリオ病変）

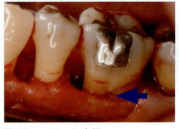

図22　エナメル突起

10. 口臭

10 口臭

❶ 口臭症の国際分類

　口臭症に対する国際分類により、表2、3のように分類される。
　この分類は治療必要性（Treatment Needs：TN）に基づいて分類されていることが特徴である。

❷ 生理的口臭

　唾液分泌の抑制、ホルモン代謝の変化などによって起こるが、口臭のレベルは低い。特に、起床時のように唾液の分泌が少ない時や、空腹時には生理的口臭は発生しやすくなる。生理的口臭は主に舌苔に由来する口臭であるため、その治療は、舌清掃を含めた口腔清掃が中心となる。

生理的口臭

❸ 病的口臭

１）口腔由来の病的口臭

　歯周病、口腔軟組織の炎症、う蝕、舌苔などの口腔領域が起因する口臭である。剥離した上皮細胞、炎症により破壊された組織成分などが細菌により産生されたプロテアーゼによって代謝され、口臭の原因物質である揮発性硫化物が産生される。揮発性硫化物として、硫化水素、メチルメルカプタン、ジメチルサルファイドなどが挙げられる。口腔内清掃（セルフケア）に加え、歯周治療（PMTCやスケーリング・

揮発性硫化物

表2　口臭症の国際分類

1. 真性口臭症		社会的容認限度をこえる明らかな口臭が認められるもの
生理的口臭（TN1）		器質的変化、原因疾患がないもの
病的口臭	口腔由来病的口臭（TN2）	口腔内の原疾患、器質的変化、機能変化などによる口臭（舌苔、プラークなどを含む）
	全身由来病的口臭（TN3）	耳鼻咽喉、呼吸器疾患など
2. 仮性口臭症（TN4）		患者は口臭を訴えるが、社会的容認限度を超える口臭は認められず、検査結果などの説明（カウンセリング）により訴えの改善が期待できるもの
3. 口臭恐怖症（TN5）		真性口臭症、仮性口臭症に対する治療では訴えの改善が期待できないもの

表3　治療必要性（Treatment Needs：TN）（TN2〜5にはいずれもTN1が含まれる）

TN1	説明および口腔清掃指導（セルフケア支援）
TN2	プロフェッショナルケア（PMTC）、疾患治療（歯周治療、う蝕治療など）
TN3	医科への紹介
TN4	カウンセリング（結果の提示と説明）
TN5	精神科、心療内科などへの紹介

ルートプレーニング）やう蝕治療を行なうことにより、改善する。また、口腔内乾燥症が原因となることもある。

2）全身由来の病的口臭

上顎洞炎、扁桃腺炎などの耳鼻科領域における炎症性疾患、肺などの呼吸器疾患に加え、アミン臭のする肝疾患、アンモニア臭のする尿毒症、アセトン臭のする糖尿病などが原因の口臭である。この場合、それぞれの疾患の治療が必要である。

4 仮性口臭、口臭恐怖症

1）仮性口臭

患者は口臭を訴えるが、社会的容認限度を超える口臭は認められず、検査結果などの説明（カウンセリング）により訴えの改善が期待できるものと定義される。治療には口腔内清掃（セルフケア）に加え、カウンセリングを行い、口臭が心配するほどのものではないということを了解できるように導く。

2）口臭恐怖症

自臭症とも呼ばれ、真性口臭でも仮性口臭でもないが、「口臭がある」と信じて疑わず、他人との接触に恐怖を感じてしまうようなケースである。口臭恐怖症は心理的要因が大きいために、歯科での治療以外に、精神科や心療内科の協力・治療が必要となる。

（中島啓介、臼井通彦）

臨床編 第3章 やってみよう

以下の問いに○×で答えてみよう（解答は巻末）
1. プラークは薬物性歯肉増殖症の病態形成に関与する。
2. 歯肉溝滲出液の量は歯肉炎症の程度と関係しない。
3. 臨床的アタッチメントレベルとはCEJからポケット底までの距離である。
4. 動揺度0度では、歯は全く動かない。
5. 口腔由来病的口臭の原因物質は揮発性硫化物である。

臨床編 第4章

歯周病の分類と
臨床的特徴ならびに対応

1. 歯周病の分類
2. 各種歯周病の特徴・原因、
   症状・処置

おぼえよう

①歯周病の病態は多種多様であり、その原因も複雑多岐にわたっている。そのために、臨床所見も同一の疾患であっても病態は必ずしも画一的ではないので、症状や進行程度、年齢、原因、全身的な背景などを十分に医療面接などで把握し、適切な治療を組合わせて行う必要がある。

②疾患によって、予後が不安視される症例もあるが、歯科医師、歯科衛生士は歯の延命に努力する。

③治療は、歯周基本治療から始まり、再評価後、歯周外科治療や歯冠修復・補綴処置そしてメインテナンス、SPT、リコールへと推移するが、特に歯科衛生士の歯周基本治療やメインテナンス、SPT、リコールで果たす役割は大きい。

④歯科衛生士は、治療そのものをスムーズに進めるに際しての補助的役割を果たす必要がある。そのために、本章のさまざまな歯周病の病態、原因、治療法を正しく理解する。

1 歯周病の分類

歯周病は多種多様な病態を呈する。したがって、その診断名を決定する疾患の分類も変遷を重ねてきている。現在ではアメリカ歯周病学会の分類（AAP 1999）をベースにしたものが主流である。本書では以下に示す「日本歯周病学会による歯周病分類システム（2006）」に準じて記載した（**表1**）。

まず、健康歯周組織から歯肉炎、歯周炎へいたる過程での組織破壊と臨床所見と

歯周病の分類

日本歯周病学会による歯周病分類システム（2006）

の関連を理解する必要がある。

歯肉に発現する症候は、炎症の五徴候、出血、歯肉増殖、壊死、退縮などの症状であり、歯周組織局所で生じた炎症がリスクファクターで修飾されることにより、特徴的な臨床所見を呈するようになる。

2 各種歯周病の特徴・原因、症状・処置

① 歯肉病変

直接因子（プラーク）、局所性修飾因子などの刺激に対する歯肉の炎症性反応で、炎症症状は歯肉に限局し、歯根膜やセメント質、歯槽骨には病変の波及が認められない。可逆性（処置により健常な状態に戻る）の疾患である。全身因子が関与することもある。

表1 歯周病の分類：日本歯周病学会2006年

1.歯肉病変	4.歯周組織の膿瘍
①プラーク性歯肉炎	①歯肉膿瘍
②非プラーク性歯肉病変	②歯周膿瘍
③歯肉増殖	
2.歯周炎	5.歯周−歯内病変
①慢性歯周炎	
②侵襲性歯周炎	6.歯肉退縮
③遺伝疾患に伴う歯周炎	
3.壊死性歯周病	7.咬合性外傷
①壊死性潰瘍性歯肉炎	①一次性咬合性外傷
②壊死性潰瘍性歯周炎	②二次性咬合性外傷

1）プラーク性歯肉炎

プラーク（デンタルプラーク）とは、歯や口腔内に装着された修復物や補綴物に付着形成されるもので、主に細菌から成り立っている。その他、細菌の産生物、剥離上皮、免疫細胞が含まれている。このプラークを原因として生じる歯肉の炎症をプラーク性歯肉炎と呼び、プラーク単独性歯肉炎、全身因子関連歯肉炎、栄養障害関連歯肉炎に分類される。

(1) プラーク単独性歯肉炎

プラークが直接原因となって歯肉に炎症が生じた状態。全身疾患、内分泌系の変化、栄養状態といった全身的な要因が関与しない歯肉炎である（図1）。

a．原因

細菌性プラークの口腔内への付着形成による。口腔清掃の不良、プラークリテンションファクター（プラーク蓄積因子、例：歯石の沈着、不適合修復物・補綴物、歯の解剖学的形態、軟組織の異常など）の存在により助長される。

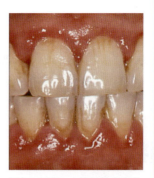

図1　プラーク単独性歯肉炎

b．臨床所見

①歯肉の発赤、浮腫性の腫脹（辺縁歯肉、歯間乳頭から生じ、付着歯肉に広がる）。
②付着歯肉のスティップリングの消失。
③歯肉の機械的刺激（ブラッシングなど）による出血傾向（自然出血は少ない）。
④歯肉ポケット（仮性ポケット）の形成。

歯肉病変
プラーク性歯肉炎
プラーク単独性歯肉炎

⑤歯槽骨の吸収、アタッチメントロス（付着の喪失）はない。

⑥自発痛、咬合痛、歯の動揺はほとんどない。

c．プラーク性歯肉炎の処置法

プラーク性歯肉炎の処置法

①モチベーション、プラークコントロール（ホームケア、プロフェッショナルケア）の徹底。

②その他、スケーリング（歯石除去）やプラークリテンションファクターの改善といった、歯周基本治療を主に行う。

（2）全身因子関連歯肉炎

全身因子関連歯肉炎

直接的原因は細菌性プラークであるが、さらに全身的要因が加わって歯肉の炎症が悪化した歯肉炎である。

1．萌出性歯肉炎

萌出性歯肉炎

a．原因

歯の萌出に伴う歯肉形態の変化やプラークコントロールの不良により生じる歯肉の炎症（図2）。

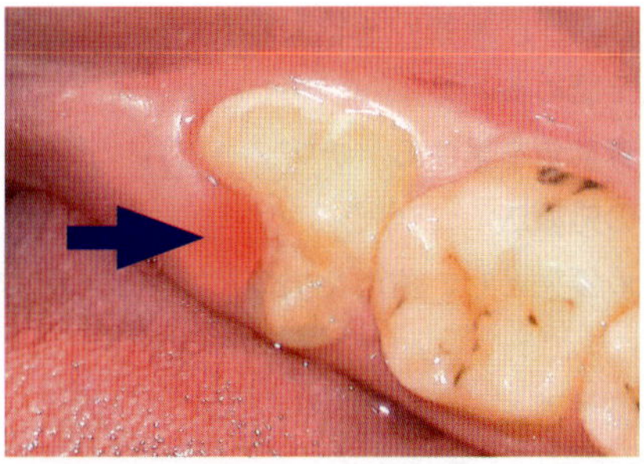

図2　萌出性歯肉炎

b．臨床所見

①萌出途中の歯の周囲の歯肉の発赤、腫脹。

②自発痛や排膿を伴うこともある。

c．萌出性歯肉炎の処置法

萌出性歯肉炎の処置法

①萌出途中の歯の周囲の徹底したプラークコントロール（ホームケア、プロフェッショナルケア）を行う。

②萌出が完了すると自然治癒する。必要に応じて、萌出歯を覆っている歯肉弁の切除、切開・排膿を行う。

③重篤な場合には抗菌薬の全身投与をする。

2．月経周期性歯肉炎

月経周期性歯肉炎

a．原因

月経周期（排卵日や月経の始まる前）と関連した歯肉の炎症。プラークの沈着だけでなく、女性ホルモンの変化により歯肉の炎症が増加すると考えられている。

b．臨床所見

①月経周期と関連した歯肉の発赤、腫脹。

②月経終了とともに歯肉の炎症症状が軽減する。

c．月経周期性歯肉炎の処置法

月経周期性歯肉炎の処置法

①プラークコントロールを日ごろから徹底し、月経周期に応じた歯肉の炎症が生じないように予防する。

②月経の終了とともに自然治癒する。

3．糖尿病性歯肉炎

糖尿病性歯肉炎

a．原因

糖尿病による内分泌系、免疫系の異常により歯肉に炎症が生じやすくなる。

b．臨床所見

①プラーク単独性歯肉炎と同様の症状が認められる。
②プラークコントロールが悪いほど生じやすく、さらにより重篤な症状（歯槽骨の吸収や付着の喪失を伴う糖尿病性歯周炎）になる。
　ｃ．糖尿病性歯肉炎の処置法
①糖尿病の治療、コントロールを最優先とする。
②プラークコントロールを徹底することにより、重症化を防ぐことができる。

4．白血病性歯肉炎
　ａ．原因
　血球を造る造血幹細胞が異常増殖し、正常な血液細胞が減少する白血病の一症状として現れる歯肉炎である。
　ｂ．臨床所見
①歯肉辺縁や歯間乳頭の浮腫性の腫脹を認める。
②歯肉の易出血性を認める。
③歯肉は蒼白色や青紫色を呈する（チアノーゼ）。
　ｃ．白血病性歯肉炎の処置法
①白血病の治療を最優先とし、歯肉を損傷しないようにプラークコントロールを行う。
②観血的処置は禁忌である。

5．その他の全身疾患関与による歯肉炎
　ａ．思春期性歯肉炎
　第二次性徴期に一時的に認められる歯肉炎である（図3）。女性ホルモンが関与していると考えられているが、直接原因は細菌性プラークであり、プラークコントロールを行うことで症状は軽減する。
　ｂ．妊娠性歯肉炎
　妊娠時（特に2～8カ月）に現れる浮腫性の発赤、腫脹が認められる歯肉炎である（図4）。ときにはエプーリス様に歯肉が腫脹する（妊娠性エプーリス）こともある。
　細菌性プラークが原因となるため処置の基本はプラークコントロールであるが、妊娠中の観血処置は避けるようにする。女性ホルモンが *Prevotella intermedia* といった細菌の増殖に関与することが示唆されている。多くの場合、出産後に症状は軽減し、治癒する。

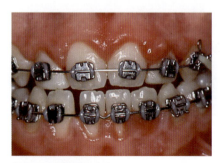

図3　思春期性歯肉炎

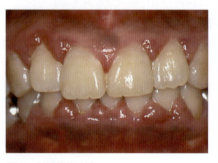

図4　妊娠性歯肉炎

(3) 栄養障害関連歯肉炎

栄養素の不足により生じると考えられる歯肉炎であるが、その関連性はまだ詳細には分かっていない。また、現在のわが国において栄養素の不足自体がまれである。

1．アスコルビン酸欠乏性歯肉炎

ａ．原因

アスコルビン酸（ビタミンＣ）は線維芽細胞によるコラーゲン線維の産生に必要不可欠である。アスコルビン酸の不足による全身的疾患が壊血病であり、その症状が歯肉に出現する。

ｂ．臨床所見

①易出血性の歯肉。自然出血も生じやすい。

②歯肉の腫脹を認める。

ｃ．アスコルビン酸欠乏性歯肉炎の処置法

①プラークコントロール。

②ビタミンＣを投与する。

2．その他の栄養不良

歯槽骨の吸収が生じる歯周炎では、骨形成に関与するカルシウムやビタミンＤの不足との関連が示唆されている。歯肉炎では歯槽骨の吸収は生じないが、不規則な食生活や栄養素の偏りなどにより歯肉炎が助長される可能性はあるが、まだ明確ではない。

2）非プラーク性歯肉病変

(1) プラーク細菌以外の感染

1．非プラーク細菌による歯肉炎、口内炎

2006 年の日本歯周病学会による分類では、プラーク細菌以外の感染（特殊な細菌による感染、ウイルス感染、真菌感染）による歯肉病変の総称としている。

ａ．原因

Neisseria gonorrhoeae, Treponema pallidium, Streptococci, Mycobacterium chelonae などの非プラーク細菌。

ｂ．臨床所見

①鮮紅色の浮腫性、潰瘍、粘膜斑。

②非潰瘍性の高度な歯肉炎。

ｃ．非プラーク性歯肉病変の処置法

①微生物学的検査、生検により原因を追及したうえで原因微生物に対する治療を行う。

2．ウイルス性歯肉疾患〔ヘルペス（疱疹）性歯肉炎〕

単純ヘルペス（HSV）の感染病変として口腔粘膜の水疱性潰瘍や歯肉の炎症を起こす急性疾患をいう。1 ～ 3 歳の乳幼児に多発し、成人では歯肉病変を生じないことが多い。適切な処置により、熱は 3 ～ 5 日で下がり、症状は 10 ～ 14 日で消退する。

a．原因

　　　単純ヘルペス（HSV）の感染による。

　　b．臨床所見

　　　①全身的症状として、3〜10日ほどの潜伏期間の後、高熱、全身倦怠感、頸部リンパ節腫脹・圧痛、咽頭痛などが認められる。

　　　②口腔内症状として、歯肉、口蓋、頬粘膜、舌、口唇などに小水疱が形成される。水疱が破れるとびらんが形成され、痛み（特に接触痛）が生じる。

　　　③痛みによる飲食の困難や口腔清掃不良が生じる。

　　c．ウイルス性歯肉疾患の処置法

　　　①抗ウイルス薬（アシクロビル）を経口投与する。

　　　②飲食が困難なため、必要に応じての経管栄養補給。

　　　③痛みに配慮した口腔清掃（濡れガーゼや綿球による歯面や歯肉表面のプラークを除去、含嗽剤の使用）を行う。症状の緩和に伴いプラークコントロールやスケーリングの徹底を図る。

　　　④二次感染防止として抗菌薬、疼痛の緩和のために消炎鎮痛剤を投与する。

　　　⑤精神的・肉体的な安静を図る。

3．口腔カンジダ症

　真菌感染による口腔内感染症。主に乳幼児や高齢者で認められる。

　　a．原因

　　　真菌の一種である *Candida albicans* による。*Candida albicans* は口腔常在菌であるが、抵抗力の低下による日和見感染や広域スペクトルの抗菌薬治療後に起きる菌交代現象の結果として生じる。また、口腔清掃不良、不潔な義歯の装着も原因となる。

　　b．臨床所見

　　　①口腔粘膜に白斑、紅斑が生じるが、歯肉への症状はまれである。

　　　②通常自覚症状はない。

　　c．口腔カンジダ症の処置法

　　　①ナイスタチン、アムホテリシンBなどの抗真菌薬を塗布する。

　　　②口腔ケアの徹底。

（2）粘膜皮膚病変

1．慢性剥離性歯肉炎

　歯肉表層上皮の剥離を繰り返し起こす慢性の歯肉疾患である（図5）。

　　a．原因

　　　明らかな原因は不明である。性ホルモンのアンバランス、栄養不良、アレルギー、ストレスなどの全身的因子による誘発や全身的皮膚科疾患の一徴候が歯肉に生じると考えられている。閉経期前後の女性に多く、歯肉上皮の剥離を認める。

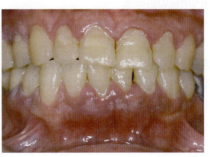

図5　慢性剥離性歯肉炎

ｂ．臨床所見

　　①初期には歯肉の軽度な浮腫、発赤がみられるが自発痛はない。

　　②進行すると、歯肉の発赤・腫脹が顕著となり、水疱形成や綿球等による軽い擦過でオブラート様に上皮の剥離が起こり、容易に出血し、自発痛や接触痛が生じるようになり、症状も重篤になる。

　　③痛みによる飲食の困難や口腔清掃不良が生じる。

　　④症状の悪化・軽減を繰り返すため長期的経過をたどり、予後不良である。

　　ｃ．慢性剥離性歯肉炎の処置法

　　対症療法が主体となり、長期的継続治療が必要となる。

　　①副腎皮質ホルモン（ステロイド）含有軟膏の塗布。

　　②痛みに配慮した、口腔清掃（濡れガーゼや綿球による歯面や歯肉表面のプラークを除去、含嗽剤の使用）を行う。症状の緩和に伴いプラークコントロールやスケーリングの徹底を図る。

慢性剥離性歯肉炎の処置法

２．その他の粘膜皮膚病変

　　扁平苔癬、類天疱瘡、尋常性天疱瘡、多形性紅斑、エリテマトーデスなどの全身疾患の症状が口腔粘膜に生じることがあり、プラーク由来の歯肉病変との鑑別が重要である。

（３）アレルギー性歯肉炎（薬物、金属、レジンなど）

アレルギー性歯肉炎

　　アレルギーとは、生体内にある種の抗原抗体反応が起こった後に、再度その抗原が入ったことにより生体に異常反応を起こすことである。

　　ａ．原因

　　口腔内では主に、局所貼用薬剤（ヨード系薬剤、ユージノールなど）、修復物・補綴物に使用される金属、レジン（モノマー）などがあげられる。また、食品の摂取や歯磨剤の使用等で口腔内にアレルギーが生じることもある。

　　ｂ．臨床所見

　　①歯肉や口腔粘膜に紅斑、腫脹、水疱形成、びらん、潰瘍、出血等のさまざまな症状として発現する。

　　ｃ．アレルギー性歯肉炎の処置法

アレルギー性歯肉炎の処置法

　　①アレルギーの原因物質を特定する必要があるが、困難な場合も多い。

　　②使用薬剤や歯磨剤などに起因する場合には、使用の停止により改善がみられる。

　　③金属が原因の場合には、修復物・補綴物を除去し、アレルギーの原因となる金属が含まれていない物に変更する。レジンが原因となる場合には、直接口腔内での使用を禁止する必要性が生じる。

　　④上記のような対応をとっても症状が軽減しない場合には、専門医による処置やアレルギーの原因の特定、その他の疾患の可能性を考える。

（４）外傷性歯肉炎（物理、化学、温度）

外傷性歯肉炎

　　物理的な力（不適切な強圧ブラッシング、誤った歯間ブラシの操作）や、薬物の化学作用、高温飲食の生活習慣などにより、歯肉に外傷を呈する場合、これらを外傷性歯肉炎（歯肉外傷）と呼ぶ（**図６**）。これらはプラークのような直接因

子とは直接関係なく歯肉に限局した外傷性炎症を生じさせたものであり、適切なブラッシングや歯間ブラシの操作法の指導、生活習慣の改善により症状は改善する。

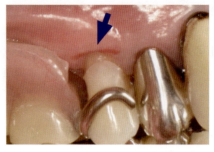

図6　外傷性歯肉炎
誤ったブラッシングにより歯肉に擦過傷が生じた。

3）歯肉増殖
（1）薬物性歯肉増殖症
抗けいれん薬フェニトイン、カルシウム拮抗薬（降圧剤）ニフェジピンおよび免疫抑制薬シクロスポリンAなどの特定の薬物を服用する患者の口腔内において、副作用として歯肉の増殖が認められることがある。このような薬物の副作用で生じる歯肉増殖を薬物性歯肉増殖症という（図7a）。

a．原因
　薬物の薬理作用による線維芽細胞増殖促進、コラーゲン分解酵素の抑制、さらに発症に際し個人差があることから薬物に対する感受性の違い（遺伝的な差）などがあげられるが、決定的な原因解明にはいたっていない。しかしながら薬物性歯肉増殖症は、口腔清掃不良の結果、細菌性プラークによる歯肉炎症状態に、ある種の薬物の副作用が組み合わさって生じることを留意しなければならない。

b．臨床所見
①服用後3カ月ごろから歯肉増殖が発症することが多い。
②硬い線維性の歯肉肥大（歯肉の肥厚）が生じ、歯肉ポケット（仮性ポケット）が形成される。
③歯肉クレフトが形成される（図7b）。
④前歯部に出現しやすい、部分的に発現する限局型と口腔内全体に発現する広汎型がある。
⑤歯間部歯肉がわずかに肥厚するものから歯冠部全体を覆うものまで程度はさまざまである。
⑥フェニトイン、ニフェジピンおよびシクロスポリンAいずれも同様の所見を示す。
⑦プラークコントロールの不良な患者において歯肉増殖症が発症しやすく、進行しやすい。

歯肉増殖
薬物性歯肉増殖症
フェニトイン
ニフェジピン
シクロスポリンA

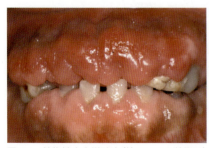

図7a　薬物性歯肉増殖症（抗けいれん薬服用）

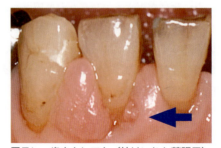

図7b　歯肉クレフト（抗けいれん薬服用）

c．薬物性歯肉増殖症の処置法
　①プラークコントロール、スケーリングなどの歯周基本治療を行うとともに内科主治医へ服用する薬剤変更の可能性について打診する。
　②軽度の歯肉増殖の場合、薬剤の変更と歯周基本治療で改善することがある。
　③歯肉増殖が著しい場合、最初から歯周外科治療（歯肉切除術）を選択することが多い。
　④再発しやすいので、定期的なリコールが重要である。

（2）遺伝性歯肉線維腫症

遺伝的要因が背景で発症する。薬物性歯肉増殖症とは異なり、細菌性プラークの関与とは無関係に進行する線維性歯肉増殖である（図8）。

a．原因
　遺伝因子（常染色体優性あるいは劣性遺伝の形式）の関与により発症する。

b．臨床所見
　①限局的あるいは広汎的な角化歯肉の肥大が特徴である。
　②歯肉ポケット（仮性ポケット）が生じる。

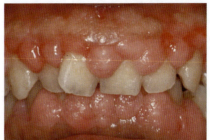

図8　遺伝性歯肉線維腫症
線維性歯肉増殖を認める。

　③出生時や無歯顎者ではほとんど認められない。
　④若年者に発症しやすい。
　⑤永久歯前歯あるいはまれに乳前歯の萌出に伴い発症する。
　⑥重症例では歯の萌出、咬合・咀嚼機能、審美障害および歯の移動による不正咬合が生じることがある。

c．遺伝性歯肉線維腫症の処置法
　①プラークコントロールおよびスケーリングなどの歯周基本治療を行う。
　②歯肉増殖が著しい場合、歯周外科治療（歯肉切除術）を選択する。
　③再発しやすいので、定期的なリコールが重要である。

❷ 歯周炎

1）慢性歯周炎

一般的に認められる歯周炎で、35歳以降から発症する。歯周炎は炎症の影響が歯肉のみならず歯槽骨へ波及し、歯周ポケット（真性ポケット）の形成、アタッチメントロス（付着の喪失）や歯槽骨の吸収（不可逆性の反応）が生じる（図9a、b）。単純性歯肉炎から歯周炎に移行する場合が多い。

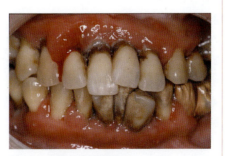

図9a　重度慢性歯周炎

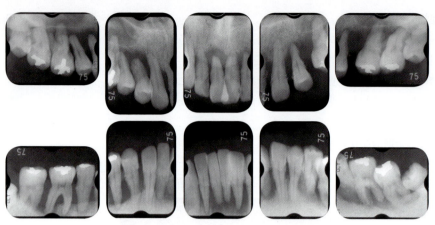

図9b 重度慢性歯周炎のエックス線写真　全顎的に高度歯槽骨吸収を認める。

a．原因
長期間にわたる口腔清掃不良の結果、口腔内に蓄積された細菌性プラークが原因である。また、歯石、不適合修復物、補綴物などのプラークリテンションファクター（プラーク蓄積因子）の存在により助長される。

b．臨床所見
①プラークや歯石の沈着が認められる。
②歯肉の発赤、腫脹、出血などが認められる。
③歯周ポケット（真性ポケット）が形成される。
④歯槽骨の吸収が認められる。
⑤中等度から重度の歯槽骨吸収に伴い、歯の病的な動揺、歯肉退縮が生じる。
⑥ポケットからの排膿が認められることがある。
⑦アタッチメントロス（付着の喪失）が生じる。

c．重度慢性歯周炎の処置法
①インフォームドコンセントの確立、モチベーションおよび患者教育を行う。
②プラークコントロールやスケーリング・ルートプレーニングなどの歯周基本治療を行う。
③必要に応じて、不適合修復物・補綴物の除去、咬合異常や高度動揺歯に対する咬合調整や暫間固定を行う。
④再評価後、必要に応じて歯周外科治療を行う。
⑤口腔内の状況に合わせてメインテナンスを行う。

（1）全身疾患関連歯周炎
原因は細菌性プラークだが、歯周炎の進行に影響を及ぼす全身疾患を有する患者において、特殊な病態を示す歯周炎が全身疾患関連歯周炎である。

全身疾患関連歯周炎に関与する全身疾患に白血病、糖尿病、骨粗鬆症／骨減少症、AIDS（後天性免疫不全症候群）、後天性好中球減少症などがある。ここでは、留意すべき全身疾患関連歯周炎について取り上げる。

a．原因
(1) 糖尿病に関連する歯周炎

糖尿病による高血糖状態、好中球の遊走能、貪食能の低下が生じる。

（2）骨粗鬆症／骨減少症に関連する歯周炎

閉経後、女性ホルモンであるエストロゲン減少の結果、骨密度が低下する。歯周組織においても骨形成能が低下することで歯周炎を悪化させる可能性がある。

（3）AIDS（後天性免疫不全症候群）に関連する歯周炎

HIV（ヒト免疫不全ウイルス）感染の結果、免疫応答が低下することにより重篤な歯周炎の発症が認められる。

ｂ．臨床所見

（1）糖尿病に関連する歯周炎

①プラーク、歯石の蓄積が認められる。

②高度な骨吸収、深いポケット、高度の歯の動揺および排膿が認められる。

（2）AIDSに関連する歯周炎

壊死性潰瘍性歯肉炎・歯周炎と同様の口腔内所見が観察される。

ｃ．全身疾患関連歯周炎の処置法

（1）糖尿病に関連する歯周炎

①内科へ対診し、糖尿病の治療、コントロールを行う。

②プラークコントロールやスケーリングを徹底する。

③感染をコントロールするために薬物療法を併用することがある。

（2）AIDSに関連する歯周炎

①徹底したプラークコントロールおよび縁上スケーリングを行う。

②局所もしくは全身的薬物療法を併用する。

③殺菌薬による含嗽を行う。

④安静にする。

（２）喫煙関連歯周炎
（３）その他のリスクファクターが関与する歯周炎

歯周病のリスクファクターは、細菌因子（プラーク、歯周病原細菌）宿主因子（年齢、性別、全身疾患、遺伝因子など）および環境因子（喫煙、ストレス、食、生活、栄養、薬物）に分類され、これら因子が複雑に関連し合って歯周病を発症させる。

２）侵襲性歯周炎

全身的に健康であるが、急速な歯周組織破壊（歯槽骨吸収、アタッチメントロス）、家族内発症を認めることを特徴とする10～30歳代で発症することが多い歯周炎である。また、好中球の走化能、貪食能などに異常が認められる。

以前に若年性歯周炎、急速進行性歯周炎と呼ばれていた疾患が含まれるが、現在は限局型（**図10ａ、ｃ**）と広汎型（**図10ｂ、ｄ**）に分類される。

ａ．原因

プラークが原因であるが、特に*Aggregatibacter actinomycetemcomitans*の存在が関与していると考えられている（一部では*Porphyromonas gingivalis*などの関与の報告もある）。

骨粗鬆症／骨減少症に関連する歯周炎

AIDSに関連する歯周炎

全身疾患関連歯周炎の処置法

喫煙関連歯周炎
→ p.45「臨床編2章③環境因子」参照。

侵襲性歯周炎

Aggregatibacter actinomycetemcomitans

臨床編　第4章　歯周病の分類と臨床的特徴ならびに対応

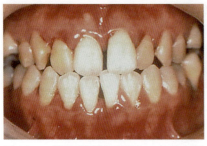
図10a　限局型侵襲性歯周炎（18歳女性）

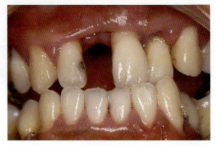
図10b　広汎型侵襲性歯周炎（24歳男性）

限局型侵襲性歯周炎

広汎型侵襲性歯周炎

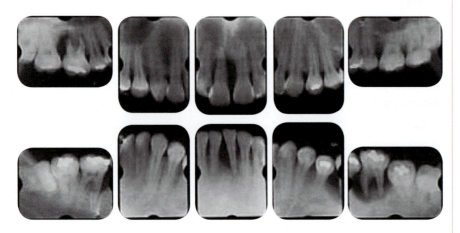

図10c　限局型侵襲性歯周炎（図10a）のエックス線写真（18歳女性）
上下顎両側第一大臼歯部（$\frac{6|6}{6|6}$）および上下顎中切歯部（$\frac{1|1}{1|1}$）に高度歯槽骨吸収を認める。左右対称の破壊に見えることからミラー像様の骨吸収ともいう。

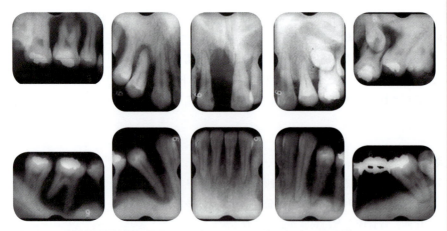

図10d　広汎型侵襲性歯周炎（図10b）のエックス線写真（24歳男性）
全顎的に高度歯槽骨吸収を認める。

b．臨床所見
(1) 限局型・広汎型共通の特徴：
①全身的には健康である。
②急速な歯槽骨吸収とアタッチメントロス。

③家族内発症が認められる。

(2) **限局型の特徴：**※

①思春期前後に発症する。

②感染因子に対する著明な血清抗体反応を認める。

③第一大臼歯または切歯に限局した隣接面のアタッチメントロスが少なくとも
2本に認められ、そのうちの1本は第一大臼歯である。そして第一大臼歯と
切歯以外で2歯以上は含まない。

(3) **広汎型の特徴：**※

①通常30代まで、ときには30歳以上に発症する。

②第一大臼歯と切歯以外の部位で、少なくとも3歯以上に隣接面のアタッチメ
ントロスが認められる。

③著しい歯周組織破壊の傾向がある。

④感染因子に対する血清抗体反応が十分に誘導されない。

※限局型と広汎型の特徴は、1999年のアメリカ歯周病学会の分類に基づく。

c．侵襲性歯周炎の処置法

慢性歯周炎と同様にプラークコントロールを主体として原因除去療法が行われる。

①歯周基本治療

②歯周外科治療

③メインテナンス（場合によっては抗菌薬の全身的経口投与が有効という報告
がある。）

3）遺伝疾患に伴う歯周炎

遺伝疾患に伴う歯周炎の代表的なものに、Down 症候群と Papillon-Lefèvre 症候
群、周期性好中球減少症、低ホスファターゼ症（低リン酸酵素症）などがあり、高
度な歯周組織破壊を伴う場合が多い。

❸ 壊死性歯周病

壊死性潰瘍性歯肉炎／歯周炎ともいう。

1）壊死性潰瘍性歯肉炎（NUG）

壊死性潰瘍性歯肉炎は、ワンサン口内炎（Vincent's stomatitis）、暫壕口内炎
（Trench mouth）などと呼ばれていた。現在は一般に NUG（Necrotizing Ulcerative
Gingivitis）の略で呼ばれている。

本病の発症、症状の経過は特徴的で急激に発症し、歯間乳頭部あるいは辺縁部
歯肉に起こる壊死、潰瘍、激しい疼痛を伴う急性炎症で食事が困難となる（**図
11 a**）。

a．原因

栄養の欠乏、ストレス、睡眠不足、過労などによるプラーク中の細菌に対
する歯肉抵抗力の脆弱化が生じる。病変部からは *Prevotella intermedia*、紡錘菌

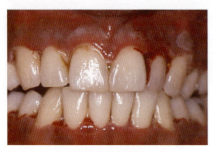

図11a　壊死性潰瘍性歯肉炎

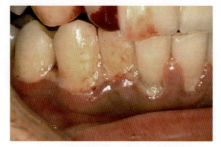

図11b　壊死性潰瘍性歯肉炎の別症例
付着歯肉部の潰瘍形成と辺縁歯肉の壊死に歯肉の壊死と灰白色の偽膜が観察される。

（Fusobacterium）、スピロヘータ（Spirochetes）などが多く分離されることから、これらの関与が考えられている。

b．臨床所見

① 辺縁歯肉、歯間乳頭歯肉部の壊死、潰瘍、クレーター状歯肉辺縁、進行に伴い灰白色の偽膜の形成。付着歯肉に潰瘍形成が及ぶ場合があるが、ほかの口腔内組織への波及はまれである（図11a、b）。
② 歯肉からの出血傾向が強く、強い口臭と激痛がある。
③ 歯槽骨の変化はない（背景には歯肉炎がある）（図11a、b）。
④ 微熱、悪寒、倦怠感、食欲不振、顎下リンパ節の腫脹と圧痛。
⑤ 好発部位は上下顎前歯部、次いで萌出中の第三大臼歯。
⑥ 15～30歳の年齢層に多いが性差はない。
⑦ 急激に発病し適切な治療で平均して5～6日で進行が止まり軽快に向かう。

c．壊死性潰瘍性歯肉炎の処置法

(1) 急性症状提示期

① 化学療法（抗菌薬、消炎薬、鎮痛薬の投与）。
② 精神的・肉体的安静と栄養補給（必要に応じ経管栄養補給）。
③ 濡れガーゼや綿球などによる歯面、歯肉表面上の可及的プラーク除去（プラークコントロール）。
④ 超音波スケーラーあるいはエアースケーラーによる歯肉を刺激しないように注意した歯肉縁上スケーリング。
⑤ 抗菌薬、殺菌薬、副腎皮質ホルモン含有軟膏などの歯肉塗布。
⑥ 抗菌薬、殺菌薬あるいは抗炎症作用のある薬剤含有含嗽剤の使用。

(2) 急性症状軽減期

① 軟毛歯ブラシによる口腔清掃指導開始（プラークコントロール）。
② 超音波スケーラーあるいは手用スケーラーによる歯肉縁下スケーリング。
③ 経過を観察の後、通常のブラッシング指導。
④ 必要に応じた実質欠損歯肉部あるいは歯肉クレーター部の歯肉整形。

2）壊死性潰瘍性歯周炎（NUP）

背景に歯周炎がある状態でNUGと同じ状態となった場合には、壊死性潰瘍性

歯周炎（Necrotizing Ulcerative Periodontitis：NUP）となる。

a．原因

AIDS患者やHIV感染患者のような免疫抵抗力が著しく生じた状態で起こりやすいことが報告されている。したがって、歯科治療時においては医療面接による全身情報の聴取と、感染面での留意が必要となる。

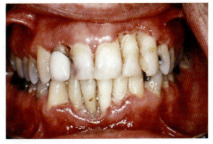

図12　壊死性潰瘍性歯周炎

b．臨床所見

①炎症による歯周ポケット（真性ポケット）の形成や歯槽骨吸収を伴い、歯の動揺が生じる。
②歯間乳頭歯肉部の壊死により、歯間空隙も大きくなる（図12）。

c．壊死性潰瘍性歯周炎の処置法

①急性症状のある場合は壊死性潰瘍性歯肉炎に準じて対応を行い、急性症状緩解後は、背景には高度の歯周炎があることから歯周炎に対する歯周治療を行う。

❹ 歯周－歯内病変

歯周領域もしくは歯内領域に生じた病変は他方へ、または両方へ波及することがある、これを歯周－歯内病変という。歯周－歯内病変は発症原因により3つに分類することができる。

(1) 歯内病変由来

歯髄疾患が生じ、その病変が側枝および副根管より歯周組織へ波及したもの。

(2) 歯周病変由来

重度歯周炎により深い歯周ポケットが生じ、側枝や根尖孔から歯周病原細菌が根管内に侵入、歯髄炎（上行性歯髄炎）や歯髄壊死を招く。

(3) 歯周－歯内病変複合

歯周病および歯髄疾患が当初は独立して発症、ある時点で症状が合併・複合したもの（図13）。

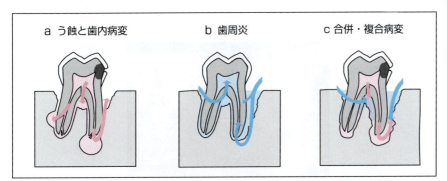

図13　a：歯内病変由来　　b：歯周病変由来　　c：歯周ポケット歯内－歯周病変由来

a．原因
歯周ポケット（真性ポケット）：歯周病が発症するとポケットが形成され、歯周病の進行とともにポケットは深化する。深部歯周組織に歯周病変が及ぶと側枝、副根管もしくは根尖孔より歯周病原細菌や細菌の産生物が歯髄へ侵入し、上行性歯髄炎を発症させる。

副根管：主根管より分岐した細管の総称であるが、この副根管は歯髄と歯周組織を交通している。よって歯周病および歯髄疾患の病変がこの副根管を通じて波及する。

根尖孔：歯根の先端付近に開口している孔で、歯周組織と歯髄組織が混在する。歯周病および歯髄疾患の病変がこの根尖孔を通じてそれぞれに波及する。

b．臨床所見
(1) 歯内病変由来
　①歯髄は失活している。
(2) 歯周病変由来
　①深い歯周ポケットが存在する。
　②歯髄は生活反応を示すことが多いが、場合によっては失活していることもある。
(3) 歯周－歯内病変複合
　①歯周病変由来および歯内病変由来両方の所見が認められる。

c．歯周－歯内病変の処置法
(1) 歯内病変由来
　①適切な歯内療法を行う。
(2) 歯周病変由来
　①歯周治療および歯内療法の両方を行う。
(3) 歯周－歯内病変複合
　①歯周治療および歯内療法の両方を行う。
　②高度の病変が進行した場合、抜歯を行うこともある。

5 歯周組織の膿瘍

膿瘍とは組織内に限局性の化膿性炎症が生じた結果、局所組織が融解し、膿を満たした空洞が形成された状態をいう。歯周領域では形成部位により歯肉膿瘍と歯周膿瘍に大別され、また、膿瘍は急性と慢性に分類される。

1) 歯肉膿瘍

歯肉に限局して膿瘍が形成された場合、これを歯肉膿瘍という（図14）。

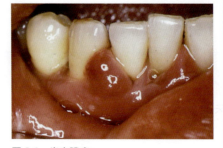

図14　歯肉膿瘍

a．原因
　外部からの機械的刺激（魚の小骨、歯ブラシの毛あるいはスケーリング時の歯肉の外傷）が引き金となって歯肉が細菌感染を起こした結果、歯肉組織に膿瘍の形成が生じる。
　b．臨床所見歯肉に限局した膿瘍形成
(1) 慢性歯肉膿瘍　　　　　　　　　　　　　　　　　　　　　　慢性歯肉膿瘍
　①顕著な臨床所見は認めないが、自覚症状として不快感や違和感がある。
(2) 急性歯肉膿瘍　　　　　　　　　　　　　　　　　　　　　　急性歯肉膿瘍
　①歯肉に発赤や浮腫性腫脹が認められる。
　②膿瘍部に排膿を認める。
　③歯の打診痛、歯肉部の圧痛、場合により炎症に起因した歯の動揺が生じる。

2) 歯周膿瘍　　　　　　　　　　　　　　　　　　　　　　　　　歯周膿瘍

　ポケット内の化膿性炎症が歯肉組織のみならず、他の歯周組織にも波及した状態で、何らかの原因により歯周ポケットの開口部の閉鎖が生じ、炎症性滲出液（化膿性内容物）の排出が妨げられ、膿瘍の形成へとつながる（図15）。
　a．原因
　ポケット内の細菌が原因で生じる。複雑で深い歯周ポケットあるいは根分岐部のポケットに好発しやすい。また、重度歯周炎および免疫応答の低下している糖尿病を伴った歯周炎に生じやすい。
　b．臨床所見
　本症にも急性と慢性とがある。
(1) 慢性歯周膿瘍　　　　　　　　　　　　　　　　　　　　　　慢性歯周膿瘍
　①鈍い痛みや歯の挺出感はあるが、著明な症状はない。
(2) 急性歯周膿瘍　　　　　　　　　　　　　　　　　　　　　　急性歯周膿瘍
　①激しい自発痛を訴える。
　②膿瘍部歯肉に発赤が生じ、膨隆部に波動を触知する腫脹が生じる。
　③膨隆部を圧迫すると疼痛を訴える。
　④膨隆部を圧迫するとポケットから排膿が生じる。

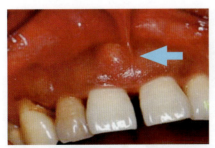 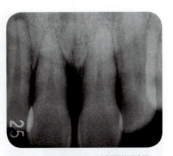

図15a　歯周膿瘍（矢印：歯肉膨隆部）
深い歯周ポケット開口部が閉鎖し、歯周組織広範に炎症が拡大すると、排膿が妨げられ腫脹する。

図15b　エックス線画像所見
歯槽骨吸収が観察される。

⑤歯の動揺が生じる。
⑥病変が進行するとリンパ節の腫脹、開口障害などが生じる。

c．歯肉膿瘍、歯周膿瘍の処置法
①排膿路を確保し、排膿を図る。
②必要に応じて切開にて排膿を図る。
③患部の洗浄と消毒を行う。
④消炎鎮痛剤や抗菌薬の局所もしくは全身投与を行う。

❻ 咬合性外傷

1）咬合性外傷の種類

　咬合力により生じる傷害であり、健全な歯周組織に過度な咬合力が加わり生じる一次性咬合性外傷（図16a、b）と、歯周炎により支持歯槽骨が減少して生じる二次性咬合性外傷（図17a、b）に分けられる。

2）咬合性外傷の病理組織学的所見

　外傷性咬合が歯に作用すると梃子の原理により歯根膜に対して圧迫側と牽引側の傷害が現れる。

（1）圧迫側の傷害

　圧迫側では歯根膜組織が狭窄し圧迫壊死が生じて歯根膜には硝子変性が生じ、血管には血栓がみられる。圧迫された歯槽骨の表面には破骨細胞が出現し、骨吸収が起こり、狭窄された歯根膜の厚みが元通り回復する。

（2）牽引側の傷害

　牽引側では歯根膜の線維や細胞が伸展し、歯根膜の厚みが増す（歯根膜腔の拡大）。厚くなった歯根膜の厚みを元通りにするために歯槽骨やセメント質の表面に骨やセメント質が増生し、歯根膜の厚みを基と同じ状態に回復する。

a．原因
　過度の咬合力による外傷性咬合により生じる。早期接触、ブラキシズム、義歯の維持装置、舌と口唇の悪習癖が関与する場合がある（一次性咬合性外傷）。歯

歯肉膿瘍、歯周膿瘍の処置法

咬合性外傷

咬合性外傷の種類

> **咬合性外傷**
> → p.35「臨床編1章（1）外傷性咬合」参照。

咬合性外傷の病理組織学的所見

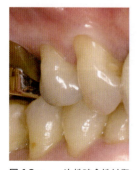
図16a　一次性咬合性外傷

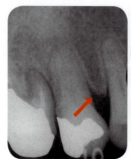
図16b　歯根膜腔の拡大を認める

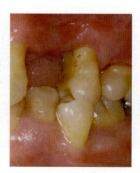
図17a　二次性咬合性外傷　早期接触を伴う著名な歯の動揺を認める

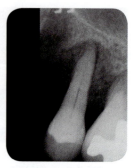
図17b　辺縁歯槽骨の吸収と歯根膜腔の拡大を認める

2．各種歯周病の特徴・原因、症状・処置

周炎により支持組織が破壊され、歯の支持力が低下している状態に、過度または生理的な咬合力が加わることで、歯周病はさらに増悪する（二次性咬合性外傷）。

b．臨床所見
　①歯の動揺の増加
　②咬合時の疼痛
　このほかに以下の症状がみられる場合がある。
　③過度の咬耗
　④歯の病的移動
　⑤歯の破折
　⑥アブフラクション（くさび状欠損）
　⑦エックス線画像所見での辺縁部歯根膜腔の拡大（図16b、図17b）
　⑧エックス線画像所見での垂直性骨吸収、歯槽硬線の消失歯根膜腔の肥厚、歯根吸収、セメント質の肥厚を伴うことがある。

c．咬合性外傷の処置法　　　　　　　　　　　　　　　　　　　　　　　　咬合性外傷の処置法
　①咬合調整により早期接触、咬頭干渉などの外傷因子を除去する。
　②歯周炎と併発している場合（二次性咬合性外傷）には細菌性プラークに対する処置も併用する。

　　　　　　　　　　　（沼部幸博、石黒一美、関野　愉、村樫悦子、田中昭男）

参考文献

1）日本歯周病学会　編：歯周病の診断と治療の指針2007．日本歯周病学会，東京，2007（第1版）．
2）日本歯周病学会　編：歯周病の検査・診断・治療計画の指針2008．日本歯周病学会，東京，2009（第1版）．
3）沼部幸博：歯周病学サイドリーダー．学建書院，東京，2010（第4版）．
4）和泉雄一　他編：ザ・ペリオドントロジー．永末書店，京都，2014（第2版）．
5）日本歯周病学会　編：歯周病専門用語集．医歯薬出版，東京，2013（第2版）．
6）J.Lindhe et al, 岡本　浩　監訳：Lindhe 臨床歯周病学とインプラント　臨床編．クインテッセンス出版，東京，2005（第4版）．

臨床編 第4章 やってみよう

以下の問いに○×で答えてみよう（解答は巻末）
1．思春期性歯肉炎や妊娠性歯肉炎には女性ホルモンが関与する。
2．歯肉炎には非プラーク性のものがあり、慢性剝離性歯肉炎もその1つである。
3．薬物性歯肉増殖症の原因は抗菌薬による副作用である。
4．侵襲性歯周炎は比較的低年齢から急速に歯周組織破壊が進行し、限局型と広汎型とがある。
5．壊死性潰瘍性歯肉炎の原因は遺伝的要因が大きい。

臨床編 第5章
歯周病の検査と診断

1. 検査の意義・目的
2. 歯周組織周囲の検査
3. その他の検査
4. 診断の意義・目的

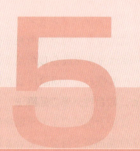

おぼえよう

① 歯周病はSilent Disease（沈黙の病気）と呼ばれ、患者本人の自覚できる症状がほとんどない状態で進行している場合が多い。

② 歯科医師、歯科衛生士の目からしても歯周ポケットや骨吸収など、視診だけでは状態を把握できない事項も多い。

③ 歯周病に特化した検査を経時的に行うことが、歯周病の診断だけではなく、その治療計画や予後の判定における重要な材料となる。正確な検査とそれに基づいた診断なくして歯周治療の成功はあり得ず、歯科衛生士の役割は非常に大きいといえる。

1　検査の意義・目的

1　検査の意義

　歯周病の治療を進めるうえで検査は、病態や病因の把握、診断、治療計画の立案、予後の判定のために重要である（**図1**）。歯周病の病態や病因、修飾因子は非常に複雑であるため、さまざまな視点で系統的に行うべきである。

　歯周病に関する検査は、数値化されているものが多く、治療の前後で同一検査の数値を比較することで治療の効果を確認することができ、予後の予測を行う資料の1つとなる。

1．検査の意義・目的

2 検査の目的

検査の目的は、患者の口腔内の状況を的確に記録し、病態や原因をできるだけ正確に把握することである。これら情報は、その後の診断、治療計画立案の根拠となる。そのため本項目では主に検査の種類、目的について述べる。

3 各種検査

1）医療面接

（1）主訴

患者が来院を決心した直接の動機であり、最も困っている訴えである。医療面接（問診）は患者とのコミュニケーションの第一歩となることから、後の信頼関係の構築やモチベーションの付与にとっても重要な情報となる。最初は回答を患者自身にゆだねる開放型質問を行い、次に話を進めていきながら、「はい」もしくは「いいえ」の形で答えることができるような閉鎖型質問に移行するとよい。

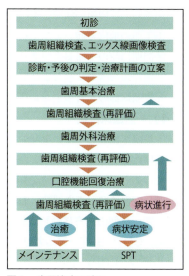

図1　歯周治療の流れ

医療面接
問診

（2）口腔既往歴

歯周病は長期にわたり自覚症状なく進行していく病気であるため、患者の言葉通りに記録するのではなく、患者から積極的に情報を引き出し、専門的に時系列にそった形で記録をしていく必要がある。特に歯周病の症状（出血、疼痛、歯肉腫脹、歯の動揺など）について患者はさまざまな表現をするが、診断にかかわる情報であるためその部位および時期を特に丁寧に医療面接（問診）しなければならない。

出血
疼痛
歯肉腫脹
歯の動揺

（3）全身既往歴

歯周病は、多くの全身疾患により病態に影響を受ける。また、歯周病が多くの全身疾患の病態に影響を与えうる。これらのことから、患者の全身状態に関しても、積極的に情報を引き出し、時系列にそって記録していく必要がある。また、環境因子である喫煙やストレスも歯周病の病態に大きな影響を与えるため、把握しておく必要がある。さらには、遺伝性因子（両親および兄弟姉妹の歯周病の状態）についても確認しておく。

歯周病と全身疾患
→ p.194「臨床編 15章」参照。

2）全身検査

（1）顔面検査

病変部と健康部との対称性を比較し、顔面の色調、表情、唇および口角部、皮膚と筋の緊張度、下顎運動時の偏位などの項目について、その変化を調べる。

（2）頭頸部検査

リンパ節（オトガイ下、顎下、頸部）、唾液腺（耳下、顎下、舌下）、について、大きさ、硬さ、痛みの程度と種類、周囲組織との関連性などを調べる。

（3）顎関節

医療面接（問診）、視診、触診、エックス線写真などにより以下に示すような下

顎運動時の顎関節の状態を調べる。
　①下顎の偏位方向および左右対称性。
　②開閉口時の疼痛およびクリック音。
　③関節頭の滑走状態および顎関節痛。
　④咀嚼筋群の異常緊張およびブラキシズム。

（4）一般臨床検査

　一般臨床検査として、全身的な疾患や、血液を介する感染症の一般的な検査などが必要となることがある。また、歯周病は感染症であるため、生化学的な検査も行われることがある。代表的なものとしては次のような項目がある。出血時間、凝固時間、白血球数、赤血球数、血小板数、血色素、ヘマトクリット値、血液像（リンパ球数、核型の左方移動）や生化学検査（グルコース、アミラーゼ、アルブミン、尿酸、GOT、GPT、アルカリホスファターゼ、コレステロール、総タンパク、ビリルビン、CRP）など。ほかに HBs 抗原、HBe 抗原、HBs 抗体、HBe 抗体、HBc 抗体、HCV 抗体、HIV 抗体などの検査がある。こういった検査は、医科で受けていることが多いため、医科への対診で確認するかあるいは患者が保持しているデータを確認する必要がある。

3）視診による検査
（1）歯肉の性状
a．色調

　健康な歯肉は淡いピンク色（コーラルピンク）であるが、色素沈着の程度や歯肉の厚さ、および人種差などにより変化に富んでいる(図2)。病的歯肉は光沢を帯び、強い赤色、赤紫色、暗赤色、紅斑、灰白色、蒼白色などさまざまな色調を示す（図3a～c）。

b．辺縁歯肉の形態

　健康な辺縁歯肉は、解剖学的歯頸線にそって薄く歯間部エナメル質に接するナイフエッジ状を呈する。病的になると、一般的には、水ぶくれしたような腫れた状態になる。これを腫脹といい、発赤とならび歯肉の炎症所見の代表的なものである。また、そのほかにもフェストゥーン、クレフト、テンションリッジと呼ばれる形態を呈する（図4a～c）。

暗赤色

灰白色

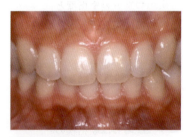

図2　健康な歯肉

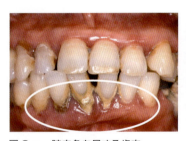

図3a　暗赤色を呈する歯肉

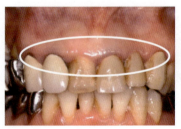

図3b　暗紫色を呈する歯肉

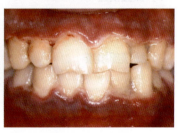

図3c　灰白色を呈する歯肉

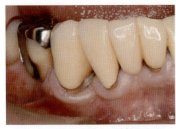
図4a 辺縁歯肉の異常な形態（フェストゥーン）

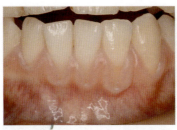
図4b 辺縁歯肉の異常な形態（クレフト）

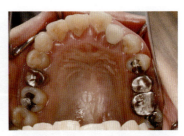
図4c 辺縁歯肉の異常な形態（テンションリッジ）

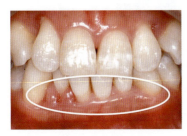
図5 歯間乳頭の形態異常の例

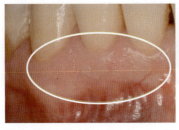
図6 歯肉に認められるスティップリング

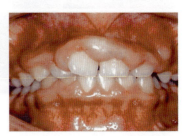
図7 抗けいれん薬による歯肉増殖症

c．歯間乳頭の形態
健康な歯肉では通常、歯間乳頭はピラミッド型を呈するが、病的になるとクレーター状になったり、腫脹したりする（**図5**）。

d．スティップリング
健康な歯肉では、付着歯肉の部位は、みかんの表皮様の外観を呈する。これをスティップリングと呼ぶ。歯肉の炎症に伴いこのスティップリングの消失が認められることもあるが、歯肉に炎症があっても、スティップリングがみられることもあり、歯肉の健康を表す指標とはいえないという主張もある。（**図6**）。

e．歯肉の硬さ
健康な歯肉は、適度の弾力性を有するが、病的になると、弾力性の減少（発赤、腫脹、充血、うっ血）および増加（線維成分の増加：薬物性歯肉増殖症、歯肉線維腫症など）を呈する（**図7**）。

（2）口腔内写真による記録
歯、歯肉、口腔粘膜の状態は具体的な数値で残すことが不可能であり評価が困難であるため、口腔内写真を撮影し、記録する。初診時や再評価時、必要に応じて記録を残すことで治療の効果を確認することが可能である。また、患者教育やモチベーションのための視覚媒体としても有効である。通常は5枚（正面観、左右側方面観、上下咬合面観）から最大13枚に分けて記録する（**図8**）。

（3）口腔粘膜の検査
歯肉と口腔粘膜は連続した組織であり、肉眼では明確な境界はなく、歯周組織に影響を与える構造や疾患（**表1**）があることもあるため、注意深く検査する必要がある。

臨床編　第5章　歯周病の検査と診断

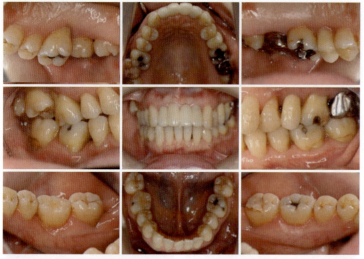

図8　口腔内写真による記録の例

表1　粘膜皮膚病変

非プラーク性歯肉病変の分類中の粘膜皮膚病変	粘膜皮膚病変
	1. 扁平苔癬
	2. 類天疱瘡
	3. 尋常性天疱瘡
	4. エリテマトーデス
	5. その他

（4）口腔前庭の検査

　口腔前庭が浅いと、相対的にプラークコントロールの妨げになるばかりでなく、ポケット形成と深化を助長したり、歯周治療中および治療後に用いる義歯の安定にも影響を与える。

（5）小帯の検査

　歯周病患者は、歯冠側より付着歯肉幅の喪失をきたしているケースが多く、小帯の付着位置が相対的に高位と

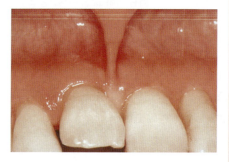

図9　上唇小帯の高位付着によりプラークコントロールが行いにくい状態になっている

なり、やはり、プラークコントロールや義歯の安定の妨げとなることがある（図9）。

2　歯周組織周囲の検査

1　歯周組織検査

　歯周組織検査は歯周病の診断においてもっとも重要な検査項目の1つである。検査から得られたプロービングポケットデプス（PPD）やアタッチメントレベル、歯の動揺度といった歯周組織検査から得られる情報は、診断、治療計画や予後の判定に非常に重要である。

プロービングポケットデプス（PPD）

アタッチメントレベル

歯の動揺度

1）プロービング

　歯周組織検査の多くの項目はプローブを用いて行う。プローブの操作方法はポ

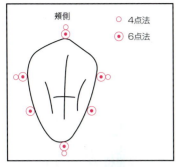

図10 ポケットの測定部位
4点法では、頰側3点、舌側1点を測定する。6点法では、頰側3点、舌側3点を測定する。

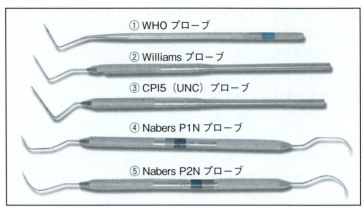

図11 現在用いられている主なプローブ

ケットに一定の圧力（通常20〜25 g）で挿入し、PPDやアタッチメントレベル測定する。測定部位は1歯につき6点法（頰側近心、中央、遠心と舌側遠心、中央、近心）あるいは4点法（頰側遠心、中央、近心と舌側中央）を用いる（図10）。現在用いられている主なプローブを示す（図11）。複根歯においてポケットが根分岐部まで及んでいる場合には、根分岐部用プローブ（Nabers P1N、P2N）などを用いて水平方向にもプロービングを行い、組織破壊の程度を探る。ポケット底部の位置は平坦とは限らないので常に移動させて深い部位を探るウォーキングプロービングと呼ばれる操作で行う（図12）。隣接歯との接触点直下にはプローブが入らないので、頰舌側両方向から探る必要がある（図13）。

検査時期は、初診時、基本治療終了時、歯周外科治療終了時、機能回復療法治療終了後などの再評価時、メインテナンス、サポーティブペリオドンタルセラピー（SPT）中に、治療経過に伴い適宜測定する。

プロービング時はPPDやアタッチメントレベルといった数値の計測のみを行うのではなく、軽く把持したプローブから伝わる感覚により歯石の有無や大きさ、粗造感を知ることもできる。これらは特にスケーリング・ルートプレーニングを行う際に重要である。

（1）PPD

健康な歯周組織においては、歯と歯肉との間に0.5〜2.0 mm程度の歯肉溝はあるが、病変の進行とともに歯肉溝は深くなり、ポケットを形成する。PPDは歯肉辺縁からポケット底までである。ポケットの分類法には、アタッチメントロス（付着の喪失）や歯槽骨の破壊を伴わない歯肉ポケット（仮性ポケット）と歯槽骨破壊を伴う歯周ポ

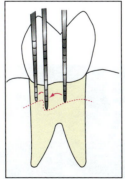

図12 ポケット底に沿わせてプローブを動かす

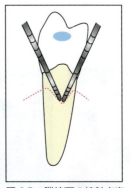

図13 隣接面の接触点直下の計測

プロービングポケットデプス

Probing pocket depth (PPD) 歯周プローブで測定した歯周溝、ポケットの深さ。プロービングデプス (PD) と呼ばれることもある。

ウォーキングプロービング

PPD

→ p.55「臨床編3章 6アタッチメントロス（付着の喪失）」参照。

仮性ポケット

ケット（真性ポケット）がある。PPDは炎症の程度を反映しており、ポケットの進行程度を観察することは、診断、治療計画、予後の判定に重要である。

（2）アタッチメントレベル

アタッチメントレベル（AL）とは、セメント-エナメル境、歯面やステント上の基準点といった比較的不動である定点から歯肉溝・歯周ポケット底部までの距離（mm）をいい、ポケット測定と同時に行う（図14）。一般にアタッチメントレベルはセメント-エナメル境（CEJ）を基準点として測定し、その測定値を臨床的アタッチメントレベル（CAL）と呼ぶ。

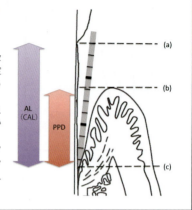

(a) セメント-エナメル境の位置
(b) 歯肉辺縁の位置
(c) ポケット底の位置

アタッチメントレベル（AL）はセメント-エナメル境（a）の様な定点からポケット底（c）までをもって表す。
プロービングポケットデプス（PPD）は辺縁歯肉の位置（b）からポケット底（c）までである。
ポケット底の位置が変わる（アタッチメントロス、アタッチメントゲイン）ことがない限り、ALの値に変化は起きない。

図14　アタッチメントレベル（AL）とプロービングポケットデプス（PPD）

（3）アタッチメントロスとアタッチメントゲイン

PPDは、ポケット底部の位置や組織抵抗性が同じでも辺縁歯肉の位置によって変わるのに対し、アタッチメントレベルは、炎症によって歯肉が腫れても、また、炎症が消退して辺縁歯肉の位置が変わっても、ポケット底部の位置や組織抵抗性が変わらなければ変化しない点でPPDとは異なる。すなわち、歯と歯肉との付着の喪失や獲得を評価するために用いられている。アタッチメントロス（付着の喪失）が、ある短期間のうちに著しく認められた場合には、その部位における活動性病変の存在を示している。また、治療によりアタッチメントゲイン（付着の獲得）が認められた場合には、歯肉と歯根面の付着が生じたと考える。

（4）根分岐部の検査

複根歯の根間中隔部に生じた根分岐部病変はファーケーションプローブ（根分岐部用プローブ）を用いて検査を行う（図15）。上顎大臼歯では、頬側中央、口蓋側近遠心の3方向から、上顎小臼歯では、近遠心の2方向から、下顎大臼歯では、頬舌側の2方向からエックス線写真や歯科用CT画像（図16）を参考にしながら検査を行う。また、根分岐部病変の原因となるエナメル突起、エナメル真珠（滴）、歯根の形態異常などについても検査する。

真性ポケット	
骨縁上ポケット	
骨縁下ポケット	
アタッチメントロス（付着の喪失）	
アタッチメントゲイン（付着の獲得）	
ファーケーションプローブ	

根分岐部病変の分類
→ p.59「臨床編3章　9根分岐部病変」参照。

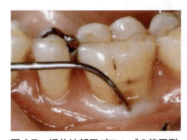

図15　根分岐部用プローブの使用例

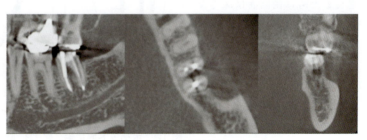

図16　CT画像の例　下顎第2臼歯に根分岐部病変がみられる。

（5）出血と排膿

　プロービング時の出血（BOP）は、歯周病の活動性が高いことを示す重要な臨床所見であり、ポケット内壁に炎症が存在することを示す。

　排膿はプロービングや歯肉の圧迫を行い、検査する。重度になると、視診により自然排膿が認められる。ポケットからの排膿は炎症の増悪と関係しており、排膿を認める場合は、歯周病の活動性が高いと考えられる（図17）。

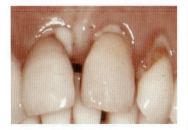

図17　歯肉からの排膿

（6）付着歯肉の幅

　付着歯肉とは、歯や歯槽骨に強固に付着する歯肉のことをいい、臨床的には歯肉溝、またはポケット底部から歯肉歯槽粘膜境（MGJ）までを表す。付着歯肉は、十分なブラッシングが行いやすいように口腔前庭の深さを確保するためにも重要である。

付着歯肉の幅＝（歯肉辺縁から歯肉歯槽粘膜境までの長さ）－（PPD）

　臨床的付着歯肉の幅は上記の式で求める。歯肉歯槽粘膜境は、頰や口唇を牽引したり、ヨード系溶液などを塗布して確認する。付着歯肉の幅は、歯種間で差が認められるが、概ね1〜9mmであり、臨床的には3mm程度が望ましいとされている。

（7）動揺度

　正常な歯周組織においても生理的動揺が認められるが、歯周病の進行に伴い正常範囲を超えた動揺が認められるようになる。

　動揺度の測定で、最も一般的に用いられているものは、歯の動揺の程度や方向を、ピンセットで1歯ずつ動かして検査する方法である。前歯部は切縁部を頬舌的にピンセットで挟み、臼歯部では、窩や溝に閉じたピンセットの先端を押し当てて動かして調べる。臨床においては、一般的に歯の動揺度をMiller（ミラー）の判定基準を使用して、0〜3度の4段階に分類する。

2　エックス線検査

　歯周病は歯根膜の変化や歯槽骨の破壊を伴う疾患であり、その確定診断をするうえで、エックス線検査は必要不可欠な検査項目の1つである。それは、口腔内で直接目視することのできない、歯根、歯根膜、歯槽骨、骨梁などにおける現症を的確に把握し、ほかの検査データと合わせ、総合的に診断、治療計画へ役立てるために重要な資料となる。また、術中、術後においては、手術などの適応可否の判断、術後の経過の判定などにも利用される。

　また、現在では技術の発達に伴い通常撮影されたエックス線写真を画像処理することにより画像を鮮明化するCR（Computed Radiography）撮影法や、歯科用CT（Computed Tomography）による三次元解析が可能となり、根分岐部病変のような複雑な構造の病変の診断に対して有効である。

臨床編　第5章　歯周病の検査と診断

表2　エックス線画像の読影項目

歯の形態	歯槽骨の形態
・歯冠歯根比率の変化（図19）	・歯槽硬線（白線）の肥大（図21矢印c）や消失（図21矢印d）
・歯石付着程度（図19矢印a）	・歯根膜腔の拡大（歯根膜の炎症、咬合性外傷など）（図22矢印e）
・歯根の形態や吸収の有無	
・セメント質肥厚の有無	・歯槽（骨）頂部の位置の変化や希薄化の程度（歯槽骨の破壊の程度、図21矢印f）
・う蝕の存在と程度（図20矢印b）	
・修復物および補綴物の適合状態	・根分岐部病変の存在と程度（図20矢印g）
・喪失歯、過剰歯、埋伏歯の存在	・骨梁構造の変化

（左列見出し）読影項目　（右列見出し）読影項目

（1）パノラマ撮影法

パノラマ撮影法

　断層方式のパノラマ撮影法では、切端咬合にした状態で1枚のフィルムを用いて撮影する。この方法では上下顎歯列を歯槽頂縁、歯槽（骨）頂から顎骨までを含めて、一連のパノラマ像として観察できる。断層撮影であるので断層域から外れた部位の像がぼやけやすく、このパノラマ写真のみでは正確な検査や治療計画の決定をするのは困難であるが、一回の撮影で口腔全体の撮影ができるため初期のスクリーニングに有用である。

（2）口内法

　主なものとして二等分面法、平行投影法がある。

　通常のデンタルフィルムを用いた全顎の撮影の場合、10枚法、14枚法が使用される。

　その他の口内法としては、歯頸部投影法、咬翼撮影法、偏心投影法がある。

（3）エックス線写真の読影

　健常歯周組織のエックス線写真を（図18）に示す。歯周病の検査を行うためには、まず、歯周組織の健康な状態のエックス線写真を知っておくことが不可欠である。

　①歯槽（骨）頂部はセメント－エナメル境付近に存在し、明瞭に観察される。セメント－エナメル境から1mm根尖側に骨頂部があるのが正常といわれている。

　②歯槽硬線（白線）が歯根の全周にほぼ一定の幅でみられる。

　③歯根膜腔が歯根の全周に黒線（エックス線透過像）として認められる。

　④骨梁の構造が一定である。

　これらの健康な歯周組織のエックス線写真の状態から表2のような読影項目を参考にエックス線写真の読影を行う（図19～22）。

❸ 歯列・咬合状態の検査

　歯列・咬合状態の検査は歯周病の病因を診断するうえで重要である。歯の接触状態の不調和からは咬合性外傷が引き起こされ、歯の位置異常はプラークコントロールが難しい状態を引き起こすなど、病因となりうる事項が存在することがある。

（1）スタディモデル（研究用模型、検査用模型）による検査

2．歯周組織周囲の検査

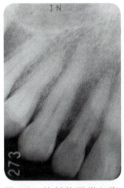

図18　比較的正常な像である二等分面法で撮影されたエックス線写真

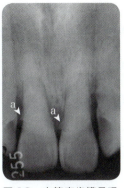

図19　中等度歯槽骨吸収のみられる上顎前歯部エックス線写真
a：歯石

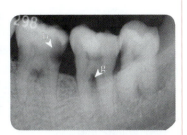

図20　下顎大臼歯根分岐部病変（g）を認めるエックス線写真
b：う蝕（水平型骨欠損）

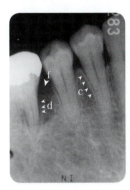

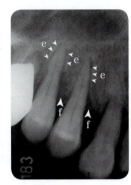

図21（左）　下顎右側臼歯部のエックス線写真
c：歯槽硬線の肥大、d：歯槽硬線の消失、f：歯槽（骨）頂部の希薄化

図22（右）　咬合性外傷の所見を認めるエックス線写真
e：歯根膜腔の拡大、f：歯槽（骨）頂部の希薄化（垂直型骨欠損）

　スタディモデルとは口腔内では検査しにくい歯や歯肉の詳細な形態、咬合状態などを石膏模型に置き換え口腔外で観察する方法である。スタディモデルは、口腔内の歯列・歯肉の形態を正確に再現するものでなければならない。検査対象は、歯・歯列と咬合状態、歯肉と粘膜の形態などである。また、初診時、再評価時、最終治療時など、必要な時期に採取したスタディモデルを比較することにより、治療の推移に伴う口腔内の変化を観察することができる。

　a．形態的観察
　主な観察項目を表3に示す。
　b．機能的観察
　上下顎のスタディモデルを咬頭嵌合位からわずかに移動させ、顎運動時の咬合状態を観察する。主な観察項目を表4に示す。

（2）修復物の検査
　歯周病により修復物に変化が起こることはまれであるが、二次う蝕や不適合補綴物はプラークコントロールの妨げになるので、検査する。

（3）食片圧入の検査
　食片圧入とは、食物が歯間部に強く押し込まれることで、垂直方向から食物が歯間鼓形空隙に入る場合と、舌、口唇、頬などの筋圧により水平方向から食片が入る場合とがある。

表3　形態的観察の観察項目

観察項目	
	①歯列弓の形態と大きさ（歯列幅径、歯列長、咬合彎曲、Speeの彎曲、WILLSONの彎曲）
	②歯槽基底部の大きさ
	③口蓋の深さ
	④歯数、歯の形態、位置異常、隣在歯との関係（辺縁接触点、歯間離開）
	⑤咬合面（咬耗、辺縁隆線、プランジャーカスプ）
	⑥歯肉の形態や位置（腫脹、肥大、退縮、クレーター、フェストゥーン、クレフト、口呼吸線、堤状隆起など）
	⑦口腔前庭の深さ、小帯付着位置と形態

表4　機能的観察の観察項目

観察項目	
	①咬頭嵌合位 ・Angleの分類 ・交叉咬合、開咬、欠損部位と咬合状態の関係 ・上下切歯の咬合状態（正中のずれ、overjet、overbite）
	②中心滑走
	③側方運動（作業側、平衡側）
	④前方運動

①エックス線写真により、歯槽骨吸収の形態と程度を調べる。食片圧入がある場合、垂直性骨吸収がみられることがある。

②デンタルフロスやコンタクトゲージを用いて、接触の強さを調べる（図23）。コンタクトゲージを挿入する方法では、青（緑）色のコンタクトゲージがやや抵抗を感じて入り、黄色のコンタクトゲージは入らない状態が正常とされる。黄色や赤のコンタクトゲージが入る状態である場合、接触状態が弱く食片圧入を引き起こす原因となりうる。

③歯の形態と歯列および歯間鼓形空隙の状態などを調べる。辺縁隆線の高さの不揃い、プランジャーカスプなどについて調べる。

④医療面接（問診）により、自覚症状の有無をたずねる。咀嚼時に食片が挟まるか、歯肉に疼痛がないかなどを聴取する。

食片圧入

プランジャーカスプ
対合歯の隣接面にくさび状に入り込み、歯間離開を引き起こす咬頭。食片圧入の原因となる。

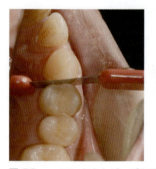
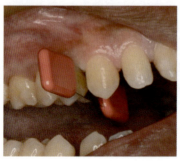

図23 a　コンタクトゲージを用いた検査

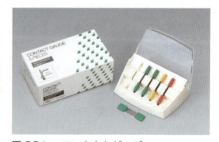

図23 b　コンタクトゲージ
50 μm（緑）、110 μm（黄色）、150 μm（赤）
［ジーシーより写真提供］

4 細菌性因子の検査

1）口腔内清掃状態の検査

歯周病の初発因子であるプラークの付着状況の把握は、歯周病の治療と予防において最も重要である。口腔清掃状態の評価は、歯周治療において患者教育、モチベーションにも用いられる。

（1）プラークコントロールレコード（Plaque Control Record：PCR）

プラークの付着状況の評価については O'Leary が1972年に発表した、Plaque Control Record（PCR）が多く用いられる。これはプラーク染色液にてプラークを染色後、歯頸部歯面を4面に分け、プラークの付着している部位をチャートに記入し、プラーク付着歯面数の合計を総被験歯面数で除したパーセントで表示する。この記録を用いて口腔清掃状態の推移を評価することができ、患者個々のプラークコントロールの指導に役に立つ。メインテナンス中の患者について検討した結果、PCR が20％以下であれば歯周病の再発が少なく、歯周組織が健康に維持されているという報告があり、この値を目標にしてブラッシング指導を行うことが望ましい。

PCR の数値は口腔内の全体のプラークの付着状態の指標であり、付着しているプラークの量や性状までは記録することはできないため、実際の歯周病の病態にあわせて適切な部位や清掃法を指導していく必要がある。

実際の方法としては、プラーク染色液を用いて歯肉辺縁部歯面のプラークの付着状態を判定する。全歯の頬・舌・近・遠心の4歯面について、染色されていれば1、染色されていなければ0を与え算出する（図24）。

（2）その他の口腔清掃状態を示す指数

PCR 以外にも口腔清掃状況を記録するための指数はあるが、特定の歯のみを検査対象としており、PCR のように各個人間の比較よりも集団間での比較を目的とした統計学的な調査の際に用いられることが多い。

a．OHI（Oral Hygiene Index）

歯に付着するプラークと歯石の付着範囲を数量化し、評価する指数で、プラーク指数（Debris Index）と歯石指数（Calculus Index）から成る。検査は全顎を6群に分割し、各群の頬側および舌側において図25のような評価基準でプラーク・歯石の付着状態を観察し、最も高い部位の点数を各群の得点とする。表5に示す算出法によりプラーク指数、歯石指数をそれぞれ算出し、その和を OHI とする。

また、評価部位を $\frac{6B\ 1B\ |\ 6B}{6L\ |\ 1B\ 6L}$ に限定することにより、OHI を簡便にしたもので、評価基準、算出法などは OHI に準じる、OHI-S（Oral Hygiene Index-Simplified：Greene & Vermillion, 1964）というものもある（Bは頬側、Lは舌側を表す）。

b．PI（Plaque Index）

歯肉に隣接した歯面のプラークの沈着量を示す指数である。各歯牙歯頸部を近心、遠心、頬側、舌側の4面に分けて判定を行う。検査対象は、口腔の一部分（原著では、検査対象が $\frac{6\ \ 2\ |\ 4}{4\ |\ 2\ \ 6}$ 6歯に限定されている）あるいは全顎の歯で、図26の評価基準に従って判定指数を算出する。

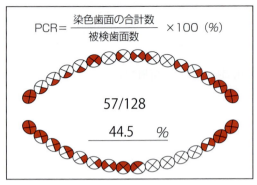

図24 PCR（Plaque Control Record：PCR4点法）
O'Leary, 1972 より引用改変

表5 プラーク指数、歯石指数、OHI の算出法

プラーク指数（debris index）＝ (各群の頰側点数の和＋各群の舌側点数の和) / 被検査群数

歯石指数（calculus index）＝ (各群の頰側点数の和＋各群の舌側点数の和) / 被検査群数

OHI＝プラーク指数（debris index）＋歯石指数（calculus index）

OHI の最高値は12点であり、最低値は0である
（OHI-S の最高値は6、最低値は0である）

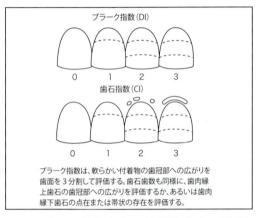

図25 プラーク指数（DI）と歯石指数（CI）の評価基準（Greene JC, Vermillion JR: 1960 より引用改変）

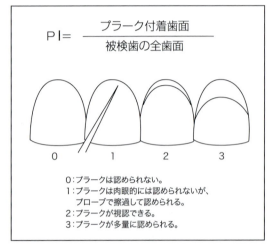

図26 PI（Plaque Index）の評価基準
(Silness P, Löe H: 22: 121, 1964 より引用改変)

（3）プラーク中細菌の培養検査

口腔内のプラークや唾液を寒天培地に塗布し、嫌気条件で培養すると2〜3日でコロニーと呼ばれる目視可能な細菌の集団を形成する。これを純培養し、生化学的検査などさまざまな検査を行うことにより、細菌を同定できる。この結果から目に見えない細菌の存在を確認することが可能となるが、培養ができない細菌は検出できない。また、培養に日数を要する。

（4）位相差顕微鏡による観察

口腔内のプラークを少量採取し、位相差顕微鏡にて確認する。細菌の形態や運動性の有無、大まかな数や比率しか評価ができないが、チェアサイドで直ちに行うことが可能である。

5 外傷性因子の検査

咬合性外傷とは、咬合力によって引き起こされる歯周組織の外傷のことである。この咬合性外傷は、外傷性咬合により引き起こされ、歯周組織破壊の大きな修飾因子となりうるため、前述のスタディモデルの機能的検査などに基づき、外傷性咬合

位相差顕微鏡
光の屈折率の差を画像のコントラストにして結像する顕微鏡であり、染色などを行わず、サンプルをすぐに確認できる。

咬合性外傷
咬合性外傷により起こる組織の損傷は、一次性（正常な歯周組織に異常な咬合力がかかるために生じる場合）と二次性（破壊された歯周組織に正常な咬合力がかかるために生じる場合）に分けられる。

表6

外傷性因子となりうる因子	咬合性外傷の臨床所見	咬合性外傷と関連の強い口腔内所見
1．早期接触	1．歯の動揺度の増加	1．咬耗
2．咬合干渉	2．フレミタスの出現	2．歯の破折
3．ブラキシズム	3．自発痛、打診痛、咬合痛の出現	3．アブフラクション
4．生活習慣 （スポーツや肉体労働など）	4．エックス線所見 　1）歯根膜腔の拡大 　2）歯槽硬線の消失あるいは肥厚 　3）垂直性骨吸収 　　骨梁の緻密化あるいは粗鬆化	4．象牙質知覚過敏
5．残存歯数の減少		5．骨隆起
		6．舌・頰粘膜の圧痕

の検査を十分に行うべきである。

咬合性外傷の原因となりうるもの、咬合性外傷が存在する場合の臨床所見、咬合性外傷を疑う口腔内所見を別に表に示す。これらの所見について、注意深く観察する必要がある（表6）。

> **フレミタス**
> 顎運動時に認める、早期接触による歯の振動。上顎歯列弓の頰側に指を当てることにより触知することができる。

6 口腔習癖の検査

歯周病に関連した習癖には、ブラキシズム、口呼吸、弄舌癖、咬唇癖などがみられる。これらの習癖は器質的なものと精神的なものに分けられるが、両者が混在している場合もあるため診断には注意する必要がある。

1）口呼吸

口呼吸には、鼻性、歯性および習慣性口呼吸があり、歯肉や口腔粘膜の乾燥に伴い組織抵抗が低下するため、歯周病の進行を促進すると考えられている。

〔検査〕
①医療面接（問診）：自覚症状の有無、鼻咽喉疾患の有無、口呼吸の有無、口腔内の乾燥感などを聞く。
②視診：口腔外では、上下顎前突や上下顎前突に伴う口唇閉鎖不全、アデノイド顔貌、口腔内では、テンションリッジ（堤状隆起）、口呼吸線、前歯部歯肉の炎症など（図27）を検査する。

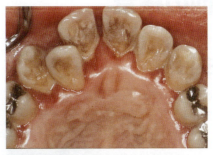

図27　上顎前歯部口蓋側歯肉の炎症（テンションリッジ）

口呼吸

テンションリッジ

2）弄舌癖、咬唇癖

舌習癖は、前突や歯間離開の原因となるばかりか、二次的に咬合性外傷を誘発することになり、歯周病の増悪因子の1つである。医療面接（問診）に加えて、発音状態、顔貌、開咬および歯間離開の有無、舌圧痕の有無、異常嚥下の有無の観察に

よる検査を行う。口唇を前歯で噛み込む悪習癖の一種で、下唇を噛むことが多く、著しくなると口唇周囲の皮膚にうっ血が生じ、二重口唇を呈することもある。咬合性外傷や歯列不正、口唇閉鎖不全を起こし、口呼吸を引き起こすこともある。また、上顎前突の症例において下唇が自然に噛み込んで起きていることもある。

3）ブラキシズム

ブラキシズムとは、咬合の不調和、ストレスなどが原因で起こる無意識の咀嚼筋の異常緊張であり、歯ぎしり（グラインディング）、食いしばり（クレンチング）、カチカチと音をさせる（タッピング）などの種類がある。食物などが介在せずに歯に力が長時間加わるため、歯周組織破壊を促進する。検査項目を**表7**に示す。

> グラインディング
> クレンチング
> タッピング

表7　ブラキシズムの検査項目

検査項目
①医療面接（問診）による自覚症状の検査
②咀嚼筋群の圧痛、顎関節の異常の検査
③口腔粘膜や舌の圧痕の検査
④歯の異常咬耗、動揺の検査
⑤オクルーザルスプリントを用いた検査（図28）

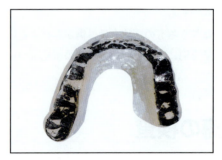

図28　オクルーザルスプリント

3　その他の検査

1　口臭の検査

口腔からの臭気物質として、アルコール類、硫黄化合物、脂肪酸、アミン類、トリプトファン誘導体などがある。口臭の主体となっているのは、揮発性化合物－硫化水素、メチルメルカプタン、ジメチルサルファイドなどが考えられる。

口臭の検査は、医療面接（問診）から始まり、患者の呼気を術者の鼻で嗅ぐ官能検査、簡易型口臭測定装置による検査、呼気を採取してガスクロマトグラフィー（**図29**）を用いて主な臭い成分を分析する検査などがある。口臭物質の発生源と考えられる、舌苔、プラーク付着、歯周炎の状態、扁桃の炎症、鼻疾患やその他全身疾患の有無を確認する必要がある。

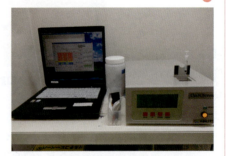

図29　簡易ガスクロマトグラフィー

> **揮発性化合物**
> 硫化水素、メチルメルカプタン、ジメチルサルファイド

> **簡易型口臭測定装置**
> 硫化水素に代表される、口臭原因揮発性化合物の濃度を測定できる。小型で用いやすい。

> **ガスクロマトグラフィー**
> 口臭原因揮発性化合物を数種類測定できるが測定器がかなり大型になる。近年では測定できる揮発性化合物の種類を絞った簡易ガスクロマトグラフィー（図29）もあり、小型化されたものもある。

2 統計に用いられる検査

　歯周病は最も罹患者数の多い感染症ともいわれており、疫学研究として大人数の患者の情報から統計学的に病態を解析することも行われることもある。そのため、個人の時系列的な評価や診断に使うのではなく、ある集団同士での歯周病の状態を群間比較するためには統計学的に使用できるような指数が必要となる。

1）歯肉炎を表す指数

（1）GI（Gingival Index）

　歯肉の炎症状態の程度を表す指数で、1本の歯の歯肉辺縁部を遠心、頰側、近心、舌側の4部位に分けて判定を行う。検査対象は、口腔の一部分（原著では、検査対象が $\frac{6\ \ 2\ |\ 4}{4\ \ 2\ \ 6}$ の6歯に限定されている）あるいは全顎の歯で、図30の判定基準に従って判定し、次式によりGIを算出する。

（2）GBI（Gingival Bleeding Index）

　各歯の歯頸部をPCRと同様に4面もしくは6面に分けて、プロービング時の出血の有無を記録する。GBIは出血部位数の割合（%）で表す。

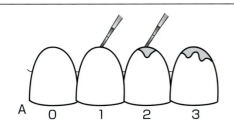
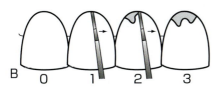

A：原著
0：炎症は認められない。
1：軽度の炎症。わずかな色調変化。プローブによる歯肉辺縁の擦過により出血なし。
2：中等度の炎症。表面の光沢か、発赤、浮腫、腫脹が認められる。歯肉辺縁の擦過により出血が認められる。
3：高度の炎症。著明な発赤、腫脹、自然出血の傾向が認められる。あるいは潰瘍形成が認められる。
B：改変（Löe, 1967）
「プローブによる歯肉辺縁の擦過」が「プロービング」に改められ、プロービング後の出血がなければ1、あれば2を与える。

図30　GI（Gingival Index）の評価基準
（Löe H, Silness J. 1963より引用改変）

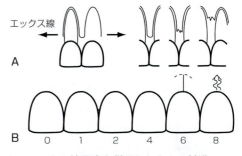

A：エックス線写真を併用したときの基準
0～2：エックス線写真で異常所見なし。
4：歯槽（骨）頂部に初期の切痕状吸収。
6：歯根長の1/2までの水平性骨吸収。
8：1/2以上の水平性骨吸収か、歯根膜の拡張、骨縁下ポケット。歯根吸収または根尖部透過像。
B：臨床診査の基準
0：炎症なし。
1：軽度の歯肉炎。遊離歯肉の一部に明らかな炎症。
2：歯肉炎。炎症が完全に歯の周囲を取り巻いているが、上皮付着の明瞭な破壊は認められない。
6：ポケット形成を伴う歯周炎。上皮付着の破壊。
8：咀嚼機能の喪失を伴う高度な破壊。歯の弛緩動揺、圧迫により歯槽内に沈下する。

$$PI = \frac{評価値の合計点数}{被検歯数}$$

図31　PI（Periodontal Index）評価基準
（Russel AL. 1956より引用改変）

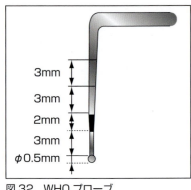

図32 WHOプローブ

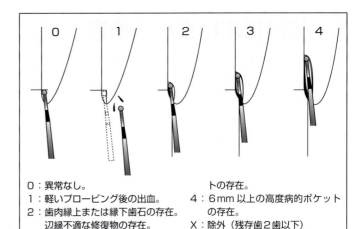

0：異常なし。
1：軽いプロービング後の出血。
2：歯肉縁上または縁下歯石の存在。辺縁不適な修復物の存在。
3：4〜5mmの中等度病的ポケットの存在。
4：6mm以上の高度病的ポケットの存在。
X：除外（残存歯2歯以下）
9：記録せず

図33 CPIによるコード（1997）

2）歯周炎を表す指数

(1) PI (Periodontal Index)

　主として進行した歯周病の状態を評価するための指数で、評価者による評価の不一致をできるだけなくすように計画されたものである。判定基準は、図31に示すように臨床検査のみの基準と臨床検査にエックス線検査を併用したときの基準があり、検査は、個々の歯についてこの判定基準に従って判定し、個人のPIを算出する。

(2) PDI (Periodontal Disease Index)

　個人の歯周組織の状態を正確に評価することを目的に開発された指数で、ポケットに代わって上皮付着の損傷の程度を正確に評価することが要点である。このためPIが治療の必要性を記録するのに対して、PDIは疾患の蓄積された結果を記録するものである。

3）歯周病の集団調査に用いられる指数

(1) CPI (Community Periodontal Index；地域歯周病指数)

　WHOが歯周病の抑制のために必要な処置の疫学的尺度を決めるため1982年、FDIと協同して開発したCPITN (Community Periodontal Index of Treatment Needs) を改変することで、1997年に作られたものである。CPIは簡便性、再現性（客観性）、分析性などに優れ、集団の歯周病の実態を迅速に評価し、患者のスクリーニングやモニタリングに利用される。

(2) 検査方法

　検査は、WHOプローブ（図32）を用いて、歯石の有無、PPD、プロービング後10〜20秒後の出血の有無について検査し、図33の検査基準に従って各歯のコード値を得て、最も高いコード値を記録する。
　検査方法は、対象とする検査部位によって、次の3つに分けられる。
　①部分検査法（10歯、20歳以上に用いる）：検査部位を $\frac{76\ \ 1\ \ 67}{76\ \ 1\ \ 67}$ に限定し、67については両歯を検査して、高いほうのコード値をそのセクスタント（口

腔内を 6 分割したうちのその 1 分画）の代表値として記録する。もし、67 欠損の場合は、そのセクスタント中に残存するすべての歯を検査して、コード値の最も高いものを代表値とする。

②フルセクスタントによる方法：すべての歯を検査して、各セクスタント中のコード値の最も高いものをその代表値とする。

③全歯による方法：すべての歯を検査して、それぞれの歯のコード値を記録する。個人のコードは、セクスタント中最も高いコード値を代表値とする場合と、平均コード値を用いる場合もある。かつては、個人または各セクスタントを CPI に応じて、4 つのカテゴリーに分類して、治療の必要度を表す指数（CPITN）として用いていた。

（3）CPI による評価方法

① CPI 有病者率

② 1 人平均有病部位数。1 人平均有病セクスタント数で表す方法

③ 歯周病の最新の検査

　現在臨床で行われている多くの検査は、歯肉の発赤や腫脹、あるいは PPD の計測、エックス線画像所見などの臨床所見のパラメーターに基づき、術者の主観や経験に影響を受けるものが多い。そのため、客観的に歯周病の病態の評価が可能な検査が求められている。以前は大学病院や研究所などのバックアップがないとできない検査が多かったが、近年簡易的なキットを用いて一般の歯科診療所でも可能な検査が増えてきている。

1）歯肉溝滲出液を用いた検査

　歯肉溝や歯周ポケットからは歯肉溝滲出液（Gingival Crevicular Fluid：GCF）が滲出している。GCF は歯肉血液中の血清が修飾され選択的に希釈されたものである。その組成は歯周組織の代謝の影響を受けやすく、炎症や局所の細胞の障害の程度を反映している。歯周局所で産生される代謝物、サイトカインなどの炎症性メディエーター、酵素などの量や GCF そのものの量を定量することで歯周病の病態を知ることができる。測定例としてはアスパラギン酸アミノトランスフェラーゼや IL-1β などがある。

> **GCF**
> 歯肉溝に滲出してくる組織液で、血漿成分歯肉の分解産物が含まれ、歯周組織の炎症の増加に伴い増加する。

2）血清抗体価による検査

　細菌感染を起こすと血清中の抗体の量が増加する。この血清中の抗体の量を計測する検査であり、歯周病に関連する細菌（*Porphyromonas gingivalis* など）の抗体価（IgG 抗体価）は歯周病の活動性の指標となりうる（図 34）。

血清抗体価

3）ポリメラーゼ連鎖反応による細菌検査

　ポリメラーゼ連鎖反応（Polymerase Chain Reaction：PCR）とは、細菌の DNA の特定の領域を選択的に増幅することにより細菌を検出する検査である。検出した

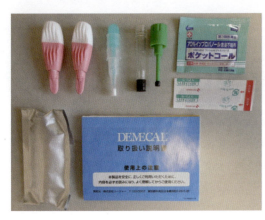

図34 血清抗体価検査（ELISA法）の血液採取・送付キット（DEMECAL血液検査セット）
4種類の歯周病原菌（Pg., Pi, Ec, Aa）の血清抗体価が測定可能

い細菌ごとにprimerと呼ばれる菌種に特異的なDNAの短い塩基配列が必要であるが、培養検査と比較し迅速に検査が可能である。特に活動性の高い歯周ポケットでは*Porphyromonas gingivalis, Tannerella forsythia, Treponema denticola*の3菌種が検出されることが多く、これらの菌種は歯周病の活動性の評価の指標となりうると考えられている。また、近年リアルタイムPCRと呼ばれる定量性のあるPCRも用いられており、細菌のある程度の菌数を数値化することも可能となっている。細菌の検出には唾液やプラークをサンプルとして検査を行う（図35）。

リアルタイムPCR

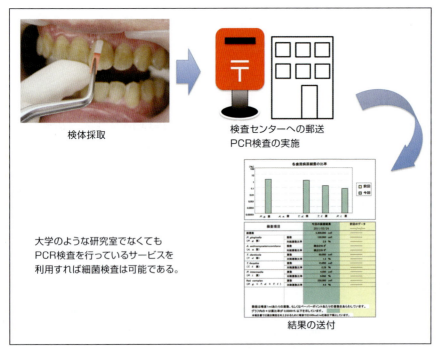

図35 外注による歯肉縁下サンプルの検査

4　診断の意義・目的

　歯周病には種々のタイプがあり、それぞれで複雑な病態を示す。また、さまざまな局所因子や全身因子、などの複数の因子が関与して歯周病の発症につながっていると考えられ、各患者の歯周病にかかわっている因子を取り除くことが、歯周治療の根幹となる。そのため、多くの検査の中から必要なものを行い、その結果から何が歯周病の病因となっているかを歯科医師は見極め、診断を行うことで、効率的な歯周治療を行うことができるのである。

　一方、歯科衛生士は、「歯科衛生ケアプロセス」（歯科衛生過程）のなかで、歯科衛生上の問題の明確化である「歯科衛生診断」を行う。

（三谷章雄、相野 誠、菊池 毅）

> **歯科衛生ケアプロセス**
> → p.226「臨床編17章　3歯科衛生ケアプロセス（歯科衛生過程）」参照。

参考文献

1) Ishihara Y et al：Gingival crevicular interleukin-1 and interleukin-1 receptor antagonist levels in periodontally healthy and diseased sites. J Periodontal Res 32：524-529, 1997.
2) 村上多恵子, 福田光男, 杉下守男　他著：口臭で悩む患者への行動医療, 日本保健医療行動科学会年報, 17：47-61, 2002.
3) 加藤熈　編著：ブラキシズムの基礎と臨床－原因・診断・対応. ヒョーロン, 東京, 1997（第1版）.
4) 野口俊英・林潤一郎　編：慢性疾患としての歯周病へのアプローチ　患者さんの生涯にわたるQOLに貢献するために. 医歯薬出版, 東京, 2014（第1版）.
5) 日本歯周病学会　編：歯周病の検査・診断・治療計画の指針, 2008.

臨床編 第5章 やってみよう

以下の問いに○×で答えてみよう（解答は巻末）
1. 歯周病の状態は視診のみで把握できる。
2. 歯周ポケットの測定はウォーキングプロービングで行う。
3. 歯肉に炎症があるかどうかはプロービング時の出血の有無でわかる。
4. 口臭の検査の中には実際に検査者が患者の口臭を嗅ぐ検査がある。
5. 細菌のDNAを検査する方法がある。

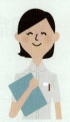

臨床編 第6章
歯周病の予防と治療 治療計画の立案

1. 歯周病の予防
2. 歯周治療の原則、治療計画の立案

おぼえよう

①歯周病の多くは慢性の疾患であり、自覚症状を伴わずに進行し、治療後に再発する場合もあり、患者の治療に対する理解と協力（コンプライアンス）が得られなければ良好な成果は得られない。

②歯周治療の計画立案は歯科医師が主体となるが、歯科衛生士が患者との対話の中から、患者の治療に対する姿勢、考え方などについて把握し、それを以後の治療に反映することは、重要である。

③歯科衛生士は、歯科衛生ケアプロセス（歯科衛生過程）を展開し、歯科医師の治療計画と協調した歯科衛生ケアの計画を立案する。

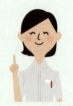

1 歯周病の予防

1 歯周病の予防の考え方

歯周病の多くはデンタルプラークの細菌が初発原因となって生じる炎症である。デンタルプラークはバイオフィルムであり、その細菌を消毒薬では殺菌できず、歯ブラシなどを用いて機械的に除去する必要があるが、口腔内のすべての歯の表面を効果的に清掃することは困難であり、また、清掃された歯面にも数時間のうちに再び形成され、数日間放置されると、歯周病原細菌が増加しやすい。したがって、治

バイオフィルム
嫌気性や好気性の各種の細菌が、凝集して、互いに情報伝達しながら、固体表面に膜状に付着したもの。消毒・殺菌効果が、内部には十分有効ではなく、機械的清掃が最も効果的である。

療により一時的に炎症が改善しても、再発するリスクが高い疾患である。さらに歯周病の進行は過度な咬合力や糖尿病や喫煙習慣などによっても早められる。歯周病により歯周支持組織が失われ始めると、治療によって歯周支持組織の喪失の進行を阻止することは可能であるが、失われた歯周組織の回復は高度な治療によっても困難な場合が多い。したがって、歯周病は予防が極めて大切である。

1）歯周病の予防

　疾病の予防の概念には、「健康を増進して疾病の発生を予防する」一次予防、「疾病を早期発見して、進行を防止し、機能を保全する」二次予防、「重症化した疾病の進行を抑制し、機能回復して社会復帰させ、再発を予防する」三次予防とがある。歯周病の予防法には、歯周病に罹患する前の一次予防（初発予防）、歯周病罹患後の疾病早期発見とその悪化予防を治療で行う二次予防（治療的予防）ならびに歯周病の重症化への進行の抑制、他疾患の併発防止、歯周治療後の再発防止、そして機能や外観を回復する三次予防（再発予防）とがある[1]（表1）。

表1　歯周病の予防

歯周病の予防		
一次予防	二次予防	三次予防
発生予防 健康増進 定期的検診 特異的予防	治療的予防 歯科医師、歯科衛生士による歯周治療	機能回復と再発予防 歯周再生治療 補綴治療 メインテナンス・SPT

（1）一次予防（発生予防）

a．健康増進活動

　健康増進・維持手段の中でも最も中心となるのが保健・衛生教育である。歯周病の発症は、プラークの細菌因子と歯周組織の抵抗力とが密接に関連するので、個人のセルフケアによるプラークコントロールを中心とした口腔衛生教育を推進するとともに、歯周組織の抵抗力を高く保持増進するための健康教育が大切である。歯周病と全身疾患との関連が明らかになり、糖尿病や高血圧症、骨粗鬆症などを予防して全身の健康を維持増進することは歯周病の予防で重要であり、歯周病を予防することは、糖尿病や脳・心臓の血管疾患、肺炎の予防にも意義があることが示唆されている。

　このような健康増進・維持のためのモチベーションを高め、口腔の衛生状態改善教育や規則正しい食生活と栄養の偏りを避けるための指導を社会全体、地域団体、学校あるいは個人の家庭において行うのは、一次予防といえる。

b．定期的検診

　口腔の衛生状態の改善のためのモチベーションや口腔清掃技術の向上を社会や団体から受ける健康教育だけで、その重要性を理解し、適切に実践するには限界がある。そこで、病院の歯科や歯科医院などを定期的に受診し、口腔検診や専門的口腔清掃指導を受けることは、歯周病の予防に効果的であり、歯周病と関連の深い疾患の予防にもつながる。

臨床編　第6章　歯周病の予防と治療　治療計画の立案

ｃ．特異的予防

歯科医師や歯科衛生士によるプロフェッショナル歯面清掃（PTC）や、スケーリングなどによる予防処置を受けることも歯周病の一次予防といえる。

（2）二次予防（治療的予防）

歯科診療室内において、すでに歯周病に軽度罹患しているものに対して行う専門的歯周治療を指す。専門的な患者教育、口腔清掃指導、スケーリング・ルートプレーニング、咬合調整（早期接触や咬合干渉の除去）、プラークリテンションファクター（プラーク蓄積因子）の除去、悪習癖の除去などの歯周基本治療が含まれる。

二次予防

（3）三次予防（再発予防）

軽度に罹患して二次予防策で疾患の治癒が得られたものに対する再発防止と、重度に進行した疾患の進行の抑制と機能回復および再発予防が三次予防となる。

したがって、歯周外科治療や補綴治療、そのほかの機能回復や審美性の回復のための治療（矯正治療）、メインテナンス治療やサポーティブペリオドンタルセラピー（SPT）が含まれる。

三次予防

2）歯周病の予防に果たす歯科衛生士の役割

歯周病の原因はデンタルプラークである。これをコントロールすることが歯周病の予防の根本となる。プラークコントロールは患者自身による歯ブラシなどの日常的なセルフケアが基本であるが、効果的に達成するには専門的な指導を受ける必要がある。この口腔清掃指導は歯科衛生士の重要な業務である。

また、プラークコントロールを阻害する歯石の沈着を除去してプラークコントロールの効果を高めるスケーリング・ルートプレーニングも歯科衛生士の重要な業務である。このように歯科衛生士の業務は歯周病の原因除去療法の主役をなすものである。

そしてこれは、歯周病の予防のみならず、う蝕の進行の抑制などにも効果があり、多くの口腔疾患の予防にも貢献するものである。すなわち、歯科の二大疾患と呼ばれる疾患を衛生管理指導によって予防することが、歯科衛生士の業務である。また、すでに歯周病に罹患した患者に対して行う歯周治療や機能回復治療そしてメインテナンス・SPTなどである二次・三次予防を歯科医院で遂行するにあたって、患者の口腔衛生状態を指導管理する主体は歯科衛生士であり、良好な口腔衛生管理なしでは治療の成功はあり得ない。すなわち、歯科衛生士は歯周治療の要となる業務を担っているのである。

② 歯周病予防の具体的手段

1）ホームケア、プロフェッショナルケア

患者自身あるいは歯科衛生士などによるプラークコントロールとしては、以下の方法が行われている。

①手用歯ブラシや電動歯ブラシ、歯間ブラシやデンタルフロスによる口腔清掃。
②抗菌あるいは殺菌性含嗽剤による洗口や含嗽によるプラークの抑制。

③スケーリング、歯石の除去による歯肉縁上や歯肉縁下プラーク、ルートプレーニング。
　④機械的清掃しやすい歯冠形態の獲得のために、歯冠形態修正、歯冠補綴物の修正。
　⑤セルフプラークコントロールしやすい形態の獲得のために歯周ポケットを除去したり、角化歯肉を増やすための歯周外科治療。

2）食事指導

　ソフトフードを食することによる咀嚼回数や唾液分泌量の減少は、自浄作用の低下を招き、ショ糖はプラーク形成の促進をする。

　繊維性食品をよく咬んで食べることにより、咀嚼回数が増え、それに伴って歯面を食物や頬口唇粘膜や舌がこすり、唾液の分泌量も増すことから自浄作用も高まる。

3）ブラキシズムの予防

　歯ぎしり（グラインディング）、くいしばり（クレンチング）、カチカチと音をさせる（タッピング）などのブラキシズムは歯に過度の咬合力を与え、プラークによる歯周炎を増悪させる因子である。そのため、このような習癖によって歯に加わる過度な力をコントロールすることは歯周病進行の予防となる。このためにオクルーザルスプリント（バイトガード、ナイトガード）が利用される。

グラインディング
クレンチング
タッピング
オクルーザルスプリント

4）全身的予防

　歯周組織の抵抗力の向上を図るための日常生活（不規則な食習慣、喫煙、過度の飲酒など）の改善、特に喫煙は、生活習慣の中で、最も大きく歯周組織の抵抗力を低下させ、歯周病に罹患させ、重症化させることが明らかとなっているので、禁煙指導は重要な歯周病の一次、二次、三次予防である。

　また、不規則な食習慣、喫煙、過度の飲酒などは肥満、糖尿病を誘発し、歯周病を悪化するとも考えられるから、規則的な食習慣、適度の運動など、全身の健康を高めることは、歯周病の予防につながる。

（川浪雅光、菅谷 勉）

参考文献
1）吉江弘正　他編：臨床歯周病学．174-175, 医歯薬出版，東京，2013（第2版）．

2　歯周治療の原則、治療計画の立案

治療の基本的考え方

　患者の診察・検査結果に基づき、歯科医師は診断を下し、予後の判定と治療計画

歯科衛生ケア
歯科衛生ケアプラン

臨床編　第6章　歯周病の予防と治療　治療計画の立案

の立案（Treatment Planning）を行う。歯科衛生士は歯科衛生ケアプロセス（歯科衛生過程）[1]を展開し、歯科医師の全体的な治療計画と協調した歯科衛生ケア（処置・指導）の計画（歯科衛生ケアプラン）を立案する。

> **歯科衛生ケアプロセス**
> → p.226「臨床編17章　3歯科衛生ケアプロセス（歯科衛生過程）」参照。

② 治療の進め方

　歯周病の治療は**図1**に示すような流れに沿って行う。診断に基づいて予後の判定をし、立案された治療計画に従い治療を実施する。治療のステップごとに再評価（Reevaluation）を行い、歯周組織の状態や改善度を確認し、次のステップに進むか否かについて判断する。

　歯周病と診断された場合、どの患者でも必ず行うのが歯周基本治療（Initial Periodontal Therapy）である。歯周基本治療はプラークコントロールおよびスケーリング・ルートプレーニング（SRP）などを中心とした治療で、原因に対してアプローチする。歯周基本治療は歯周治療の最も重要な段階であり、多くの基本的な歯科治療の要素を含んでいる。また、歯科衛生士は歯周基本治療で大きな役割を担う。

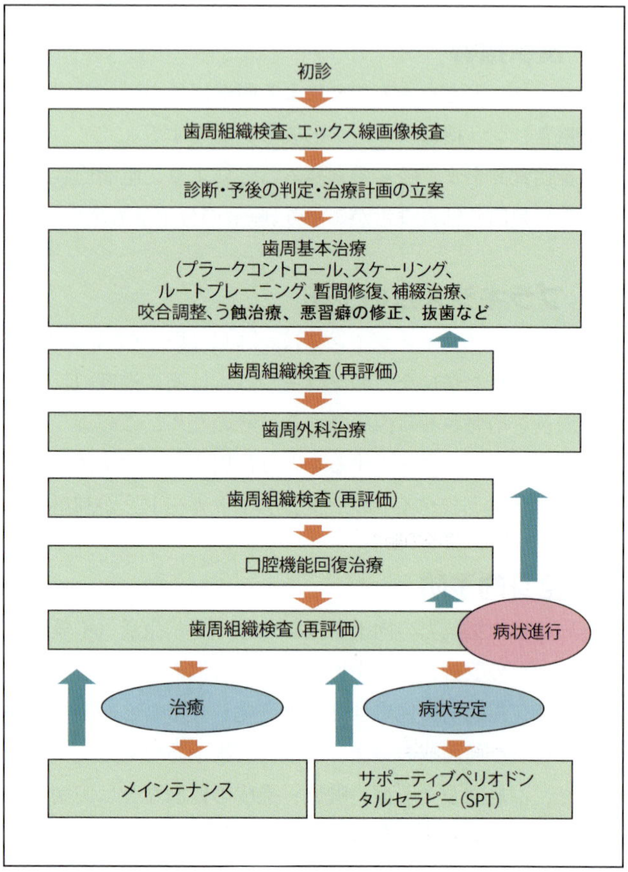

　再評価の結果、必要に応じて口腔機能回復治療を行い、メインテナンスまたはサポーティブペリオドンタルセラピー（SPT）に移行する。改善が不十分の場合は、歯周外科治療へ移行したり、再度、歯周基本治療として SRP などを行う場合もある。

　歯科衛生士は歯科医師と共にこのような流れに沿って治療に参画する。その際、歯科衛生ケアプロセスに基づき、歯科衛生士の専門性の視点から患者に歯科衛生ケアを提供する。

図1　歯周治療の流れ

③ 治療計画の意義と立案の原則

1）予後の判定

　検査・診断結果に基づき、予後の判定を行う。予後（Prognosis）とは、治療の経過、結果およびその持続性を予測、推測することである。予後を判定し、治療計画を立案するためには、一般的な歯周病の治療によって組織はどのように反応し、臨床的

> **予後**
> Prognosis
> 治療の経過、結果およびその持続性を予測、推測すること

2. 歯周治療の原則、治療計画の立案

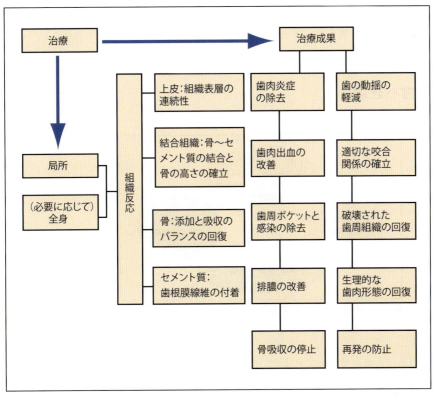

図2 歯周病の治療後の組織反応と成果（文献3より引用改変。Copyright Elsevier）

表2

予後の判定に関わる要素	
1．病因の認識と除去の可能性 2．病変の範囲と程度 　1）炎症の範囲と程度 　2）ポケットとアタッチメントロスの状態 　3）歯槽骨吸収 　4）歯の動揺 　5）根分岐部病変 　6）現在歯数と位置関係 　7）隣在歯との状態	3．咬合機能の異常 4．患者の理解と協力度 5．患者の年齢 6．全身的背景 　1）遺伝因子 　2）環境因子 7．治療法の選択と術者の技量

表3 予後の判定基準の例

基準	内容
good	良好
fair	治療によって保存の見込みあり
questionable	疑問。治療に対する反応により左右される
poor	保存の見込み薄い
hopeless	保存の見込みなし

にはどのような成果が期待できるのかについてよく理解しておく必要がある(**図2**)。

予後の判定には**表2**に示す要素を考慮する。判定の基準にはさまざまなものがあるが、一例を**表3**に示す。

2) 治療計画で考慮すべき項目

歯周病患者の全体的な治療計画は、以下の項目を考慮して立案する[2] (**図3**)。

①緊急・主訴の診断と対応

耐えがたい痛みなど緊急に対応が必要な急性症状があれば、症状を緩和するための処置を治療計画では最優先する。

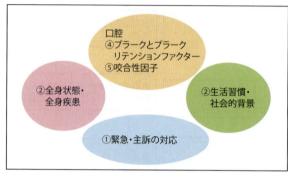

図3　治療計画において考慮すべき項目[2]

②全身的問題・全身疾患

安全に歯周病の治療を行える全身状態であるか、また、歯周組織の治癒に影響を及ぼすような疾患があるかについて医療面接（問診）で確認する。主治医がいる場合には、必要に応じて照会して確認する。

③生活習慣と社会的背景

細菌感染を助長させる要因や治療へのコンプライアンスにかかわる社会的要因を確認する。自らの保健行動によって適切なプラークコントロールを維持できるか、また、それを実行するための時間や治療に参加する時間はどのくらい確保できるのかについても調べておくことが重要となる。

コンプライアンス

④プラークとプラークリテンションファクター（プラーク蓄積因子）

プラークの付着状況とそのリテンションファクターの存在は計画立案において重要となる。

プラークリテンションファクター

⑤咬合性因子

歯周組織の破壊を助長する咬合性外傷の有無を歯科医師が診断し、どの時点で緩和、除去できるかを検討する。

咬合性外傷

❹ 歯周治療への患者の導入

治療計画は、医療者（歯科医師および歯科衛生士）のみで立案するものではない。重要なのは、患者も計画立案に参加することである。患者に計画立案そして治療に参加してもらうためには、歯科医師および歯科衛生士と患者との間で良好なコミュニケーションをとって信頼関係を築いていくことが重要となる。患者の状況は変化するので、情報を正しく得るためのコミュニケーションを心がける。また、その情報を分析し判断した結果について、患者にわかりやすく説明することも大切である。

2．歯周治療の原則、治療計画の立案

歯周病には患者の生活習慣が深くかかわっている。歯科衛生士として患者の行動変容を支援するには、保健行動を理解し、計画立案に反映することが効果的である。その一助となるのが、保健行動や歯科衛生の理論・概念モデルの応用である（**表4**）[3]。今後、この分野の研究が進めば、患者個人の状態に応じた歯科衛生士のかかわりがさらに深まるような計画立案が可能となるであろう。

表4　保健行動および歯科衛生の理論・概念モデル[1]

- 保健信念モデル
- ローカス・オブ・コントロール
- 多属性効用理論
- 自己管理スキル
- 歯科衛生ヒューマンニーズ概念モデル
- 口腔関連QOLの歯科衛生モデル
- クライエント・セルフケア・コミットメントモデル

行動変容
保健行動

概念モデル
理論をわかりやすく、具体的に、利用しやすい形にしたもの

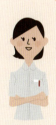

MEMO　コンプライアンスとアドヒアランス

コンプライアンスは、医療者の立場からの視点であり、実際に行動する患者の立場からの考え方ではない。そこでコンプライアンスよりも主体が患者にあるアドヒアランスという考え方が重視されるようになった。アドヒアランスは「自分自身を支える責任を自分でもつ」という、より能動的な姿勢を意味する。

（上島文江、齋藤　淳）

参考文献

1）佐藤陽子, 齋藤　淳, 下野正基, 保坂　誠, Ginny Cathcart：歯科衛生ケアプロセス．医歯薬出版, 東京, 2007（第1版）．
2）特定非営利活動法人　日本歯周病学 編：歯周病の検査・診断・治療計画の指針 2008. 10, 医歯薬出版, 東京, 2009．
3）Newman MG, Takei HH, Kokkevold PR, Carranza FA ed. Carranza's Clinical Periodontology. 12th. ed. 405, Elsevier, St. Louis, 2014.

臨床編 第6章 やってみよう

以下の問いに○×で答えてみよう（解答は巻末）

1. 小学校でむし歯の予防授業をすることは、一次予防に分類される。
2. プラークコントロールは、予防だけでなく、治療にも重要である。
3. 歯科衛生士は、三次予防にはかかわらない。
4. 歯科衛生士は、歯科衛生ケアプロセスに基づき、歯科衛生ケアの計画立案を行う。
5. 歯周治療の計画立案に、患者は参加しない。
6. 患者の保健行動を理解するには、歯科衛生の理論・概念モデルが有用となる。

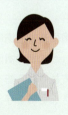

臨床編 第7章
歯周基本治療

1. 意義と目的
2. 歯周基本治療の内容

おぼえよう

①歯周基本治療は歯周病の病因を特定し取り除く治療であり、歯周治療の根幹をなす。

②歯周基本治療は、患者の疾患に対する理解と、治療への協力、そして歯科医師、歯科衛生士との信頼関係を構築する重要なパートである。

③歯周基本治療の正否は、その後の治療の効果を高め、ひいてはメインテナンスやSPTの成功につながる。

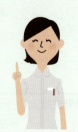

1 意義と目的

　歯周基本治療は、歯周病の病因因子やリスクファクターの除去、および対症療法を行うことで病変の進行停止を目的とする。歯周基本治療は全ての歯周病患者に対して施される基本的な処置であり、歯周基本治療の成否が以後の歯周治療の効果に大きな影響を与えることとなる。病因除去が治療の主体となるが、患者の治療へのモチベーション（動機付け）を高めることも重要な目的の1つである。歯肉炎や軽度の歯周炎では歯周基本治療のみで治癒することも多く、歯周治療で重要な位置を占める。

歯周基本治療
病因因子
リスクファクター

2. 歯周基本治療の内容

2 歯周基本治療の内容

表1　歯周基本治療の内容

歯周基本治療の内容
• 緊急処置と全身への配慮　• プラークコントロール　• スケーリング・ルートプレーニング • 歯周ポケット掻爬　• 暫間固定　• 当面の咬合確保　• 咬合調整　• う蝕・歯内治療 • 習癖の改善　• 矯正治療　• 抜歯　• その他

① 緊急処置と全身への配慮

1）緊急処置

　歯科を受診する患者は何らかの訴えを持って来院することが多い。患者の主訴に対し適切に対応することで患者との信頼関係（ラポール）を確立し、本来の歯周治療へと進めていくことが重要である。歯周病の治療は術者だけでなく歯科衛生士、そして患者の積極的な参加が必要であるため、患者の信頼関係を得ることは共同治療者（co-therapist）としての患者の参加を得るためにも必須である。

　緊急処置が必要なケースとしては急性の歯内病変、急性歯周炎および歯周膿瘍、保存不可能な歯への対応などがあり、根管治療、ポケット内洗浄、切開排膿あるいは薬物療法などを行う。

> **ラポール**
> 患者と医師の心が通じ合い、互いに信頼し、受け入れている状態をいう。

緊急処置

2）全身への配慮

　歯周病は宿主（患者の抵抗力）とパラサイト（細菌）とのバランスの上に成りたつ疾患である。そのため問診により患者の全身状態について詳しく把握することは基本治療を行う上で重要であり、必要に応じて医科へ問い合わせを行うことが必要である。

> **パラサイト**
> 歯周病は内因性の感染症であり、歯周ポケット内細菌をパラサイトと言い、ホスト（宿主）との力関係により病状が変化する。

② プラークコントロール

　プラークコントロールとは、歯面あるいは歯肉に付着したプラークを除去するだけでなく、プラークおよび他の付着物が歯面や隣接歯肉の表面に付着するのを防止することである。歯周病の発炎因子であるプラークを除去し、付着を防止することは歯周病の治療と予防の基本であり、プラークコントロールの確立は引き続き行われる歯周外科治療や他の歯科治療などの効果に大きく影響を与えることとなる。

プラークコントロール

1）歯面の付着物（表2）

（1）獲得被膜：ペリクル（Acquired pellicle）

　エナメル質の表面に形成される、厚さ 0.05 〜 0.08μm くらいの無構造の薄い膜。唾液の糖タンパクに由来すると考えられている。

111

（2）プラーク（Plaque）

歯面あるいは歯肉上に繁殖した細菌、細菌の産生物、剝離上皮および食物残渣の一部などにより形成される。約80％が水分、有形成分の20％の大部分は細菌である。最近ではプラークをバイオフィルムと呼ぶこともある。

表2　歯面の付着物

歯ブラシで除去できる付着物	歯ブラシで除去できない付着物
食物残渣	獲得被膜
白質 プラーク	沈着物（色素） 歯石

（3）歯石（Dental calculus）

歯肉縁上歯石と歯肉縁下歯石とがあり、前者はプラークが石灰化してできるが、後者についての成立機序は明確ではない。表面が粗造でありプラークの沈着を増強する。

（4）食物残渣（Food debris）

いわゆる食べかすである。通常の場合、食物残渣は2〜3時間以内に分解されプラークへと変化する。

（5）白質（Materia alba）

口腔清掃の不良な口腔内に見られる、白黄色の軟らかい堆積物である。白質は膿、剝離上皮、食物残渣およびプラークなどからなる。

（6）歯の沈着物（Dental stains）

茶渋、タバコのヤニおよび食物中の色素が歯面に沈着してできる。

以上の付着物のうち、ブラッシングにより除去できるのはプラーク、食物残渣および白質であり、ほかの沈着物はブラッシングでは除去ができない。

2）プラークコントロールの方法

プラークコントロールの方法には機械的（物理的）方法と化学的方法がある（**表3**）。

表3　プラークコントロールの種類

機械的方法	化学的方法
・ブラッシング ・補助的清掃用具の使用	・酵素（デキストラナーゼなど；歯磨剤として） ・殺菌剤（ポビドンヨード、エッセンシャルオイル、塩化セチルピリジウムなど；洗口剤として） ・抗菌薬

（1）機械的（物理的）方法

機械的方法には各種ブラッシング法および補助的清掃用具によるプラークの除去方法であり、プラークコントロールの主体をなす。

機械的（物理的）方法

（2）化学的方法

歯磨剤や洗口剤の成分としての酵素や殺菌薬などを用いて化学的にプラークの除去や形成を抑制しようとする方法。

化学的方法

抗菌薬（ペニシリン系、テトラサイクリン系、セファロスポリン系など）の使用も化学的方法に含まれるが、抗菌薬を積極的にプラークコントロールに使用するこ

とはない。化学的方法はあくまでも補助的に用いられる。

3）モチベーション（動機づけ）

モチベーションの働きには①患者自身がより良い口腔健康を得たいという欲求を高める機能と、そのためには②何をすれば良いのかという行動を方向づける機能の2つがある。具体的な目的としては、第1に患者に口腔衛生の正しい知識を与え、口腔健康の自覚や欲求を促す。第2にプラークコントロールなどの口腔の自己管理能力を高める。第3に長期にわたる安定した治療効果の持続を図る。さらに第4としてモチベーションの過程において患者と歯科医師との信頼関係（ラポール）を形成することである。

モチベーション

4）ブラッシング法

プラークコントロールのうち機械的方法であるブラッシングの目的は、第1に発炎因子であるプラークの除去であり、次いで歯肉に対し適度なマッサージを行うことで血行を促進させるとともに角化層を増し、歯周組織の抵抗性を上げることである。

多くのブラッシング方法が考案されているが、患者にこれらの方法を全て行わせるわけではなく、患者の歯周組織や歯列の状態によって適切な方法を選択することが重要である。手用歯ブラシを使用したブラッシング法は大別すると、主に歯ブラシの毛先を用いる方法と、毛の腹を使う方法とに分けられる（**表4**）。

表4　手用歯ブラシによるブラッシング法

主に歯ブラシの毛先を使う方法	主に歯ブラシの腹を使う方法
・横みがき ・縦みがき ・バス法 ・フォーンズ法 ・スクラビング法	・チャーターズ法 ・ローリング法 ・スティルマン改良法

（1）主に歯ブラシの毛先を使う方法

毛の腹を用いる方法と比較して、プラーク除去効果に優れる。

a．横みがき Horizontal method

歯ブラシの毛先を歯面に垂直にあて、横すなわち近遠心方向に歯ブラシを動かす。歯肉退縮や楔状欠損を生じやすく、しかも隣接面部の清掃効果が悪いため、あまり推奨されない。

b．縦みがき Vertical method

歯ブラシの毛先を歯面に垂直にあて、縦すなわち垂直方向に歯ブラシを動かす。比較的隣接面の清掃は良いが、歯肉退縮や歯肉の擦過傷を生じやすいので、あまり推奨されない。

c．バス法 Bass method（図1）

歯ブラシの毛先を歯軸に対して45°にあて、毛先を歯肉溝の中に入れて近遠心

主に歯ブラシの毛先を使う方法

方向に振動する。この時、歯に近い毛束部の毛先を歯肉溝や歯周ポケット内に入れ、ほかの毛束は歯面にあたるようにすることが大切である。（毛の硬さ：軟らかめ、植毛：細く密毛）

d．フォーンズ法 Fones method（図2）

別名描円法 circular method ともいう。唇頬側歯面を上下顎同時にみがく方法であり、歯面に歯ブラシを垂直にあて、切端咬合の状態で上下顎最後方歯から大きく円を描くように1歯ずつ近心方向にずらしながらみがく。プラークの除去効果は非常に良いが、小さく円を動かすと縦みがきになる危険性がある。舌口蓋側は横みがきを行う。（毛の硬さ：軟らかめ、植毛：やや密毛）

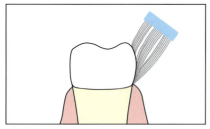

図1　バス法

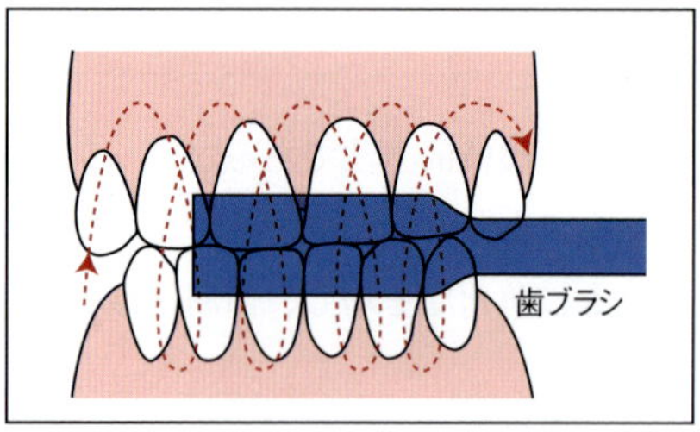

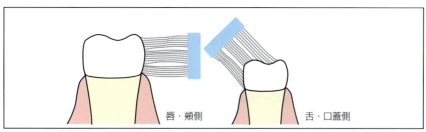

図2　フォーンズ法

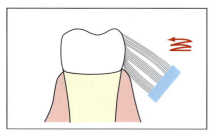

図3　スクラビング法

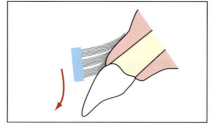

図4　チャーターズ法

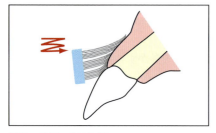

図5　ローリング法

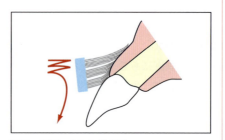

図6　スティルマン法

図7　スティルマン改良法

e．スクラビング法 Scrubbing method（図3）

頰側では歯ブラシを歯面に対して垂直にあて、毛先はわずかに歯肉に触れる程度にし、主に歯面だけを毛先を近遠心方向に移動させてみがく。舌口蓋側では歯ブラシを歯軸に対してバス法と同じように約45°にあて、歯面だけを毛先を近遠心方向に振動させてみがく。この時、唇頬側と同様に歯ブラシの毛先はわずかに歯肉に触れる程度とし、歯肉溝や歯周ポケットの中に入れない。歯ブラシの動きは近遠心方向の振動であり、毛先を移動させないようにすることがポイントである。（毛の硬さ：普通～やや硬め、植毛：やや密毛）

（2）主に歯ブラシの腹を使う方法

プラーク除去効果は少ないが、歯肉に対するマッサージ効果に優れる。

a．チャーターズ法 Charters method（図4）

歯ブラシの毛先を歯冠側に向け、歯ブラシを歯軸と約45°に傾斜させて歯面にあてる。歯面を圧迫しながら根尖方向に歯ブラシをずらし、毛先が辺縁歯肉にあたったところで歯ブラシの柄を小さく回転させ、歯軸に直角に加圧刺激を加えて歯肉をマッサージしてから歯ブラシを歯肉と歯から離す。歯肉の擦過傷を起こしやすく、また行いにくいという欠点がある。（毛の硬さ：普通～やや硬め、植毛：疎毛）

b．ローリング法 Roll method（図5）

歯ブラシの毛先を根尖方向に向けて、歯ブラシの毛束が歯軸とほぼ平行になるようにして歯ブラシを辺縁歯肉と歯面にあてる。この位置で歯肉がわずかに白くなる程度に歯肉を圧迫してマッサージを行い、次に毛先を回転しながら歯ブラシを歯冠方向にずらして歯面をみがく。一般的によく行われている方法であるが、歯頸部歯面のプラークの除去効果は悪い。（毛の硬さ：普通～硬め、植毛：疎毛）

c．スティルマン法 Stillman's method（図6）

歯ブラシのあて方はローリング法と同じであるが、歯ブラシの毛先を根尖方向に向け毛先が辺縁歯肉と歯面にあたった位置で、数回加圧振動を加えてマッサージ効果だけを期待する方法である。（毛の硬さ：普通～硬め、植毛：疎毛）

d．スティルマン改良法 Modified Stillman's method（図7）

スティルマン法ではプラークの除去効果があまり期待できないので、ローリング法にスティルマン法の加圧運動を加えた方法である。ローリング法、スティルマン法およびスティルマン改良法は一連の同じ動きの中にあるといえる。（毛の硬さ：普通～硬め、植毛：疎毛）

（3）電動歯ブラシ

近年、種々の電動歯ブラシが販売されているが、それぞれの特徴をよく理解すること、正しく歯面にあてることが必要であり、これができないと電動歯ブラシの効果が半減する。手用の歯ブラシの使用が困難な障害者や高齢者においては有効である。

a．高速運動電動歯ブラシ

一般に電動歯ブラシとよばれるタイプで、小型モーターを利用してブラシを振

動や回転させることでプラークを除去する。前後振動、左右振動、回転運動など製品によりさまざまである。

b．音波歯ブラシ

リニアモーターの技術を利用し、N極とS極を切り替えることで毎分31,000回転ほどの振動を得ることでプラークを除去する。音波は水を伝わることで毛先から離れた部位にも作用できることから口腔内に水分を含んだ状態で用いることが薦められる。

c．超音波歯ブラシ

歯ブラシの先端に超音波振動素子が埋め込まれており、電圧をかけることで1.6MHzほどの超音波を発生しプラークを除去する。歯ブラシ自体はほとんど振動しないことから手用の歯ブラシと同様に歯の表面をこすることが必要である。また、超音波振動が伝わりやすいように口腔内は湿潤状態であることが必要である。

（4）歯ブラシをあてる順番

歯ブラシを行う順番を決めておくことで磨き残しが生じるのを防ぐことができることから、患者にはいつも規則的に歯ブラシをあてる順番を指導することが大切である。横みがき、フォーンズ法では異なるが、ほかの方法では上下顎唇頬側歯面を6カ所、舌口蓋側歯面を最低5カ所以上あてるように指導する（図8）。

（5）補助的清掃用具

歯ブラシだけによる口腔清掃では歯周病の初発部位である歯間部あるいはブリッジのポンティック部や歯列不正部のプラーク除去は不十分である。この様な部位に対しては目的に合った補助的な清掃用具を併用することが必要となる（図9）。

a．デンタルフロス

接触点直下の歯間部やブリッジのポンティック下の清掃に効果的である。フロスを挿入する場合には、フロスをあまりピンと張らず、ややたるませた状態で頬舌的にノコギリをひくように数回動かし接触点を通過させる。

①指まき法（図10）

フロスは40〜60cmの長さに切る。左右の中指の第2関節の下の部分にフロスを軽く巻き付け、人差し指と拇指でコントロールをしながら使用する。

②サークル法（図11）

フロスは30cmほどの長さに切り、両端を2重結紮して輪をつくる。薬指、中指、小指で握って、拇指と人差し指でコントロールしながら使用する。

③フロスフォルダー（図12）

上手くフロスを使えない場合、あるいは後方臼歯などフロスを挿入するのが困難な部位ではフロスを弓のように渡

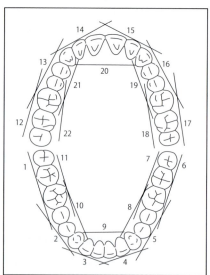

図8　歯ブラシをあてる順番

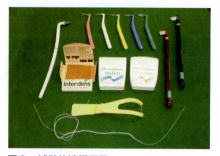

図9　補助的清掃用具

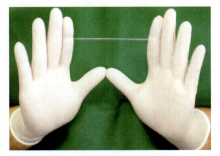
図10 指まき法

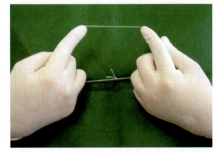
図11 サークル法

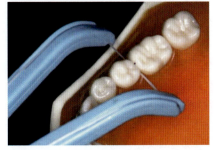
図12 フロスフォルダー

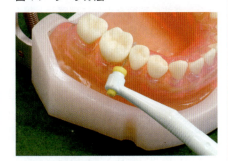
図13 歯間ブラシ

したフロスフォルダーあるいはフォルダー付きのフロスを用いることで容易にフロッシングが行える。

b．歯間ブラシ（図13）

ねじった針金にナイロン毛をつけた、円柱形あるいは円錐形をした小さなブラシである。歯間ブラシのサイズにはSSS、SS、S、M、L、LLなどがあり、歯間の大きさにより使い分ける。歯間鼓形空隙がない場合はデンタルフロスが効果的であるが、歯間鼓形空隙がある場合には歯間ブラシが効果的である。その部の歯間鼓形空隙の大きさに合った大きさの歯間ブラシを使うことが重要であり、空隙に対し歯間ブラシがあまり小さすぎるとプラーク除去効果は低く、あまり大きすぎると歯間歯肉を傷害し歯肉退縮を生じる。上顎に使用する場合はブラシで歯肉を傷害しないよう上から下に向けて歯間ブラシを挿入する。下顎の場合はこれと反対に下から上に向けて歯間ブラシを挿入すると歯肉を傷害することが少ない。

c．ワンタフトブラシ（図14）

ワンタフトブラシとは毛束が1つの歯ブラシで大きく開いた歯間鼓形空隙、歯列不正部位、最後方臼歯遠心部あるいはポンティック基底面の清掃に適している。

d．口腔洗浄器

水流式口腔洗浄器は、歯ブラシや隣接歯面清掃用具の届きにくい部位の汚れを、水流を利用して除去する目的で作られた器具である。食物残渣や白質および為害性の強い遊離プラークなどは口腔洗浄器で除去できるが、付着プラークの

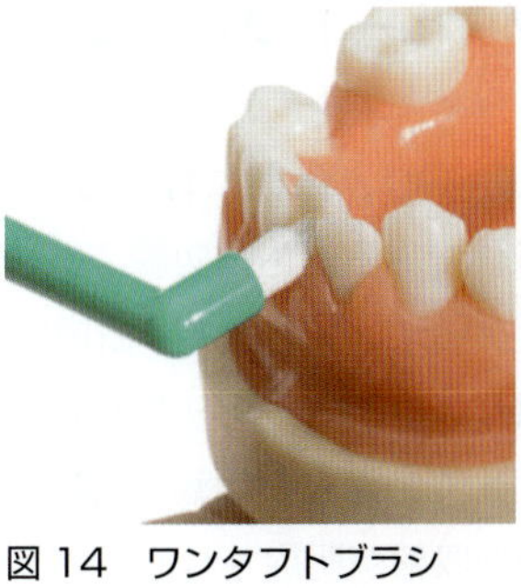

図14 ワンタフトブラシ

臨床編　第7章　歯周基本治療

除去効果はほとんどない。したがって、歯ブラシや隣接歯面清掃用具と併用して初めて有効である。

5）ブラッシング指導（Tooth brushing instruction：TBI）

　ブラッシング指導は、モチベーションと同様、繰り返し行う必要がある。患者の口腔内の状態（歯列の大きさ、歯並び、歯肉の状態、清掃しにくい部位の存在、欠損や修復、補綴物の種類や形態など）と患者の技術的な習熟度により、適切な歯ブラシの選択と効果的なブラッシング法を指導する。

　術者は、各種のブラッシング法の特徴を十分に理解し、現在まで患者が行ってきたブラッシング法や患者の口腔内の状態を把握して、ブラッシング指導を行う。その際、適切かつ効果的と考えられる清掃用具（歯間ブラシやデンタルフロス、電動歯ブラシ、音波歯ブラシ、超音波歯ブラシなどを含む）を選択する。指導は段階的に順を追って行い、患者のモチベーションの程度、技術の熟達度などによる清掃レベルに応じて変化させる。つまり、画一的な指導でなく、個人に合わせた指導法を行う。プラークチャートの変化や歯肉の改善状態を患者に提示し説明することで、指導効果を向上させる。また、歯周病患者では、歯間ブラシやデンタルフロスなどの歯間清掃用具による清掃は効果的であるため、その適切な使用法の指導は重要である。

6）プラークコントロールの目標

　O'Leary らはプラークコントロールレコードが10％以下に達していない患者に対して歯周外科処置を行うべきではないとしている。また、メインテナンス中の患者のプラークコントロールレコードと歯周組織の状態の関連性を調査した結果、プラークコントロールレコードは30％以上の患者では歯肉に炎症が観察されたのに対し、それ以下のプラークコントロールレコードの患者では、健康な歯肉が維持されていたと報告している。これらのことより、基本治療において、口腔清掃指導を行う際に目標とするプラークコントロールレコードは10％以下が理想ではあるが、20％以下を目標とするのが現実的であると思われる。

（五味一博）

プラークコントロールの目標

> **プラークコントロールレコード**
> → p.93「臨床編5章（1）プラークコントロールレコード」参照。

③ スケーリング・ルートプレーニング

1）スケーリング・ルートプレーニングの目的

（1）スケーリング

　スケーリング（Scaling）は、歯面に付着したプラーク、歯石、その他の沈着物を機械的に除去する操作である。歯肉辺縁より歯冠側では歯肉縁上スケーリング、根尖側では歯肉縁下スケーリングとよぶ。歯肉縁上スケーリングにより、歯肉縁上プラークの付着の抑制と付着したプラークの除去が容易となり（歯石の表面は粗造でプラークが付着しやすく、除去が困難）、歯肉縁下スケーリングにより炎症の軽減と、それに伴う歯肉の収縮が期待される。

歯肉縁上スケーリング

歯肉縁下スケーリング

（2）ルートプレーニング

　歯石や細菌、その他の代謝産物が入り込んだ粗造な病的セメント質（あるいは象牙質）を取り除き、滑沢にすること。

　①根面の滑沢化により、根面への歯肉縁下プラークの付着防止とプラーク除去が容易に行えるような環境に置く。

　②プラークや歯石がセメント質表面に付着すると病的セメント質となる。病的セメント質に含まれるリポ多糖やその有害物質は歯質と歯肉との付着を阻害するので、ルートプレーニングにより機械的に除去し、為害作用のない滑沢な歯根面にする。ルートプレーニングはスケーリングに引き続いて行われることが多い処置である。

２）使用器具

　スケーリング・ルートプレーニングにはスケーラーを用いる。スケーラーには、手用スケーラー、超音波スケーラー、エアースケーラーなどがある。

（1）手用スケーラー

a．手用スケーラーの種類

　手用スケーラーは刃部の形態からシックルタイプ（鎌型）キュレットタイプ（鋭匙型）、ホウタイプ（鍬型）、チゼルタイプ（ノミ型）、ファイルタイプ（ヤスリ型）の5種類がある。

　①シックルタイプ：一般的には歯肉縁上歯石の除去に有効なスケーラーで、主として引く操作で歯石の除去を行う（図15）。 **シックルタイプ**

　②キュレットタイプ：歯肉縁上歯石の除去に加え、歯肉縁下歯石の除去ならびにルートプレーニングに有効なスケーラーで、軟組織壁（ポケット内壁）の病的組織（不良肉芽）の除去にも使用される。操作方向は主として垂直（歯軸）方向、水平方向、斜め方向で行うが押す方向で使用することもある。また、刃部と歯面とのなす角度は主として60～70°で引く（Pull）操作で使用するが押す操作では15～25°で使用する。本スケーラーには、すべての部位に適応可能な両刃のユニバーサルタイプと片刃で部位特異的に設計されたグレーシータイプがある（図16～23）。 **キュレットタイプ**

　・グレーシータイプは、刃部（ブレード）の向きと頸部（シャンク）の形態の違いから14種類（両頭のスケーラーで7本）あり、部位に合わせた番号で記されている。近年、シャンクの長さやブレードの小さいものなど使用部位によって使い分けできるものが開発されている。

　③ホウタイプ：刃部は鍬の形をしており、歯石の下端に置き、2点接触を保ちつつ歯冠方向に引く操作で歯石の除去を行う。歯肉縁上歯石の除去には用いられるが、深いポケット底部の歯肉縁下歯石の除去には、刃部が厚く大きいために歯肉組織を傷つける可能性が高い（図24）。 **ホウタイプ**

　④チゼルタイプ：木材加工に用いられるノミに似ており、押す操作で使用する。通常は下顎前歯舌側に島状に沈着した歯肉縁上歯石の除去に効果的である（図25）。 **チゼルタイプ**

⑤ファイルタイプ：ホウタイプの刃部が連続して並んだもので、引く動作で使用するものと押す動作で使用するものがある。刃部の幅や大きさから歯石除去後の歯面・根面の研磨や歯肉縁下歯石の除去には不向きであるが、根分岐部（トンネリング形成歯など）には有効な場合もある（図26）。

ファイルタイプ

b．把持法
主に第1指と第2指でスケーラーを把持し、第3指をそえる執筆法変法や執筆法

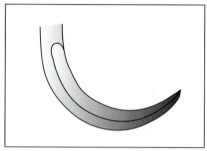
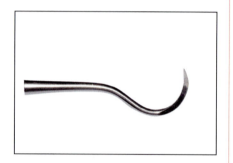

図15　シックルタイプスケーラー

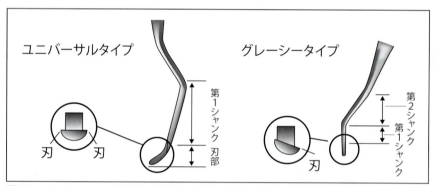

図16　キュレットタイプスケーラー

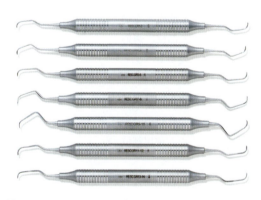

図17．キュレットタイプスケーラー（グレーシータイプ）

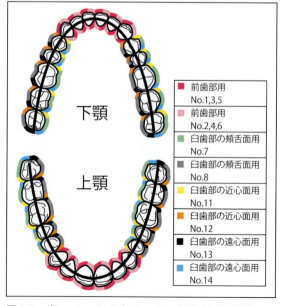

図18．グレーシータイプスケーラーの番号と使用部位

120

2．歯周基本治療の内容

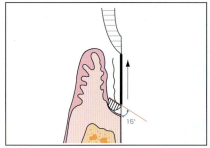
図19 引く（Pull）操作

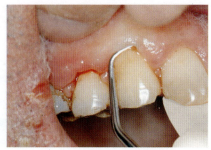
図20 引く（Pull）操作の実際

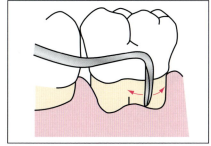
図21 水平（horizontal）操作

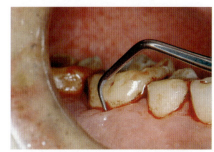
図22 水平（horizontal）操作の実際

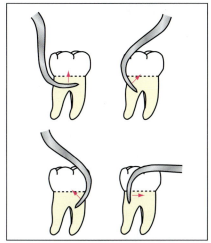
図23 キュレットタイプスケーラーの主な操作方法

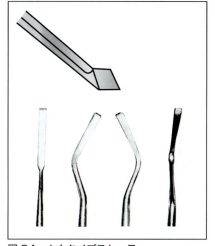
図24 ホウタイプスケーラー

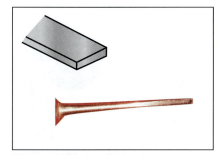
図25 チゼルタイプスケーラー

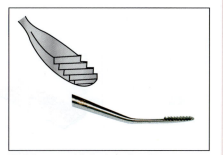
図26 ファイルタイプスケーラー

臨床編　第7章　歯周基本治療

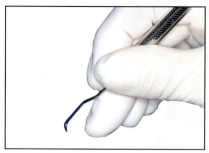
図27　執筆法（Pen grasp）

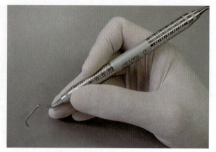
図28　執筆法変法（Modified pen grasp）

を用いる（図27、28）。

c．操作の基本

①歯石の付着状況の確認

探針、プローブなどで根面に付着した歯石や根面の粗造感の有無を確認する。　　　　　　　　　　　　　　根面の探査（探知）

②スケーラーの把持と指の固定（フィンガーレスト）を確実にする。

③固定（レスト）点はできるだけ作業部位に近い位置に求める。

④各種手用スケーラーの特徴を理解して選択し、刃部と歯面との角度を考え操作する。

⑤操作時での作業動作は比較的短く（1〜3mm程度）、力強く行い、歯周組織への障害を少なくする。

⑥必要に応じて局所麻酔を行う。

⑦刃部の鋭利なものを使用する。

⑧スケーリング後の残存歯石の有無確認を行う。

⑨根表面の状態をチェックし、弱く長いストロークで滑沢にする（ルートプレーニング）。

⑩歯肉縁上の根面には研磨剤を用いて歯面研磨を行うこともある。

d．スケーラーのシャープニング

スケーリングあるいはルートプレーニングの効果を高めるには、スケーラーはできるだけ鋭利にしておく必要がある。鈍磨したスケーラーの刃部を鋭利な状態にする操作をシャープニングと言う。研ぎ方は各種スケーラーの構造、特に刃部の角度を十分に把握し、角度を変えたり、刃部を鈍にしないようにシャープニングすることが重要である。スケーリング・ルートプレーニングの前はもちろんのこと、必要があれば術中でもシャープニングができるよう準備しておくことが大切である。

e．シャープニングの重要性

スケーラーの刃部が鈍であると、効果的なスケーリング・ルートプレーニングが行えない。歯石の除去が不十分となり、必要以上の力により歯面や歯周組織を傷

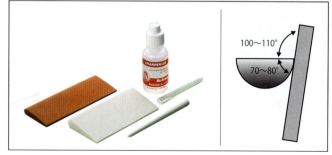
図29　シャープニングの砥石とオイル　　図30　刃部の砥石への当て方

122

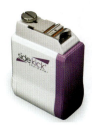
図31 電動シャープナー[ヒューフレディ社より写真提供]

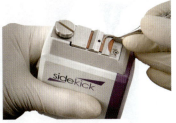
図32 電動シャープナーによるシャープニング[ヒューフレディ社より写真提供]

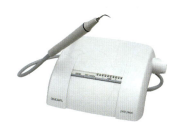
図33 超音波スケーラー

つける可能性がある。また、術者の疲労も大きく、能率はきわめて悪くなる。したがって、スケーリング・ルートプレーニングを成功させるための必要条件として、スケーラーを鋭利にするシャープニング（研磨）がきわめて重要である。手用シャープニングにはインディアストーン、アーカンソーストーンなどの天然砥石や、オイルの使用が不要なセラミックストーンなどの人工砥石を用いる（図29、30）。また、近年では電動のシャープニング器具も使用される（図31、32）。研磨状態はエポキシ棒を用いて切れ味を確認する。

砥石

シャープニングストーン

f．歯面の研磨

スケーリング後の歯面はできるだけ滑沢にするために種々の研磨剤と研磨用具（ロビンソンブラシ、ラバーカップなど）を使用して研磨を行う。歯肉縁上の歯面はこれらの器具を上手に組み合わせることにより滑沢にできるが、歯肉縁下、特に深い歯周ポケットの歯（根）面はこれらの器具は使用できない。したがって、その部位はキュレットタイプスケーラーで丹念にプレーニングするということになる。

（2）超音波スケーラー（図33）

a．原理

超音波スケーラーは、25,000〜40,000 Hz/秒の微振動と空洞現象（真空泡沫現象；キャビテーション：水の泡がはじけるときのエネルギー）の相乗効果を利用し注水下で歯石を歯面から粉砕、除去する。注水下で行うため、洗浄効果も期待できる。磁歪型と電歪型の運動様式がある。手用スケーラーと比べ、歯石除去が容易で疲労も少なく短時間ですむ。

超音波スケーラーの使用はペースメーカーの誤作動を招く恐れがある（種類によって異なる）ため、一般的には心臓ペースメーカーを使用する患者の近くでの使用は避ける。また、ペースメーカー使用の術者も使用を避けるようにする。

b．使用法

霧化状態を確認しながら、歯面とチップとの角度を15°程度に保ちながらフェザータッチ（40〜90g）で操作する。チップの操作方法は隣接面では垂直（歯軸）方向で頰唇）面および口蓋（舌）面は垂直、水平方向で行う（図34〜38）。

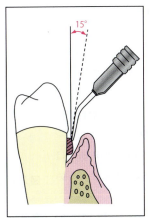
図34 チップと歯面とのなす角度

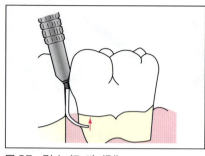
図35　引く（Pull）操作

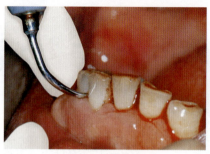
図36　引く（Pull）操作の実際

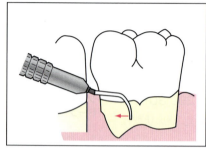
図37　水平（horizontal）操作

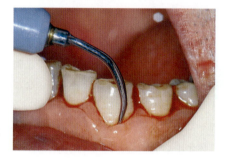
図38　水平（horizontal）操作の実際

　c．操作上の留意点
　①超音波スケーラーの原理をよく理解しておく。
　②フェザータッチで操作し、常にチップを移動させる。
　③超音波発生装置の給水量とパワーとが適正あることを確認する。
　④スケーリングの際、水で患者の衣服および顔面をぬらさないように、防水エプロン、マウスドレープ、タオルおよび吸引装置などを完備する。
　⑤出力は効果のある範囲内でできるだけ小さくする。
　⑥ポーセレン修復歯での使用には注意が必要である。
　⑦超音波（音波）スケーラーは、ルートプレーニングの際の根面の滑沢化には不向きなので、必ず手用スケーラーで仕上げを行う必要がある（表5）。

フェザータッチ

（3）エアースケーラー
　a．原理
　エアースケーラー用ハンドピースを、エアータービンのハンドピース接続部位に取り付ける。その空気圧を利用して振動を発生させ、その振動で、歯石や沈着物を除去する（図39）。超音波スケーラーよりも振動が弱く歯石除去効果はやや劣るが、患者への不快感は少ない（表6）。

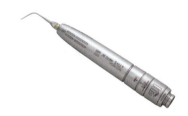
図39．エアースケーラー

　b．超音波スケーラーとの違いの目安（表6）
　c．使用法

表5　超音波スケーラーと手用スケーラーの違い

	超音波スケーラー	手用スケーラー
①適用	歯肉縁上・縁下歯石除去	歯肉縁上・縁下歯石除去 ルートプレーニング
②操作時間	比較的短い	比較的長くかかる
③技量	熟練はあまり必要ない	熟練を要する
④疲労度	少ない	多い
⑤歯肉の 　出血 　損傷 　疼痛	少ない 少ない 少ない	多い 多い 多い
⑥歯の疼痛	多い	少ない
⑦根面の損傷	小さい さざ波状傷	大きい えぐり傷
⑧除石の触感	低い 残存歯石が多い	高い 残存歯石は少ない

表6　エアスケーラーと超音波スケーラーとの違い

	エアスケーラー	超音波スケーラー
①振動数	2,000～6,000ヘルツ	25,000～42,000ヘルツ
②出力	小さい	大きい
③多量の歯石除去	劣る	優れている
④チップの大きさ	小さい 隣接面など細部の除石が容易	大きい 狭い隣接面の除石が困難
⑤多量の沈着歯石の除去	時間を要する	比較的短時間で除去

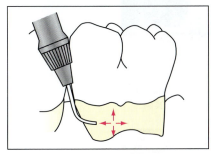

図40　エアースケーラーのチップの操作方向

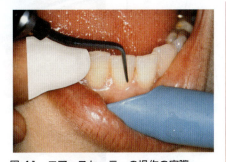

図41　エアースケーラーの操作の実際

　適当なチップを選択し、チップをわずかに移動させながら操作を行う（図40、41）。

d．操作上の留意点
　留意点は超音波スケーラーとほぼ同様で、水滴が患者の顔面あるいは衣服を汚染しないよう、防水エプロン、マウスドレープ、タオルおよび吸引装置を完備するこ

とが必要である。

（4）歯面着色物除去器（エアーアブレーション）

a．原理

研磨剤（重炭酸ナトリウム、グリシン、酸化アルミニウムなどの微粒子）を圧縮空気により水と同時に噴射することで歯面に付着したプラークや着色物を除去する治療法（図42）。

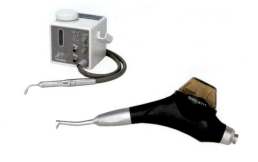

図42　さまざまな歯面着色物除去器

b．使用法

歯面とチップとの距離は1.0 mm～5.0 mm程度、歯面とチップとの角度は60°程度で使用すると最も効果的である（図43〜46）。

c．操作上の留意点

噴射角度の60°は、歯軸に対し切端（咬合面）方向で操作することが肝要で、チップを歯頸部方向で操作すると歯肉溝（歯周ポケット）を傷つけることにもなりかねない。また、超音波スケーラーおよびエアースケーラーと同様に、水あるいは研磨剤が患者の顔面や衣服を汚染しないよう、防水エプロン、マウスドレープ、タオルおよび吸引装置などを完備することが必要である。

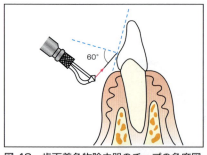

図43　歯面着色物除去器のチップの角度図

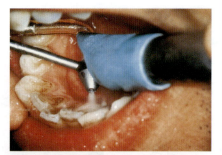

図44　歯面着色物除去器の操作の実際

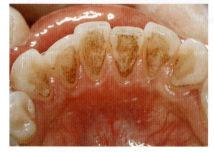

図45　歯面沈着物除去前
下顎前歯部舌側にタバコのヤニと思われる沈着物が認められる。

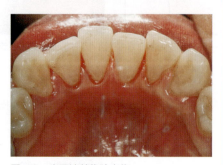

図46　歯面沈着物除去後
沈着物は認められない。

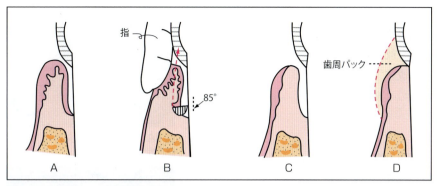

図47 歯周ポケット搔爬の模式図
A：キュレットタイプのスケーラーを用いて、歯根面のスケーリング・ルートプレーニングを行う。
B：指で歯肉を押さえながら、歯周ポケット上皮と炎症性歯肉組織を除去する。
C：ポケット内洗浄を行う。
D：ポケット内洗浄後、歯肉を歯根面に圧殺し、歯周パックを行う。必要に応じて縫合することもある。

> **歯周パック**
> → p.222「臨床編 17章 3)歯周パックの準備」参照。

❹ 歯周ポケット搔爬

1) 目的

　歯周基本治療で行われる歯周ポケット搔爬では、細菌、歯石、病的セメント質の除去などの歯根面の処置とともに歯周ポケット内壁の接合上皮を含むポケット上皮層と炎症組織を搔爬、除去し、新鮮な軟組織面を作り露出根面との付着を期待する。通常、キュレット型スケーラーを用いて歯根面の付着物の除去後にポケット内炎症組織を除去する。比較的浅い骨縁上ポケットに有効であるが、深い歯周ポケットの改善を目的に行われる場合もある。歯周外科治療に分類される歯周ポケット搔爬術とは目的が異なる（図47）。

（佐藤　聡、両角祐子）

参考文献
1) 日本歯周病学会　編：歯周病の診断と治療の指針 2007. 医歯薬出版, 東京, 2007（第1版）.
2) 日本歯周病学会　編：歯周病の検査・診断・治療計画の指針 2008. 医歯薬出版, 東京, 2009（第1版）.

❺ 暫間固定

　固定とは、歯周病・脱臼・歯根破折などにより動揺が生じた歯を隣接歯と連結することによって安定をはかる処置をいう。固定は、暫間固定と永久固定に大別されるが、歯周基本治療中に行うのは暫間固定のみである。暫間固定によって、歯の動揺を一時的に軽減し、歯周組織の安静および咬合・咀嚼機能の改善を図ることができる。

暫間固定

永久固定

1) 目的
①歯の動揺や病的移動の防止
②咬合力の多数歯への分散
③二次性咬合性外傷の改善
④咬合機能・咀嚼機能の改善
⑤食片圧入の防止
⑥審美性の回復
⑦歯周外科治療後の歯周組織の安静
⑧歯周治療の操作性の改善
⑨歯の保存可否の判定　などである。

2) 適応
①中等度～重度の動揺歯
②対合歯や隣接歯の喪失に伴う歯の移動の防止
③重度の動揺歯で保存の可否の判定が必要な場合

3) 種類
(1) 可撤式装置
① Hawley（ホーレー）タイプ床固定装置（図48）
②鋳造連続鉤

(2) 固定式装置
①外側性固定－歯質の削合を伴わないもの
・接着性レジン固定（ダイレクトボンディングシステム：DBS）（図49）
・ワイヤーレジン結紮固定（バルカン固定など）（図50）
②内側性固定－歯質の削合を伴い、永久固定を前提とするもの
・A-sprint（図51）
・連結インレー、アンレーによる固定

4) 使用器具
①可撤式装置の場合、1回目は印象採得の器材、2回目は切削器具と研磨器具。
②固定式装置の場合、固定の種類により異なるが、切削用器具、研磨器具、接着性レジン（図52）アクリルレジン、補強線、結紮線など。ほかにも、咬合紙（カーボン紙）、咬合診査用ワックスなどを使用する。

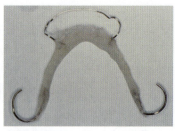
図48　Hawley（ホーレー）タイプ床固定装置

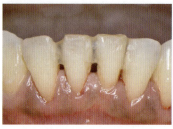
図49　接着性レジン固定（ダイレクトボンディングシステム：DBS）

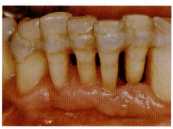
図50　ワイヤーレジン結紮固定（バルカン固定など）

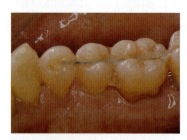
図51　A-sprint

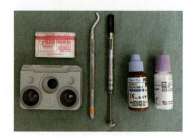
図52　接着性レジン

6 当面の咬合確保

　暫間修復物と暫間補綴物とは、文字通り一時的な歯の修復物と補綴物のことを指す。形態不良や不適合な修復物・補綴物が口腔内に装着されている場合、形態の修正や暫間的な補綴物への置き換えが必要となる。また歯の欠損により顎位が安定していない患者では、早期に暫間的な補綴を行って咀嚼機能を回復する必要がある。暫間補綴物は、冠形態の暫間被覆冠と、床義歯形態の暫間義歯の2つに分けることができる。

　歯周基本治療の中で装着される暫間補綴物を特に歯周治療用装置と呼ぶことがある。歯周治療用装置は、重度の歯周病で長期の治療期間が予測される歯周病の患者に対して、治療中の咀嚼機能の回復及び残存歯への咬合の負担の軽減等を目的として装着する。

暫間修復物
暫間補綴物

歯周治療用装置

1）目的
①不良修復・補綴物の修正
　マージン、コンタクト、カントゥア、咬合面形態などの不良によるプラーク堆積、食片圧入、咀嚼障害を修正する
②残存歯質の保護
③咬合機能の確保と修正
④審美性の確保
⑤最終補綴物の設計
⑥暫間固定

2）適応
①不良修復・補綴物が存在して除去しないと修正できない場合

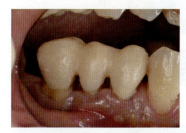

図53　暫間補綴物（連結冠）

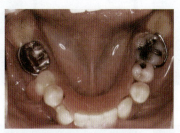

図54　暫間義歯（治療用義歯）

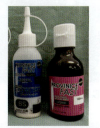

図55　即時重合レジン

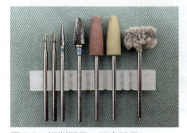

図56　切削器具、研磨器具

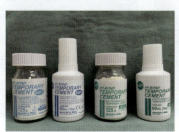

図57　仮着用セメント

②少数歯または多数歯にわたる欠損が存在し、暫間的な咬合機能と審美性の確保が必要な場合
③最終補綴物のデザインを判断するうえで必要な場合（連結の必要性、歯の保存の可否の判定など）

3）種類
①暫間修復用セメント
②即時重合レジンによる暫間補綴物（図53）
③人工歯、ワイヤークラスプ、アクリルレジンによる暫間義歯（図54）

4）使用器具
①暫間用セメント
②即時重合レジン（図55）、切削器具、研磨器具（図56）、仮着用セメント（図57）など（間接法で作製する場合は印象採得を行う）
③印象採得の器材、切削用器具、研磨器具、即時重合レジン、補強線、結紮線など。ほかにも、咬合紙（カーボン紙）、咬合診査用ワックスなどを使用する。

7 咬合調整

　咬合調整とは、咬頭嵌合位における早期接触や偏心咬合位への滑走運動時に生じる咬頭干渉となる部位を選択的に削合し、咬合力を多数歯に均等に分散させる

咬合調整
早期接触
咬頭干渉

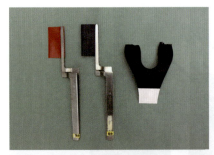
図58　咬合紙&ホルダー

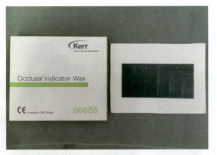
図59　オクルーザルインジケーターワックス

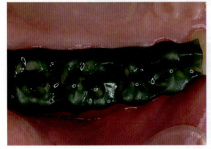
図60　オクルーザルインジケーターワックスを歯に使用したところ

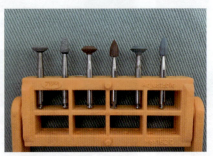
図61　咬合調整用バー

2．歯周基本治療の内容

ことをいう。特に、歯周病に罹患している動揺歯では二次性咬合性外傷が生じていることがあるため、歯周基本治療中はこまめに咬合状態を確認する必要がある。しかし、歯周基本治療における咬合調整は、あくまで大きな咬合の不調和がみられる歯に限定され、口腔全体の本格的な咬合調整は歯周基本治療後ないし歯周外科後の再評価で改めてその必要性を判断することになる。

1）目的

①明らかな早期接触、咬頭干渉などの咬合干渉の除去
②二次性咬合性外傷が生じている歯の安静

2）適応

①明らかな咬合干渉がある場合
②二次性咬合性外傷がある場合

　歯の咬合調整は不可逆的なものであるので十分に患者への説明を行い、その必要性を理解してもらったうえで行わなければならない。特に、補綴物、修復物のない天然歯では十分注意が必要である。

3）基本原則と注意点

①咬頭嵌合位（中心咬合位）における早期接触の除去
②側方と前方運動時の咬頭干渉の除去
③後方接触位の調整（顎関節症、ブラキシズムなどの症状が強い場合のみ）
守るべき3つの注意点を表に示す（**表7**）。

表7

守るべき3つの注意点
・咬合高径は低下させない。
・咬合接触面は大きくしない。
・天然歯の削除量は最小限にとどめる。

4）使用器具

　咬合紙（カーボン紙）（**図58**）、咬合診査用ワックス（**図59、60**）、切削用器具、研磨用器具（**図61**）。

（村上 弘、坂上竜資）

参考文献

1）加藤熙　編著：新版　最新歯周病学, 医歯薬出版, 東京, 2011.
2）日本歯周病学会　編：歯周病学用語集　医歯薬出版, 東京, 2013（第2版）.

8　う蝕・歯内治療

1）歯周基本治療の一環としてう蝕・歯内治療の役割

　歯周基本治療は歯周病の原因因子の可及的除去を行うことが主たる目的であるが、その一環として積極的にう蝕あるいは歯内治療を実施しなければいけない場合がある（表8）。まず考えられるのは、①う蝕がプラークリテンションファクター（プ

二次性咬合性外傷

歯周炎の進行により支持歯槽骨が減少して咬合負担能力が低下した歯に生じる外傷で生理的な咬合力によっても引き起こされる。

咬合干渉

調和のとれた安定した咬合面接触を妨げるあらゆる歯の接触。咬頭干渉、早期接触などが含まれる。

表8 歯周基本治療において実施するう蝕・歯内治療の内容と位置づけ

う蝕・歯内治療の内容	歯周基本治療における位置づけ
①隣接面や歯頸部う蝕の処置	プラーク蓄積因子の除去
②疼痛を伴う歯髄・根尖性歯周組織疾患の処置	マネジメント処置
③象牙質知覚過敏症の処置	マネジメント処置
④上行性歯髄炎の抜髄（歯内歯周疾患II型）	マネジメント処置
⑤歯内歯周疾患III型に対する感染根管処置（a true combined lesion）	原因因子の除去（感染源の除去）

ラーク蓄積因子）となっている場合である。う窩の中にプラークが停滞するばかりでなく、特に隣接面う蝕があると接触点が破壊されることによって、咬合による食片やプラークの圧入を生じることがある。次に②う蝕の進行によって接触痛や冷水痛を生じ、そのためにブラッシングが妨げられる場合である。いずれにおいても、まずう蝕を除去して適切な封鎖を行うことでプラークコントロールの妨げとならないようにする必要がある。さらにう蝕の進行で歯髄疾患を生じている場合には、歯髄保存鎮静療法あるいは歯髄除去療法を実施して疼痛を除かねば、適切なプラークコントロールを行うことはできない。

これ以外にも歯内治療がどうしても必要な場合がある。まず③象牙質知覚過敏症の場合で、歯周基本治療の実施による急激な歯肉退縮で根面露出を生じたときによくみられる。この場合もブラッシング時の接触痛や冷水痛により患者はプラークコントロール困難となるので、知覚過敏抑制材の塗布など適切な対応をしなければならない。特にスケーリング・ルートプレーニング実施直後に急速な歯肉退縮を生じると発生しやすい。もう1つが歯周－歯内病変で、歯周炎あるいは根尖病変の進行により歯周ポケットと根尖部歯周組織が交通することにより生じる。重度歯周炎患者においては、④ポケットの深化で生じる上行性歯髄炎（図62）や、⑤独立して進行した根尖性歯周炎と辺縁性歯周炎が連続した病変（A true combined lesion）を生じる可能性がある。この場合、前者では歯髄炎による疼痛除去のために抜髄の必要があるし、後者は根管からの感染を除くために感染根管治療を実施する。

歯周－歯内病変

上行性歯髄炎

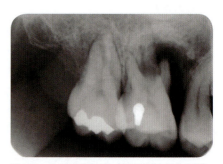

図62 上行性歯髄炎（歯内歯周疾患II型）の症例
42歳、男性。上顎右側大臼歯部の持続性冷水痛を訴え来院した。デンタルエックス線写真上で 6 近心根に根尖に及ぶ骨吸収が認められる。電気歯髄診で生活歯と判断され、抜髄を行った。

2）実施に際して注意すべきこと

歯周基本治療中のう蝕・歯内治療の実施は、基本的には通常の治療と同じであるが、歯肉縁の位置が歯周治療によって変化するという問題がある。そのため歯周基本治療中は暫間修復物（テンポラリーインレーやクラウン）の作製に留めることが多い。むろんこの場合にもプラーク付着が起きにくいような形態や表面にしなければならない。またう蝕が歯肉縁下に及ぶような場合は早期にSRPを実施して、炎症を軽減させてから処置を行う必要がある。

9 習癖の改善

1) 歯周基本治療において改善しなければならない習癖

歯周組織破壊の進行をもたらす可能性のある習癖については、早期から対応を進めなければならない。そのような習癖として、ブラキシズムや口呼吸などがあげられる。

2) 口呼吸への対応

口呼吸の原因として、鼻閉塞などの鼻疾患が存在する場合と上顎前突などによる口唇閉鎖不全が考えられる。口呼吸により口腔内が乾燥すると、自浄作用が低下してプラーク停滞を生じやすくなるので、歯肉の炎症が増悪する。特徴的な口腔内所見として、上顎口蓋側に堤状隆起（テンションリッジ）と呼ばれる腫脹や前歯唇側歯肉の口呼吸線などがある。原因によっては、耳鼻科への依頼や矯正治療の検討などが必要となる。睡眠時に口呼吸がみられる場合には、オーラルスクリーンの使用やサージカルテープを用いた口唇閉鎖の補助を行う。また習慣性口呼吸が存在する場合には、口輪筋などの筋機能訓練を必要とする場合がある。

口呼吸

3) ブラキシズムへの対応

咬合性外傷が歯に加わると、歯周組織の炎症性破壊を加速化し、垂直性骨吸収を生じる。そのため歯周基本治療においては、プラークコントロールやSRPを主体とした炎症の除去を行った上で、原因となる咬合状態（早期接触、咬合干渉や負担過重）や習癖（ブラキシズム）の対応を行うのが原則である[1]。

ブラキシズムとは、咀嚼筋群の異常な緊張を伴う上下の歯の非機能的接触のことであり、歯ぎしり（グラインディング）、くいしばり（クレンチング）、カチカチと音をさせる（タッピング）の3種類がある。いずれも睡眠時・覚醒時にかかわらず無意識に生じるため、診断にあたっては本人のみならず同居家族への問診や異常な咬耗状態のチェックが重要となる。治療にあたっては早期接触部位の咬合調整が行われてきたが、必ずしもブラキシズムの防止に有効でないと考えられるようになってきた[2]。そのためブラキシズム患者に対しては歯周組織への傷害の軽減を目的としたオクルーザルスプリントの使用が一般的に行われている（図63）。

ブラキシズム
グラインディング
クレンチング
タッピング

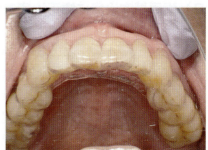

図63 オクルーザルスプリントを使用した症例（咬合面観）
61歳、男性。歯の動揺を主訴として来院した。歯周基本治療中に睡眠時ブラキシズムの存在が疑われたため、上顎にオクルーザルスプリント（軟質レジン製ナイトガード）を装着したところ、動揺の改善が認められた。

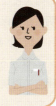

MEMO

歯周病の進行と習癖
口腔習癖が歯周組織破壊を加速化する場合がある。よくみられるのは、口呼吸とブラキシズムである。いずれも歯周組織の炎症の増悪をもたらす。

臨床編　第7章　歯周基本治療

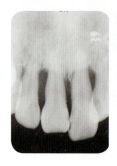
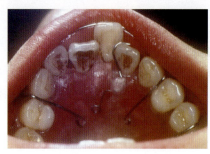

図64　可撤性床矯正装置により歯の移動を行った症例
左：初診時エックス線写真、右：矯正装置装着時の口腔内写真
28歳、女性。|1 の唇側移動を主訴として来院したが、広汎型侵襲性歯周炎と診断し、歯周治療を実施後に可撤性床矯正装置を用いた歯の移動を行った。

⑩ 矯正治療

1）歯周治療における矯正治療の考え方

　歯列不正、特に叢生があることによってプラーク困難となる場合があるばかりでなく、歯間部への食片圧入や咬合性外傷が引き起こされることもある。そのような場合、歯周治療の早期から矯正治療を組み込んでいくことを考慮しなければならない。しかしながら実施にあたって注意しなければならないのは、炎症の存在する歯周組織に矯正を行うと、その力が外傷力となって急速な歯周組織を引き起こすことである。そのため充分なプラークコントロールがなされているばかりでなく、確実なSRPによりポケット内の炎症が除去されていることが、矯正治療実施のための最低限必要な条件となる。

2）歯周基本治療に矯正治療を組み込む場合の注意点

　歯周治療、特に歯周基本治療に矯正治療を組み込む場合には、歯肉縁下を含めて充分な炎症のコントロールがなされていることが条件となる。また移動させる歯のみならずアンカーとなる歯の歯周組織も、多くの場合すでに破壊を受けて支持が減少していることから、過大な矯正力を負荷しないように注意する必要がある。加えて、矯正装置として用いたブラケットやワイヤーそのものがプラーク蓄積因子となる場合があることから、装置の選択にも充分な配慮を行わねばならない（図64）。矯正治療中は特に口腔清掃指導を確実に行って、プラークの蓄積と炎症の再燃が生じないようにする。

炎症のコントロール

矯正力

⑪ 保存不可能な歯の抜歯

　骨支持がほとんどなく高度な動揺を認める歯は、プラークコントロールを阻害するばかりでなく、咬合の障害となってスムーズな咀嚼運動を妨げる。そのため歯周基本治療中においても明らかに保存不可能と判断される歯は積極的に抜歯を行っていく（図65）。その際には、患者に充分な説明を行ってインフォームドコンセントを得なければならないのは言うまでもない。保存可否の判定が困難な場合には、歯周基本治療後の再評価時に再度判断を行う。これは歯周組織の炎症の除去により、通常動揺の減少が生じるためである。

2. 歯周基本治療の内容

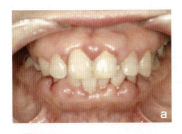
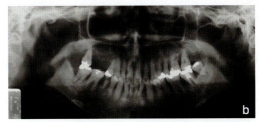
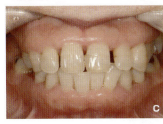
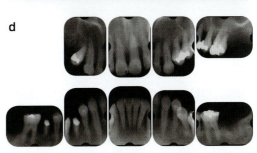

図65 歯周基本治療中に積極的に保存不可能歯の抜歯を行った症例
a：初診時の口腔内写真、b：初診時のパノラマエックス線写真、c：歯周基本治療後の口腔内写真、d：歯周基本治療後のデンタルエックス線写真
初診時には歯肉の炎症が著明であり、7⏋、⎿7、⎿7、⎿8、⎿7は高度の骨吸収のため2〜3度の動揺が認められたので、これらを抜歯した。歯周基本治療後には歯肉炎症の大きな改善がみられた。

（島内英俊）

参考文献

1）日本歯周病学会　編：歯周病の検査・診断・治療計画の指針 2008. 21-23, 日本歯周病学会, 東京, 2009（第1版）.
2）川浪雅光：第7章　咬合治療, 臨床歯周病学. 72-81, 医歯薬出版, 東京, 2013（第2版）.

臨床編 第7章 やってみよう

以下の問いに○×で答えてみよう（解答は巻末）

1. チャーターズ法は歯ブラシの毛の脇腹を用いるブラッシング法である。
2. スケーリングでは、病的なセメント質を取り除き、根面を滑沢にする。
3. ルートプレーニングには、キュレットタイプのスケーラーが有効である。
4. 超音波スケーラーは、ペースメーカー装着者には使用しない。
5. 咬合調整を行うときは、咬合高径を低下させないように注意する。
6. う蝕はプラーク蓄積因子の1つである。
7. 堤状隆起はブラキシズムの特徴的所見である。
8. クレンチングとは、歯をカチカチと打ち合わせる習癖である。

歯周病科の現場から

手用スケーラーと超音波スケーラーの臨床的評価

両角祐子（日本歯科大学新潟生命歯学部　歯周病学講座）

スケーリング・ルートプレーニングに用いる器具にスケーラーがあります。スケーラーには、手用スケーラー、エアスケーラー、超音波スケーラーなどがあり、目的や部位に応じ使い分けています。以前は歯肉縁下に使用する器具は、主にキュレット型スケーラーでしたが、近年、超音波スケーラーの開発が進み、チップは歯周プローブに類似し細く長くなり、また使用時に発生する熱の冷却と除去された削片をポケットから洗い流すための注水効果も向上し、歯肉縁下に対する処置にも用いられるようになってきました。臨床では、手用スケーラー、超音波スケーラーそれぞれの特性を活かし、使用しています。

沈着物の除去効果・器具の到達性

キュレット型スケーラー、超音波スケーラー、エアースケーラーなど器具による根面の沈着物の除去効果の違いでは、キュレット型スケーラーが根面の面積の97.5％、超音波スケーラーが92.2％の沈着物が除去され、キュレット型スケーラーが最も除去効果が高かったものの、超音波スケーラーやエアスケーラーでも高い除去効果が得られたと報告されています[1]。

大臼歯の根分岐部を対象とした研究では、非外科治療においてキュレット型スケーラー、超音波スケーラーにおいて歯石の取り残しに有意な差がないものの、フラップを開けた場合では、狭い根分岐部における歯石残存面積はキュレット型スケーラーでは分岐部の面積の17.6％、超音波スケーラーでは3.6％と報告されています[2]。超音波スケーラーで根分岐部病変用のチップを使用した場合、手用スケーラーに比べ、進行した根分岐部病変では超音波スケーラーのほうが明らかに到達性に優れています。この理由として、幅が狭く複雑な形態をしている根分岐部において、手用スケーラーの刃部の到達性は低く、ストローク幅も制限されるのに対し、超音波スケーラーでは直径が1mm以下のチップを使用することも可能であり、適合したチップを選択し、歯根面に当てるだけでほとんどストロークを必要としないで対応できるからです（図1、2）。

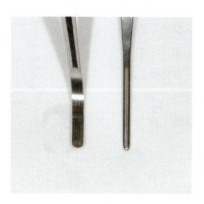 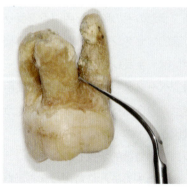

図1（左写真）
手用スケーラー（左）と超音波スケーラー（右）のチップの先端部

図2（右写真）
超音波スケーラーのチップの根分岐部への応用

根面の滑沢度・歯質の喪失

スケーリング・ルートプレーニング後の歯根面は、粗糙な歯根面に細菌性プラークが再付着しやすいとの報告から、滑沢であることが求められます。手用スケーラーのほうが超音波スケーラーと比較してより歯根面が平滑になるとされていましたが、近年では、超音波スケーラーでも手用スケーラーと同等もしくは手用スケーラーより滑沢になるとの報告もあります。

ただし、滑沢にするあまりに歯根面を大幅に削除しないように注意する必要があります。歯石および沈着物を除去した歯面にそれぞれ臨床で用いるくらいの力で12ストローク適用した場合、手用スケーラーでは平均108.9μm、超音波スケーラーでは平均11.6μmの歯質が削除されていました。手用スケーラーでは250gの力で行った場合は60.2μm、超音波スケーラーで200gの力で行った場合は18.2μmの歯質が喪失しました[3]。また、作用時間が長いほど、手用スケーラーで歯質の喪失量が多くみられました[4]。臨床的に適用される力でスケーリングした場合、超音波スケーラーのほうが手用スケーラーよりも喪失する歯質の量は少なくなると考えられます。

治療効果（臨床効果）

観察期間6カ月の比較研究でプロービングポケットデプスやアタッチメントレベルなどの臨床パラメータの改善程度に関して手用スケーラーと超音波スケーラーとで差はないとの報告があります（図3）[5]。ほかの多くの研究でも同様の結果が示されていることから、歯周ポケットの改善や、プロービング時の出血などの臨床的効果は同等であるといえます。

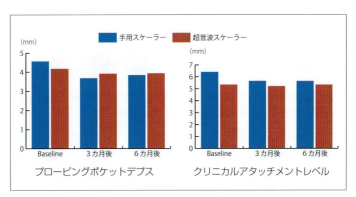

図3　治療効果の比較

超音波スケーラーは、根分岐部などの狭い部位への到達性がよく、歯質の削除量が少なく、また薬剤を応用できる器械もあるなどの利点がある一方、手用スケーラーは探知能力に優れ、歯周ポケットに対し確実に処置をする上で不可欠です。

それぞれの器具の特徴と使用方法を十分に理解し、さまざまな臨床の場に応じて、選択する必要があります。

参考文献）
1) Kocher T, König J, Hansen P, Rühling A. Subgingival polishing compared to scaling with steel curettes: a clinical pilot study. J Clin Periodontol. 2001;28(2):194-199.
2) Matia JI, Bissada NF, Maybury JE, Ricchetti P. Efficiency of scaling of the molar furcation area with and without surgical access. Int J Periosontics Restorative Dent. 1986;6(6):24-35.
3) Ritz L, Hefti AF, Rateitschak KH. An in vitro investigation on the loss of root substance in scaling with various instruments. J Clin Periodontol. 1991;18(9):643-647.
4) Braun A, Krause F, Frentzen M, Jepsen S. Removal of root substance with the Vector-system compared with conventional debridement in vitro. J Clin Periodontol. 2005;32(2):153-157.
5) Ioannou I, Dimitriadis N, Papadimitriou K, Sakellari D, Vouros I, Konstantinidis A. Hand instrumentation versus ultrasonic debridement in the treatment of chronic periodontitis: a randomized clinical and microbiological trial. J Clin Periodontol. 2009 ;36(2):132-141.

臨床編 第8章
再評価

1. 歯周基本治療後の再評価
2. 治療計画の修正
3. メインテナンス・SPT移行前の再評価

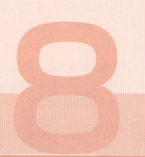

おぼえよう

①歯周基本治療後の再評価は予後の判定と治療計画の修正に役立てるが、PCRが20％以下を維持できる状態になってから行うのが望ましい。

②一連の歯周治療が終了し、メインテナンス・SPTに移行する前に再度、再評価を行う必要がある。

1 歯周基本治療後の再評価

1 目的

　歯周基本治療前後の検査結果を比較検討することにより、歯周治療に対する患者の反応と正確な病状を知り、予後の判定と治療計画の修正に役立てる。再評価の結果をもとに、歯周基本治療によって治癒しない原因を検討し、歯周外科治療、根分岐部病変の処置をどのような順序で進めていくかを考慮して治療計画をより適切なものに修正する。歯肉炎・軽度歯周炎に対する歯周基本治療後の再評価ではメインテナンスに移行するかの意思決定のために行う。

　再評価は、歯周基本治療が終了し十分な治療期間を経た時点で行うが、O'LearyのPCRが20％以下を維持できる状態になってから行うのが望ましい。歯周基本治

予後の判定

治療計画の修正

PCRが20％以下

療によって歯肉の炎症の改善が得られても、口腔清掃状態が悪いと、容易に歯周組織の状態が悪化し、歯周外科治療にも移行することはできない。

❷ 検査項目

歯周基本治療後の再評価検査は治療前の歯周組織検査と原則的に同じ内容で行い、比較検討できるようにする。

①歯肉の炎症（GI、BOP など）
②歯周ポケット（6 点法を基本）
③アタッチメントレベル（6 点法を基本）
④口腔衛生状態（O'Leary の PCR）
⑤歯の動揺度（Miller の判定基準）
⑥エックス線画像による検査
⑦咬合
⑧根分岐部病変
⑨プラークリテンションファクター（プラーク蓄積因子）
⑩口腔内写真
⑪スタディモデル
⑫先進的検査（プラークの細菌検査、歯周ポケット滲出液の検査、唾液の検査、血清の細菌抗体価検査など）

2 治療計画の修正

歯周基本治療後の再評価時に、当初に予定していた治療計画から変更して歯周外科が必要になる場合、逆に良好に経過して歯周外科が必要でなくなる場合がある。また初診時には保存可否の判断がつきかねていた歯が基本治療により、保存可能になるケースもある。

このように、歯周基本治療による治療効果を再評価でのさまざまな検査項目から判断して、初診時に立てた治療計画からの修正を行い、再度治療計画を立案し、その内容を患者に対して改めて説明することは治療期間が長期間に及ぶことの多い歯周治療においては非常に重要である。

再度治療計画を立案

■ 症例 1

当初の治療計画では抜歯を計画していた上顎左側小臼歯だが（図 1）、歯内治療を含む歯周基本治療のみで保存可能となった（図 2）。

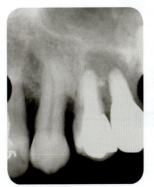

図 1　初診時

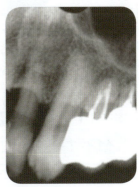

図 2　SPT 時

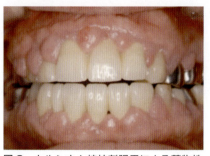
図3 カルシウム拮抗剤服用による薬物性歯肉増殖症の術前

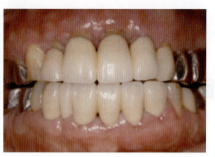
図4 術後

■ 症例2
当初、上下顎共に歯周外科治療を予定していたが（図3）、下顎は基本治療のみで改善したため歯周外科治療が必要でなくなった（図4）。

3 メインテナンス・SPT 移行前の再評価

　歯周基本治療から始まる一連の歯周治療が終了し、メインテナンスもしくはSPTに移行する前に再度評価を行う必要がある。この再評価によりメインテナンスもしくはSPTに移行できるかどうかを判断し、検査結果によっては再治療が必要になるケースもある（図5、6）。

　検査・診査項目に関しては、初診時と同様の項目を行い、初診時との比較によりその治療効果を判断することが必要である。さらに、歯周治療を行ってきた上で特に注意が必要であると考えられる項目（ブラキシズムなどの不良習癖の有無や分岐部病変などの有無、歯の動揺の有無、喫煙の有無、全身の健康状態など）については、予後を判定する上で非常に重要となる。

歯周治療が終了

再治療

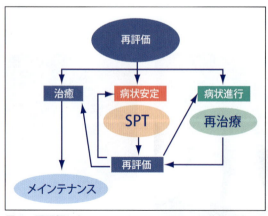
図5　再評価からメインテナンス・SPTへの移行の流れ

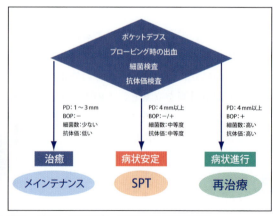
図6　治癒・病状安定・病状進行の判定基準

メインテナンスとSPT

メインテナンスは歯周治療により治癒した場合、SPTは歯周治療により、歯周ポケットが残存する部位は部分的に認められるものの、病状安定となったものである。それぞれ再評価によってリコール間隔を決定する。

（梅田 誠、河野智生）

参考文献

1) 日本歯周病学会　編：歯周病の診断と治療の指針 2007.13-15, 医歯薬出版, 東京, 2007（第1版）.
2) 日本歯周病学会　編：歯周病の検査・診断・治療計画の指針 2008.37, 医歯薬出版, 東京, 2009（第1版）.
3) 日本歯周病学会　編：歯周病患者における抗菌療法の指針 2010.60-63, 医歯薬出版, 東京, 2011（第1版）.

臨床編 第8章 やってみよう

以下の問いに〇×で答えてみよう（解答は巻末）

1. 歯周治療計画の修正は再評価後に行う。
2. 歯周外科治療前に再評価を行う必要がある。
3. 再評価でポケット4mm以上の部位が残存し、BOP（＋）の部位もみられた場合メインテナンスに移行する。
4. 歯周基本治療後の再評価においてPCR20％以下であることが望ましい。
5. 再評価後に患者に治療計画について再度説明する。

臨床編 第9章
歯周外科治療

1. 総論
2. 各論

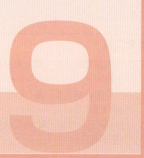

おぼえよう

①歯周外科治療を行うにあたっては、術前・術後のプラークコントロールが重要である。

②歯周外科治療は、多くの種類があり、今後、歯周組織再生療法を中心にさらなる方法が開発され、その重要性を増すことが予測される。

③これらの歯周外科治療を予知性の高いものにするためには、知識・技術に加え、優れたチーム医療を行っていかなければならない。

1 総論

❶ 歯周外科の意義・目的

　歯周外科治療（Periodontal surgery）とは、歯周基本治療後の再評価の結果、歯周基本治療のみでは改善できなかった原因因子や病変を外科手術で除去することによって、歯周組織の治癒や再生を得るために行う治療法である（図1）。歯周外科治療により、患者自身が行うプラークコントロールを容易にする環境が整い、歯周組織を長期に安定した状態で維持することが可能になる。

　歯周外科治療の目的を以下にあげる。

　　①原因因子や歯周病変部の除去

歯周外科治療

治癒
歯肉に炎症がなく、歯周ポケットは3mm以下、プロービング時の出血がない、歯の動揺は生理的範囲が基準。

1. 総論

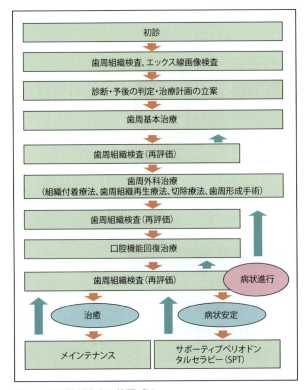

図1 歯周外科治療の位置づけ

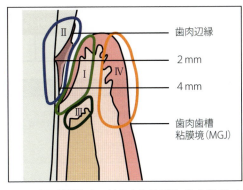

図2 歯周外科治療の対象となる部位（[文献3]より引用改変）
I 歯肉病変部［ポケット、付着（接合）上皮部］
II 歯面（根面）病変部（プラーク、歯石、病的セメント質）
III 歯槽骨病変部
IV 歯肉歯槽粘膜病変部
※歯肉辺縁から2mmまで：ブラッシングの限界ゾーン
（歯周）ポケット4mmまで：スケーリング・ルートプレーニングなど非外科的治療で対応可能なゾーン）

②ポケットの除去または深さの減少
③使用器具の歯根面への到達性の向上
④失われた歯周組織の再生
⑤歯肉歯槽粘膜の形態異常の改善
⑥審美性の回復
⑦適切な修復・補綴処置を行うための歯周組織の形態修正

　歯周外科治療の実施において、歯科衛生士は歯科医師をサポートし、歯科衛生ケアプロセス（歯科衛生過程）に基づき、患者一人ひとりの状態に応じた歯科衛生ケアを提供する。特に、術前・術後のプラークコントロールに関して、セルフケアの指導やプロフェッショナルケアを実施することは重要となる。

❷ 歯周外科治療の種類

　歯周外科治療を行う対象となる歯周組織および関連組織を図2に示す。
　歯周外科治療は、その目的により次の4種類に分類される（図3）。

（1）組織付着療法
　歯根面および歯周ポケットの内部に蓄積した細菌および細菌由来の汚染物質を取り除き、歯肉軟組織が根面に付着することで歯周ポケットの減少を促すことを主目的とした手術法。

> **歯周組織再生**
> 失われた歯周組織、すなわち歯槽骨、歯根膜、セメント質、歯肉が再生すること。

組織付着療法

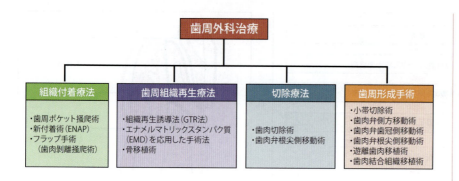

図3　歯周外科治療の分類

表1　歯周形成手術の分類と目的

種　類	目　的
小帯切除術	小帯の付着位置異常の改善
歯肉弁側方移動術	1歯または2歯に限局した歯肉退縮に対する根面被覆
歯肉弁歯冠側移動術	1歯または2歯に限局した歯肉退縮に対する根面被覆
歯肉弁根尖側移動術	歯周ポケットの除去、付着歯肉幅の増大
遊離歯肉移植術	付着歯肉幅の増大、露出根面の被覆（予知性は低い）
歯肉結合組織移植術	付着歯肉幅の増大、露出根面の被覆

（2）歯周組織再生療法

歯周病により破壊され失われた歯周組織を再生させることを目的とした手術法。

（3）切除療法

歯肉ポケットあるいは歯周ポケットを構成する組織を切除することにより、ポケットの除去または減少を図り、歯周組織を生理的形態にし、ひいては歯周病の再発防止を図ることを目的とした手術法。

（4）歯周形成手術（歯肉歯槽粘膜形成術；ペリオドンタルプラスティックサージェリー）（表1）

歯肉歯槽粘膜部位の形態異常を改善し、歯周病の治療と再発防止、プラークコントロールの行いやすい環境の確保および審美性の改善を目的とした手術法。

（富田幸代、齋藤　淳）

参考文献

1) 日本歯周病学会　編：歯周病の検査・診断・治療計画の指針2008. 医歯薬出版, 東京, 11-12, 24-30, 2009.
2) 日本歯周病学会　編：歯周病学用語集. 医歯薬出版, 東京, 2013（第2版）.
3) 伊藤公一：歯周外科治療. 吉江弘正, 伊藤公一, 村上伸也, 申　基喆, 臨床歯周病学, 医歯薬出版：東京, 82-84, 2013（第2版）.

2 各論

1 歯周外科治療器具

歯周外科治療には、多数の器具が使用される。以下に項目ごとに説明する。

1）基本診査器具（図4）
a．デンタルミラー
b．ピンセット
c．歯周プローブ（ポケット探針）種々の目盛の製品があるが、ここでは 3-3-2-3mm の目盛のプローブを示す。
d．エキスプローラー（探針）

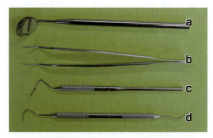

図4　a：デンタルミラー、b：ピンセット、c：歯周プローブ、d：エキスプローラー

2）麻酔器具（図5）
a．注射器
b．注射針　上から 30G 外径 0.3x 長さ 21mm 浸麻針、31G 0.28x12mm 浸麻針、33G 0.26×21mm 浸麻針、27G 0.4×30mm 伝達麻酔針。ゲージGは数が大きいほど細い針となる。
c．麻酔薬カートリッジ　上から 1.0mL アドレナリン含有リドカイン歯科用カートリッジ、同 1.8mL カートリッジ、1.8mL フェリプレシン含有プロピトカイン：シタネストーオクタプレシンカートリッジ

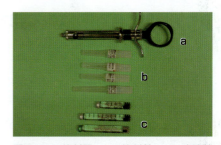

図5　a：注射器、b：注射針、c：麻酔薬カートリッジ

3）切開と切除に使用する器具（図6）
a．替刃メス　（上；No.15, 下；No.12）ディスポーザブルタイプ。
b．メスホルダー
c．カークランドナイフ　（上；15/16）歯肉切除、歯肉整形、臼歯遠心、口蓋、舌側の切開に適する。
d．バックナイフ　（下；5/6）歯間部切開に使用。
e．ポケットマーカー　ポケット底の外側歯肉に穿刺マーク（出血点）付与するために使用するクレーンカプランのポケットマーカー（左右２本組）。
f．歯肉鋏　（上；ゴールドマンフィックス、下；ラグランジェ）

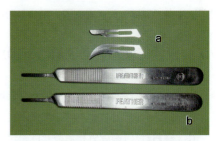

図6　a：替刃メス、b：メスホルダー

4）剝離に使用する器具（図7）
a．ハーシュフェルト骨膜剝離子　右側；全部位に使用可能、

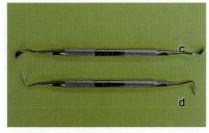

図6　c：カークランドナイフ、d：バックナイフ

145

左側；舌口蓋側に使用。プリチャードの骨膜剥離子より小さく、薄いため、薄い歯肉弁等に便利である。

b．プリチャード骨膜剥離子　右側；剥離子、左側；歯肉弁の圧排に使用

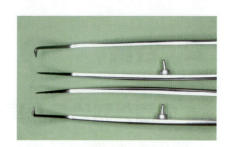

図6e　クレーンカプランのポケットマーカー

5）スケーラー（肉芽除去、スケーリングルートプレーニングに使用）（図8）

a．鎌形スケーラー　（上；ターナー／ジャケット 15/33 歯肉縁上スケーリング用）
b．鎌形スケーラー　（下；6/7 歯肉縁上隣接歯間部用）
c．グレーシーキュレット　（上から順に；3/4 前歯用、9/10 臼歯頰舌面用、11/12 臼歯近心面用、13/14 臼歯遠心面用）
d．オルバンファイル　（上；10/11）
e．オルバンファイル　（中；12/13）

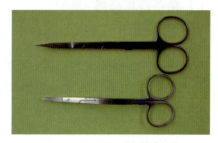

図6f　歯肉鋏

6）骨整形、自家骨採取に使用する器具

- シュガーマンファイル　（図8f；3S/4S 頰舌面用、ファイルが3面に付与）
- オーシャンビンチゼル　（図9a　上から順；No.1〜4）骨整形、骨削除、自家骨採取等に、押す操作で使用する。
- バックアクションチゼル　（図9b）自家骨採取、骨整形に、引く操作で使用する。
- 破骨鉗子（図9c　ダブルアクションタイプ）　自家骨採取、骨整形等に使用、本タイプは、硬い骨採取の場合も力が要らず、使用しやすい。

7）縫合に使用する器具（図10）

a．アドソンティッシュプライヤー　（歯肉ピンセット）
b．コーン縫合用プライヤー　（GTR 膜の把持、糸の穿通時に使用）
c．持針器　（上；カストロビージョ、下；クライルウッド）
d．縫合針　（歯周外科治療では糸付き縫合針を用いることが多い。縫合針は、丸針、逆三角形、平型等がある。3/8 は針の彎曲を示し、円に対する割合を意味している。針の大きさ（17mm、15mm 等）は円の直径を示している。
e．縫合糸　（ナイロン、テフロン、ポリエステル、絹糸等非吸収性のもの、ポリグリコール酸等の合成吸収糸が使用される。サイズは数字が大きくなると糸の直径が小さくなり、4-0、5-0 サイズの縫合糸が使用されることが多い。

| 麻酔 |
| 切開 |
| 剥離 |
| スケーラー |
| 骨整形 |
| 自家骨 |
| 縫合 |

❷ 組織付着療法

組織付着療法とは、歯周ポケット内部と歯根面に存在する細菌と細菌由来の汚染

2. 各論

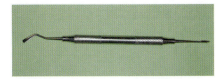
図7a　ハーシュフェルト骨膜剝離子

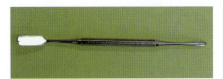
図7b　プリチャード骨膜剝離子

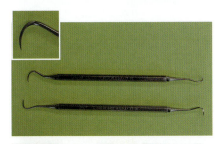
図8a、b 鎌形スケーラー

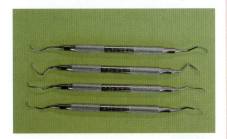
図8c　グレーシーキュレット

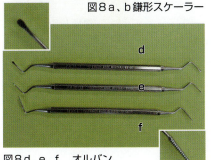
図8d、e、f　オルバン、シュガーマンファイル

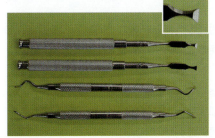
図9a　オーシャンビンチゼル

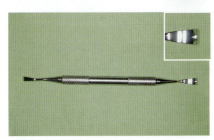
図9b　バックアクションチゼル

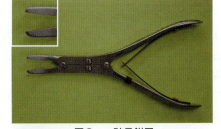
図9c　破骨鉗子

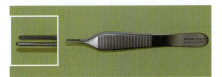
図10a　アドソンティッシュプライヤー

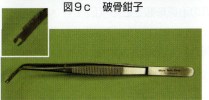
図10b　コーンプライヤー

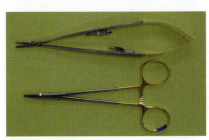
図10c　持針器

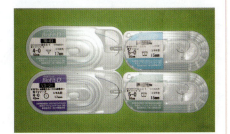
図10d、e　糸付き縫合針

147

物質を可及的に取り除いて、歯肉組織の歯根面への付着を促進することを目的とする手術法である。そのため、骨切除、歯肉弁の根尖側移動等は行わない。

組織付着療法には、歯周ポケット掻爬術、新付着術、フラップ手術（フラップキュレッタージ、アクセスフラップ手術）、ウィドマン改良フラップ手術等が含まれる。

1）歯周ポケット掻爬術 Periodontal Curettage

歯周ポケット掻爬術（キュレッタージ）は、歯周ポケット内壁のポケット上皮と炎症性結合組織をキュレット型スケーラーで掻爬（除去）するとともに、歯根面上の細菌、歯石、病的セメント質の除去を行う術式である。切開や歯肉弁の剥離は行わず、研磨されたグレーシーキュレットを使用して行うことから、ポケット底部の炎症性組織を完全に除去することは困難である。

(1) 適応症
 a．骨縁上ポケット
 b．ポケット周囲組織の炎症を軽減させて病状の安定を図りたい症例
 c．高齢者や合併症等で、外科的侵襲を少なくしたい場合

(2) 禁忌症
 a．骨縁下ポケット
 b．重度な根分岐部病変や根分岐部が狭い症例
 c．歯肉が非常に薄い症例

(3) 術式（図11 模式図）
 a．術部の消毒と局所麻酔
 b．歯根面のスケーリング・ルートプレーニング（SRP）（図11-①）
 c．グレーシーキュレットの刃部を歯周ポケット内壁に向け、歯肉の上から指の腹で押さえながら、ポケット上皮と炎症性歯肉を掻爬除去する（図11-②）。
 d．ポケット内を洗浄後、創面を圧迫する。
 e．歯周パックを行う。縫合を行うこともある（図11-③）。
 f．術後1週間で歯周パックの除去を行う。
 g．長い上皮性付着の治癒形態をとる（図11-④）。

2）新付着術（ENAP）excisional new attachment procedure

新付着術は、歯肉辺縁からポケット底部に向けた切開を加え、ポケット上皮と炎

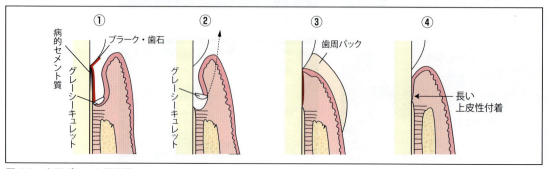

図11　歯周ポケット掻爬術

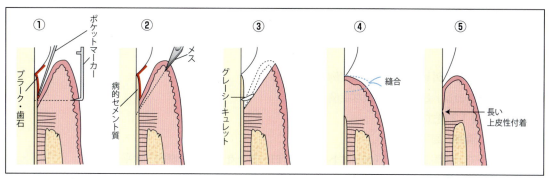

図12 新付着術

症性結合組織を切除し、歯根面をスケーリング・ルートプレーニング後、縫合して、歯根面に密着させることで新付着を得ることを目的としている。しかし、実際には長い上皮性付着での治癒形態をとることから、現在あまり行われていない術式である。

長い上皮性付着

(1) 適応症
- a. 骨縁上ポケット
- b. 骨欠損を伴わない4～5mmの歯周ポケット

(2) 禁忌症
- a. 骨縁下ポケット
- b. 骨欠損を伴う症例
- c. 根分岐部病変

(3) 術式（図12 模式図）
- a. 術部の消毒と局所麻酔
- b. ポケット底部の位置をポケットマーカー（クレーンカプランなど）で印記（出血点）する（図12-①）。
- c. 辺縁歯肉からポケット底部に向けた内斜切開を行う（図12-②）。
- d. 切開した上皮と結合組織片をキュレット型スケーラーで除去する。
- e. 根面のSRPを行う（図12-③）。
- f. ポケット内の洗浄、歯肉を圧接後、縫合する（図12-④）。
- g. 約1週間後に抜糸を行う。抜糸までは術部のブラッシングを禁止する。
- h. 長い上皮性付着の治癒形態をとる（図12-⑤）。

3）フラップ手術　flap operation

フラップ手術（歯肉剝離搔爬術）は、骨膜を含んだ全層弁または部分層弁を形成し、歯肉弁を剝離翻転することで、歯周病変部への視野の確保と器具の到達が容易になり、歯周基本治療では除去できなかった深部のスケーリング・ルートプレーニング、炎症性肉芽組織の除去を明視下で行うことができる術式である。必要に応じて切開のデザインを変え、歯肉の長さを調節したり、歯槽骨に対する処置を行うことができる。

フラップ手術

(1) 適応症
- a. 歯周基本治療後に4mm以上の歯周ポケットが残存する症例
- b. 歯槽骨の形態修正や移植が必要な症例

c．垂直性骨吸収
d．根分岐部病変

(2) 禁忌症
a．全身疾患等で外科治療が禁忌な症例
b．プラークコントロールが不良な症例

(3) 術式（図 13 模式図）
a．術部の消毒と局所麻酔
b．麻酔下で、歯周プローブ（ペリオドンタルプローブ）を用いて垂直的、水平的な骨縁の位置を把握（ボーンサウンディング）する。　　**ボーンサウンディング**
c．切開：歯肉頂縁から約 1 mm 離した部位から歯槽骨頂に達する内斜切開を歯頸部に沿って扇状（スキャロップ）に入れる（図 13-①）。必要な場合は、フラップの片側または両側に縦切開を加える。
d．フラップの剝離翻転：骨膜剝離子を使用して骨膜を含んだ粘膜骨膜弁（全層弁）を剝離する。歯根面、骨面と骨欠損底部への到達可能な範囲で剝離翻転する（図 13-②）。　　**粘膜骨膜弁**
e．肉芽の除去：キュレットタイプスケーラーや鋭匙などで除去する（図 13-③）。
f．SRP：キュレットタイプスケーラーを使用して、直視下で歯根面上の歯石と病的セメント質を除去し、根面を滑沢にする。術野を生理食塩水等で良く洗浄し、残存歯石や肉芽の取り残しがないか確認する（図 13-④）。
g．歯槽骨に対する処置：必要な場合は、バー、チゼル、ノミ、ファイル、破骨

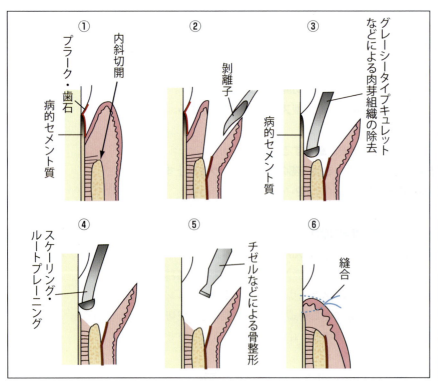

図 13　フラップ手術の術式（この図の術式は、フラップキュレッタージ［アクセスフラップ手術］。一般的にはウィドマン改良法も用いる）

鉗子等を使用して歯槽骨の形態修正、骨切除を行う（図 13-⑤）。
  h．洗浄：剥離翻転した歯肉弁の内面を生理食塩水で良く洗浄し、残留した異物を洗い流す。
  i．圧迫止血：歯肉弁を所定の位置に戻して圧迫止血する。
  j．縫合：症例に応じて縫合方法を選択して行う（図 13-⑥）。
  k．歯周パック：縫合後、止血や歯槽骨と歯肉弁が密着していることを確認し、歯周パックを行う。止血が完全な場合は、歯周パックを行わないこともある。

> **歯周パック**
> → p.222「臨床編 17章 3)歯周パックの準備」参照。

  l．約1～2週間後に抜糸を行う。少なくとも抜糸までは術部のブラッシングを禁止する。
  m．主に長い上皮性付着による治癒形態をとるが、根尖側に一部再生が生じる場合もある。

4）ウィドマン改良フラップ手術 Modified Widman Flap Surgery

切開は、歯肉辺縁から1～2mm離して一次切開（内斜切開）、二次切開（歯肉溝内切開）を行い、全層弁の剥離は2～3mmとして歯槽骨をわずかに露出させる。歯槽骨頂で三次切開（水平切開）を行い、肉芽を分離し、除去後、スケーリング・ルートプレーニングを行い、歯肉弁を元に戻して縫合する。骨切除や骨整形は行わず、根面の露出をできるだけ防いで、審美的な結果を期待する術式である。

③ 歯周組織再生療法

歯周組織再生療法には、歯周組織再生誘導法（GTR法）、エナメルマトリックスタンパク質（EMD）を応用した再生療法、増殖因子を応用した再生療法、骨移植術がある。

1）歯周組織再生誘導法（GTR法） Guided tissue regeneration

GTR法は、吸収性または非吸収性の膜を骨欠損部の上部に設置して歯肉上皮細胞と歯肉線維芽細胞の骨欠損部への侵入を防ぎ、歯周組織の再生能力を有する歯根膜由来細胞を誘導して、新付着を伴う歯周組織の再生を期待する手術法である。

(1) GTR法に用いる膜の種類
  a．吸収性膜：合成高分子膜、コラーゲン膜がある。現在、日本においてGTR法に使用できるのは、吸収性の膜であり、骨欠損の部位や状態に適した形状の膜を使用する。
  b．非吸収性膜：ゴアテックス社から、四フッ化エチレン（Expanded Polytetrafluoroethylene；e-PTFE）膜が発売されていたが、発売中止となった。カラー部とスカート部よりなり、膜を歯に固定した際、カラー部は歯面に密着し、スカート部は膜と根面のスペースメイキングを行う。

(2) 適応症
  a．2壁性または3壁性の垂直性骨欠損
  b．Lindhe（リンデ）の根分岐部病変1～2度

GTR法

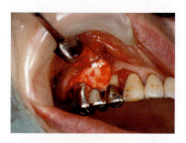
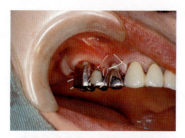
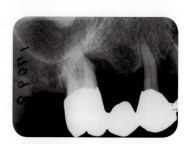
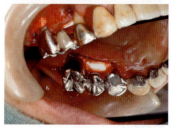
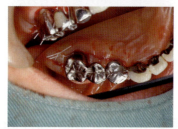
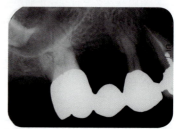

図14a　骨欠損部位に自家骨移植後、吸収性GTR膜を適用した

図14b　GTR膜の適用後、縫合を行った

図14c　術前（上）と術後1年（下）のエックス線写真、骨の再生が認められる

（3）禁忌症
a．水平性骨吸収
b．Lindheの根分岐部病変3度
c．膜を被覆するための角化歯肉の幅や厚みが不足している症例

（4）術式（図14症例写真）
a．術部の消毒および局所麻酔
b．麻酔下で、歯周プローブを用いて垂直的、水平的な骨縁の位置を把握する（ボーンサウンディング）。
c．切開：GTR膜を被覆できるように、歯間乳頭部の歯肉の厚みと形態を十分保存して歯肉溝内切開を歯頸部に沿って扇状（スキャロップ）に行う。必要な場合、フラップの片側または両側に縦切開を加える。
d．剥離翻転：再生部位が十分明視できる様に、全層歯肉弁を十分に剥離する。GTR膜を完全に歯肉弁で被覆するために、歯肉歯槽粘膜境（MGJ）より根尖側で粘膜弁を形成する減張切開が必要な場合もある。
e．肉芽除去：肉芽を歯面と骨面から分離し、キュレットタイプスケーラーなどで完全に除去する。
f．スケーリング・ルートプレーニング（SRP）：キュレットタイプスケーラーなど、ファイル等を使用して、直視下で根面の歯石と病的セメント質を除去する。術野を生理食塩水等で良く洗浄し、残存歯石や肉芽の取り残しを確認する。
g．歯槽骨に対する処置：原則として骨整形、骨切除は行わない。骨の採取が可能な場合は自家骨を採取し、骨移植術を併用する場合もある。
h．膜の調整：骨欠損部を膜で被覆する場合、骨欠損部辺縁より3mm以上越えて骨面を被覆するようにトリミングする。
i．膜の固定と縫合

2. 各論

j. **歯肉弁の縫合**：基本的には歯周パックを行わない。

k. **抜歯**：術後2～3週間で行う。少なくとも抜糸までは術部のブラッシングを禁止する。

2）エナメルマトリックスタンパク質（EMD）を応用した再生療法

エナメルマトリックスタンパク質（EMD）は、幼若ブタ歯胚から抽出、粗精製された製剤（エムドゲイン）で、エナメルタンパク質と成長因子が主な含有成分であり、歯根膜中の未分化間葉細胞を骨芽細胞、セメント芽細胞および歯根膜を形成する細胞に分化誘導し、歯周組織再生を誘導すると考えられる。加熱製剤であるエムドゲインゲルが、現在臨床応用されている。

エナメルマトリックスタンパク質

（1）適応症

a. 1壁性～3壁性の垂直性骨欠損

b. 多数歯に渡る骨欠損症例

c. 角化歯肉の幅や厚みが少ない場合でも使用可能な症例あり

d. Lindheの根分岐部病変1～2度（国内の使用説明書では、分岐部病変は適応には含まれていない）

（2）禁忌症

a. 根分岐部病変3度

（3）術式（図15症例写真）

a. **術部の消毒および局所麻酔**

b. **診査**：麻酔下で歯周プローブを用いて垂直的、水平的な骨縁の位置を把握する（ボーンサウンディング）。

c. **切開**：歯間乳頭部の歯肉の厚みと形態を十分保存し、歯肉溝内切開を歯頸部に沿って扇状（スキャロップ）に行う。必要に応じて、フラップの片側または両側に縦切開を加える。

d. **剥離翻転**：再生部位が十分明視できるように、全層歯肉弁を十分に剥離する。歯肉歯槽粘膜境より根尖側で粘膜弁を形成する減張切開が必要な場合もある。

e. **肉芽除去**：肉芽を歯面と骨面から分離し、キュレットタイプスケーラーなどで完全に除去する。

f. **SRP**：スケーラー等を使用して、直視下で歯根面の残存した歯石と病的セメント質を除去し、キュレットタイプスケーラーで滑沢化する。術野を生理食塩水で良く洗浄し、残存歯石や肉芽の取り残しがないことを確認する。

g. **歯槽骨に対する処置**：原則として骨整形、骨切除は行わない。骨の採取が可能な場合は、ボーンチゼル、破骨鉗子等を用いて自家骨を採取し、骨移植術を併用することもある。

h. **根面処理**：EDTA、クエン酸、リン酸等で根面処理を行い、生理食塩水で十分に洗浄する。

i. **エムドゲインゲル（図16）の塗布**：根面処理後、血液で汚染される前に根面にエムドゲインゲルを塗布する。

j. **歯肉弁の縫合**：基本的には歯周パックを行わない。

153

臨床編　第9章　歯周外科治療

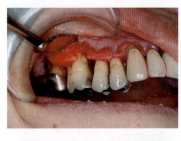
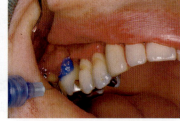
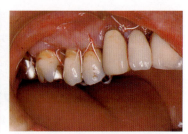
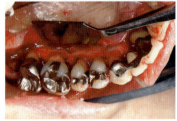
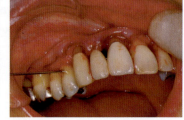
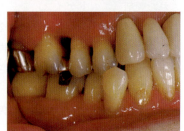

図15a　SRPおよび肉芽除去後の頬側面観（上）、SRPおよび肉芽除去後の口蓋側面観（下）

図15b　リン酸による根面処理（上）、エムドゲインゲルの根面への塗布（下）

図15c　縫合後（上）と術後9カ月（下）

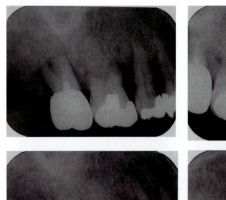
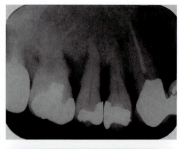
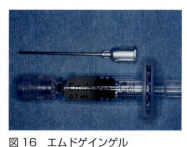
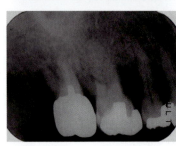
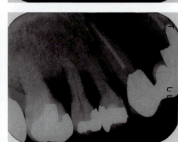

図15d　術前（上）と術後9カ月（下）のエックス線写真
骨の再生と水平化が認められる。

図16　エムドゲインゲル

　k．抜歯：術後2〜3週間で行う。少なくとも抜糸までは術部のブラッシングを禁止する。

3）骨移植術

　骨欠損部の再生による歯周組織の安定、機能性の確保を目的として行われる。自家骨移植、人工骨移植（ハイドロキシアパタイト、リン酸三カルシウム（TCP）等）、異種骨移植（ボーンジェクト、バイオオス等）が用いられており、症例によってはフラップ手術、GTR法やエムドゲインゲルによる再生療法時に併用して臨床応用

されている。

(小方頼昌)

参考文献
1) 日本歯周病学会　編：歯周病患者における再生治療のガイドライン2012．日本歯周病学会，東京，2013．
2) 吉江弘正　他編：臨床歯周病学．医歯薬出版，東京，2013．
3) 全国歯科衛生士教育協議会　監修:歯周病学．87-114，医歯薬出版，東京，2015（第2版）．

④ 切除療法

1）歯肉切除術（図17）

　歯肉ポケット（仮性ポケット）もしくは浅い骨縁上の歯周ポケット（真性ポケット）の減少や除去を目的として外斜切開にて歯肉組織の切除を行う方法である。治癒後の予測が立てやすく、手術が簡単でしかもポケットの除去が確実である。しかし、軽度の歯周炎で歯周ポケットが存在する場合には、ポケットが浅くても術後に生じる付着歯肉の喪失、象牙質知覚過敏、歯肉退縮による審美障害などの問題点を考慮する必要がある。

> 歯肉ポケット
> 外斜切開

2）歯肉弁根尖側移動術

　歯周形成手術の1つであるが、歯周ポケットの切除的意味合いがあるため切除療法に含まれる場合もある。非移動型フラップと同様の目的で行われる手術で、ポケットの軟組織壁を根尖側に移動することを特徴とする。これにより、術前に角化した遊離ポケット壁であった部分を付着組織へ移行させることが可能となり、最終的にはポケットの除去と同時に付着歯肉の幅の増加が可能となる。この術式で行う内斜切開は、歯肉をできるだけ多く保存し、それを根尖側へ移動させることによって付着歯肉（角化歯肉）の増加を目的とするものであるため、歯にできるだけ近い位置（歯肉縁から約1.0 mm以内）で行うことが必要である。部分層弁を作製し、根尖側に移動、骨膜や結合組織に縫合固定するため手技には熟練を要す。

> 内斜切開

⑤ 歯周形成手術

　歯周形成手術（ペリオドンタルプラスティックサージェリー、歯肉歯槽粘膜形成術）は付着歯肉（角化歯肉）の不足や喪失、浅い口腔前庭、辺縁歯肉への障害となる小帯や筋の付着などの3つの解剖学的問題を改善することによって、歯周病の再発防止、プラークコントロールのしやすい口腔内環境の確保、および審美性の改善を行うための手術の総称である。この目的を達成させる外科的手技として、小帯切除術、有茎弁歯肉移植術（歯肉弁側方移動術、歯肉弁歯冠側移動術、歯肉弁根尖側移動術）、遊離歯肉移植術、結合組織移植術などがある。

(1) 歯肉退縮（根面露出）に対する処置

- 結合組織移植術（図18参照）
- 遊離歯肉移植術（図19参照）
- 歯肉弁歯冠側移動術

  歯根面を被覆する方法として用いられ、歯冠側へ歯肉弁を移動させ露出した歯根面を被覆する手術である。また、歯周組織再生療法の際に移植骨やGTR膜を完全に歯肉弁で被覆する目的でも用いられる。

- 歯肉弁側方移動術（図20）
- 両側乳頭弁移動術（図21）

(2) 付着歯肉幅の増加、環境の改善に対する処置

- 小帯切除術（図22）
- 歯肉弁根側移動術（図23）
- 口腔前庭拡張術、開窓術（図24）
- 歯肉弁歯冠側移動術
- 歯肉弁根尖側移動術

  付着歯肉の幅が狭い場合、または歯周ポケット底部が、歯肉歯槽粘膜境を越えているような場合に付着歯肉の幅の増加およびポケットの除去を目的に行う手術である。

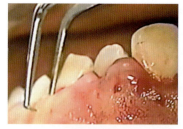

図17a 歯肉切除術の術式。クレーンカプランのポケットマーカーによるポケット底の印記

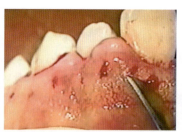

図17b カークランドメスによる外斜切開

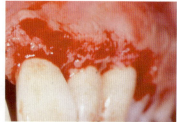

図17c 切除後

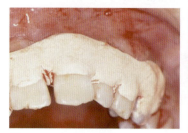

図17d 止血後、歯周パックの応用

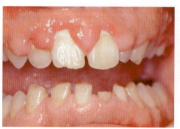

図17e 術前

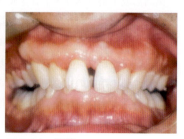

図17f 術後

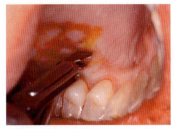
図18a 結合組織移植術の症例。口蓋より結合組織採取

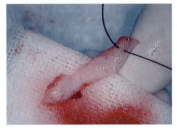
図18b 歯肉結合組織片（移植歯肉）

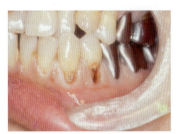
図18c 術前

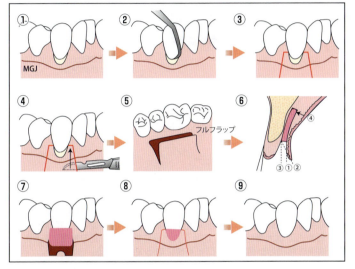

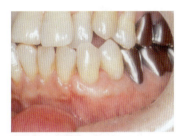
図18d 術後

図18e 結合組織移植術
　口蓋部上皮下から採取した結合組織を移植するものである。露出歯根面の被覆、審美性が要求される部位での口腔前庭拡張、さらには顎堤増大を目的として行う。移植した歯肉が受給側と調和し、審美性に優れた方法で、現在では最もよく用いられている。

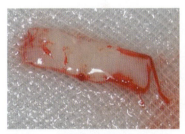
図19a 遊離歯肉移植術の症例。切除した遊離歯肉片

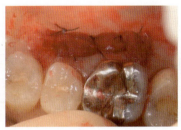
図19b 採取部位

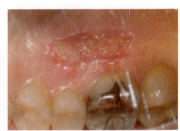
図19c 1週間後

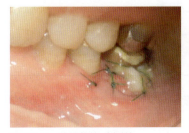
図19d 移植部位（術前）

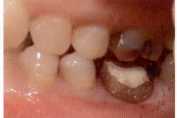
図19e 移植2週間後

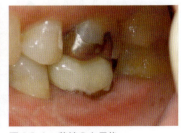
図19f 移植2カ月後

臨床編　第9章　歯周外科治療

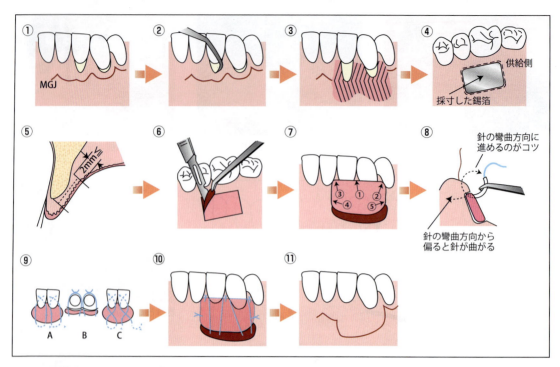

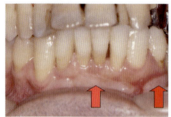

図19g　遊離歯肉移植術
　供給側（主に口蓋部）より採取した上皮と結合組織を含んだ移植片を、受容側へ移植するものである。確実な付着歯肉の獲得が可能で、口腔前庭の拡張や付着歯肉の増大を目的として行う。ときに露出歯根面の被覆にも用いられる。術後は移植した歯肉がケロイド状になる欠点がある。

図19h　前歯部での遊離歯肉移植（色調の不一致）

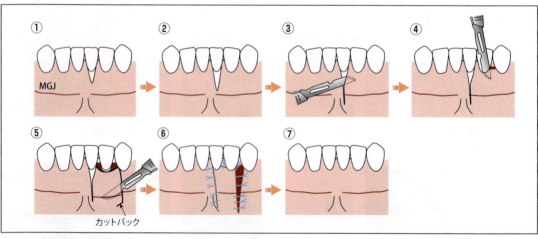

図20　歯肉弁側方移動術
　歯肉退縮により歯根面の露出している部位に隣接部の歯肉から側方に歯肉弁を移動させて露出歯根面を被覆する方法である。少数歯の孤立した歯根面が露出している歯に用いられる。

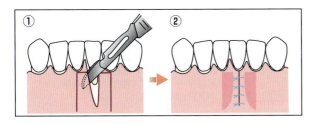

図21　両側乳頭弁移動術

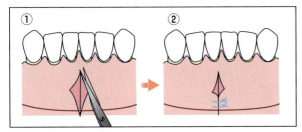

図22　小帯切除術
　異常に発達した小帯を切除するとともに付着歯肉の幅を増加させるものである。この手術を行うことによってプラークコントロールが適切に行える口腔内環境をつくる。また、症例によっては義歯の安定を得ることが可能となる。

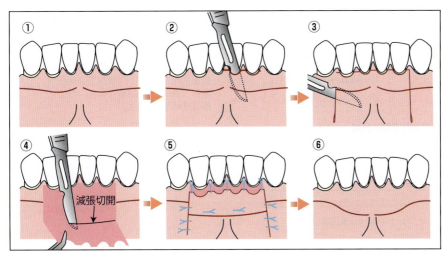

図23　歯肉弁根側移動術

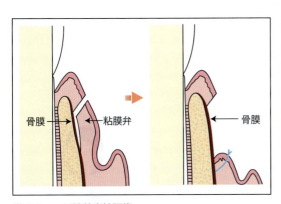

図24 a　口腔前庭拡張術

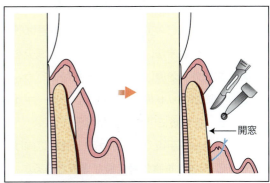

図24 b　口腔前庭開窓術

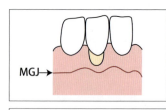 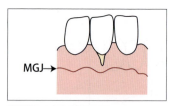

1級
歯肉退縮は MGJ の範囲内であり、かつ両側歯間部に付着喪失や歯槽骨吸収がみられない場合、根面被覆は 100% 期待できる。

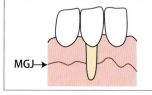 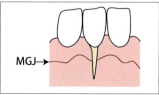

2級
歯肉退縮は MGJ を越えているが、両側歯間部に付着喪失や歯槽骨吸収がみられない場合、根面被覆は 100% 期待できる。

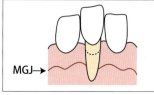 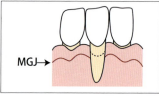

3級
歯肉退縮が MGJ を越えており、かつ両側歯間部に付着喪失や歯槽骨吸収があり、歯列不正などもみられる場合、根面被覆は数十% 期待できる。

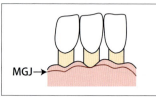 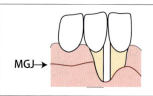

4級
歯肉退縮が MGJ を越えており、両側歯間部に著しい付着喪失、歯槽骨吸収、歯列不正がある場合、根面被覆は期待できない。

図25　Miller（ミラー）の歯肉退縮の分類

（澁谷俊昭）

参考文献

和泉雄一　他編：ザ・ペリオドントロジー．永末書店，京都，2014（第2版）．

臨床編 第9章 やってみよう

以下の問いに○×で答えてみよう（解答は巻末）

1. 組織付着療法は、歯周ポケットの減少を主な目的として行われる。
2. 歯周外科治療は歯周基本治療前に行う。
3. 歯周ポケット掻爬術にはグレーシーキュレットを用いる。
4. ENAP術後には新付着が得られる。
5. フラップ手術では、ポケット底部に向けた内斜切開を行う。
6. GTR法は垂直性骨欠損が適応である。
7. EMDは歯根膜中の未分化間葉細胞の分化を抑制する。
8. 歯肉切除術の適応症は骨縁下ポケットである。
9. 歯肉結合組織移植術は歯肉退縮に適応される。

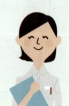

臨床編 第10章
根分岐部病変の処置

1. 根分岐部病変の検査と治療方針
2. 根分岐部の処置法

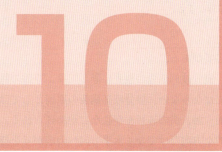

おぼえよう

①根分岐部は解剖学的に病変を生じやすい反面、病変を発見しにくい部位であるため、慎重に検査を行う必要がある。

②根分岐部病変はプラークコントロールが困難な部位に生ずるため予後が不良となりやすい。そのため、清掃性を高めることを目的とした治療を行う。

1　根分岐部病変の検査と治療方針

1　根分岐部病変の検査

　複根歯の根間中隔部に生じた病変を根分岐部病変という。どの歯種が複根歯であるのか、またそれぞれの歯がいくつの根を持つのかは必ずしも一定ではないが、一般に上顎大臼歯は3根（または4根）、下顎大臼歯は2根（または3根、4根、1根）、上顎第一小臼歯は2根（または1根、3根）であることが多く、これらの歯種が歯周病に罹患している場合には、注意深く根分岐部病変の有無を診査する必要がある（図1）。歯肉の退縮によって根分岐部が露出している場合は、視診によって容易に根分岐部病変の存在を知ることができる。しかし根分岐部が歯肉縁下に存在し、露出していない場合には、プロービングやエックス線写真によって病変の有無を知

根分岐部病変

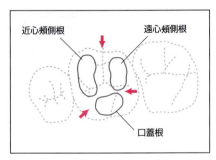

図1a 上顎第一大臼歯の根分岐部
近心は口蓋側寄りに、頰側と遠心は中央部に存在する。

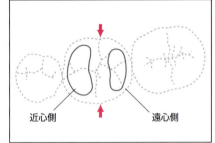

図1b 下顎第一大臼歯の根分岐部
頰側・舌側ともに、中央部に根分岐部が存在する。遠心根がさらに2根に分岐していることもあるので、注意が必要である。

必要がある。

　根分岐部病変の検査に際しては、原因の特定と病変の広がりの把握に留意しなくてはならない。根分岐部病変の原因としては、歯周病、歯内疾患、咬合性外傷、根面う蝕、歯の破折や穿孔などがあげられる。根分岐部病変による組織破壊は、垂直的な方向だけでなく水平方向への広がりを持つ場合が多いため、通常のプローブを用いてプロービングポケットデプス（PPD）を測定するだけでなく、ファーケーションプローブ（根分岐部用プローブ）を用いて、水平方向の組織破壊量についても、注意深く診査する必要がある。根分岐部病変の水平方向の広がりを表す指標としては、Lindhe（リンデ）とNyman（ニーマン）の分類（図2）や、Glickman（グリックマン）の分類が有名である。

　プロービングによる根分岐部の診査は、エックス線写真の情報を参考にしながら行うと良い。ただしエックス線写真では、下顎大臼歯（頰舌方向に分岐部を有する）の根分岐部病変は確認しやすいが、一方で上顎大臼歯（近遠心方向にも分岐部を有する）の分岐部に存在する骨吸収が確認できないことがある。そのため場合によっては偏心撮影や、造影性を有する器具を挿入しての撮影を行う。また近年では、CTを用いた3次元画像診断が行われることがあり、病変の広がりや形態を知るうえで有用である。

　根分岐部には、エナメル突起やエナメル真珠（滴）、バイファーケーションリッ

> **判定基準**
> → p.60「臨床編3章②根分岐部病変の分類」参照。

LindheとNymanの分類

> **グリックマンの分類**
> → p.60「臨床編3章②根分岐部病変の分類」参照。

> **偏心投影**
> エックス線撮影法の1つで、投影方向を意図的に通常の方向（正放線投影）よりも、近心側もしくは遠心側にずらして撮影する方法。

> **（エックス線）造影性**
> エックス線写真に不透過像として写る性質のこと。

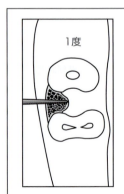
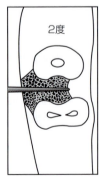
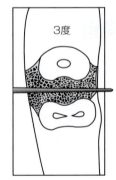

LindheとNymanの分類
1度：プローブ挿入が歯の幅径の1/3以下のもの
2度：プローブ挿入が歯の幅径の1/3以上だが貫通はしていないもの
3度：プローブ挿入すると反対側まで貫通しているもの

ファーケーションプローブ

図2 根分岐部病変の検査

1．根分岐部病変の検査と治療方針

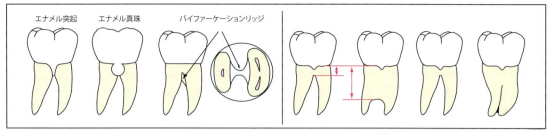

図3　エナメル突起とエナメル真珠（滴）バイファケーションリッジ

図4　ルートトランクの長さと歯根離開度

ジ（根間稜）などの、解剖学的に特徴のある形態がみられることがある（図3）。エナメル突起やエナメル真珠（滴）が存在する部位は、通常の歯根と歯肉の付着様式（根表面のセメント質と歯肉結合組織との線維性付着）よりも弱い付着様式（エナメル質と歯肉上皮との上皮性付着）となっているため、歯周病による歯周組織破壊が進行しやすい。またバイファーケーションリッジが存在すると、スケーラーなどの器具の到達性・操作性が悪くなり原因物質を取り残す原因となりやすいため、プロービング時にはこれらの有無も診査しておく必要がある。またルートトランク（根幹）の長さや歯根離開度は、その後の治療方針決定（特に歯根分割の可否や抜歯の決定など）に大きな影響を与えるので、併せて診査しておくべきである（図4）。

2 根分岐部病変の治療方針

1）歯周病が原因で生じている根分岐部病変に対する治療方針

　歯周病が原因で生じている根分岐部病変の治療としては、まず歯周基本治療を行う。すなわち、プラークコントロールを確立するとともにスケーリング・ルートプレーニングを行って、炎症の消退を図る。

　しかし根分岐部は、その形態的要因からプラークコントロールや原因因子の確実な除去が行いにくく、歯周基本治療を行っても良好な結果が得られないことがある。根分岐部の位置や方向、歯根離開度によっては、患者自身によるセルフプラークコントロールが困難な場合も多く、歯周病の進行や治療後の再発、根面う蝕のリスクとなる。また根分岐部形態が複雑な場合、スケーリング・ルートプレーニングによる確実なデブライドメントが困難となる。一般に根分岐部病変は、周囲を歯根と骨で囲まれているために処置を行う際の器具操作の方向・範囲が限定されるが、特に歯根離開度が小さい場合には、標準的な幅のキュレットでは病変部に到達できないことがある。さらに、上顎大臼歯近心頬側根や下顎大臼歯近心根の根面は、分岐部側が凹面状の形態をしていることが多く（図1）、また下顎第二大臼歯は樋状根（といじょうこん）を呈することも多いため、確実なスケーリング・ルートプレーニング（SRP）は一層困難である。このような理由から、根分岐部病変の治療に際しては、歯周基本治療時・修正治療時のいずれにおいても、分岐部の清掃性の改善、すなわちセルフプラークコントロールや治療後のメインテナンスが行いやすい環境を整えることに主眼をおいた治療が行われる。

バイファーケーションリッジ（根間稜）
下顎大臼歯の根分岐部底面に好発する、近心根と遠心根がフィン状の隆起で繋がった根形態。清掃性を低下させ、根分岐部病変の治療の障害となる。

歯根離開度
複根歯の歯根の離開の程度のことで、これが小さいと根分岐部病変への処置が困難になることが多い。

エナメルプロジェクション
複根歯において根分岐部に向けて延びるエナメル質の突起の総称。エナメル滴やエナメル真珠などをまとめてこう呼ぶ。

デブライドメント
外来性の病因因子（プラークや歯石）や、壊死・変性した組織（壊死セメント質等）を除去して、患部を治療に適した状態に整えること。

163

歯周基本治療後の修正治療期に行われる分岐部病変に対する治療方法は、その分岐部病変の程度や形態、罹患歯の分岐部や歯根の解剖学的特徴、残存する歯槽骨量によって大きく異なる。一般に、根分岐部病変の程度が軽度（LindheとNymanの分類で1度）な場合は、根分岐部の形態を修正して清掃性の向上を図る治療法が選択される。また病変が中等度（2度）の場合には歯根分割や組織再生誘導法が、中等度以上（2、3度）に進行している場合にはフラップ手術や歯根分割、歯根抜去が選択される（図2）。

2）その他の原因で生じている根分岐部病変に対する処置方針

上述のとおり、根分岐部病変は歯周病以外の原因によっても生じることがある。

歯内疾患が原因となる例として、根管内に存在する病原性因子が髄管（髄床底に存在し、歯髄腔と歯根膜腔をつなぐ細管）や根管側枝を通じて根分岐部病変を生じさせることや、根尖病巣が歯冠側方向に波及して分岐部病変を生じさせることがある。このような場合は、まず歯内療法を先行して行うが、これによって急速に病変が改善し、良好な治癒が得られることがある。

髄管

咬合性外傷、特に一次性咬合性外傷によっても根分岐部に骨吸収像が生じるが、その場合は咬合調整を行って患歯の早期接触を除去し、咬合負担を軽減する。

根面う蝕や穿孔が原因で根分岐部病変が生じている場合には、う蝕処置や穿孔部の封鎖を行う。ただし処置を必要とする部位が歯肉縁下に存在する場合には、上述の歯周病が原因となった場合に準じた処置が必要になることが多い。

歯の破折が原因である場合は、破折線の方向・位置によって処置方針が大きく異なる。破折線が骨縁上に限局している場合は、歯周病が原因で生じた根分岐部病変に準じた処置を行って歯根の保存を図るが、破折が骨縁下深くに及んでいる場合は保存不可と判断され、抜歯が必要となる。

根分岐部病変の特徴
・根分岐部病変は歯周病以外の原因でも起こる。
・根分岐部の形態の複雑さが、治療上の問題となる。
・切除的療法が主体となるが、病変の程度によっては組織再生療法による治療が効果的な場合がある。

2　根分岐部の処置法

　以下、使用器具で「歯周外科基本セット」と表記する場合は次の器材を含む。浸麻針、麻酔薬カートリッジ、注射筒、替え刃メス（#11、12、15、15C など）、メスホルダー、粘膜骨膜剝離子（ラスパトリウム）、グレーシーキュレット（#1～14）、歯科用鋭匙、持針器、縫合針、縫合糸、歯肉鋏。また根分岐部病変の程度は、Lindhe と Nyman の分類を用いて表記する。

1 歯根の保存療法

1）歯冠形成術（歯冠形態修正術、オドントプラスティー（図5））

（1）目的
　歯冠部の形態を修正することにより、プラークコントロールを行いやすい形態を付与する。歯の削合のみで形態を付与する場合と、歯冠補綴を行って形態を付与する場合がある。エナメル突起やエナメル真珠（滴）がある場合は、歯冠形態を修正しつつ、エナメル質を削合除去して象牙質を露出させ、結合組織性付着の獲得を図る。

（2）適応
　軽度の根分岐部病変（1度までの根分岐部病変）。

（3）使用器具
　タービン、ダイヤモンドバー、研磨用バー、キュレット。歯冠補綴を行う場合は圧排糸、歯肉圧排器、印象用トレー、印象材、咬合採得材料も必要。

2）根分岐部形態修正術（根分岐部整形術、ファーケーションプラスティー）

（1）目的
　根分岐部周囲の歯冠形態や骨形態を修正することにより、プラークコントロールしやすい形態を付与する（図5）。歯肉や骨の形態不整が根分岐部の清掃不良の原因となっている場合、上記の歯冠形態修正のみでは清掃性が改善しないことがある。その場合、歯冠形態修正（オドントプラスティー）に加えて骨整形（オステオプラ

> **結合組織性付着**
> 根面と歯肉の付着様式の1つで、根面と歯肉がコラーゲン線維を介して付着した状態のこと。線維性付着ともいう。

> **ファーケーションプラスティー**
> 根分岐部において、オドントプラスティー、オステオプラスティー等の形態修整を行うこと。

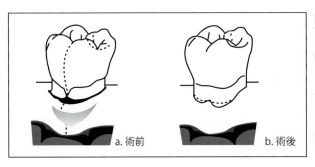

図5　根分岐部病変に対するファーケーションプラスティー
術前（a）では歯冠の豊隆が強く、エナメルプロジェクションがみられ、骨の形態に問題がみられる。これに歯冠形態修整（オドントプラスティー）および骨整形（オステオプラスティー）を行った（b）。

スティー）や歯肉形態修正（ジンジボプラスティー）を行うことで、根分岐部周辺の形態を修正し、清掃性を向上させる。

（2）適応
軽度の根分岐部病変（1度までの根分岐部病変）。

（3）使用器具
歯周外科基本セット、エンジン、骨形成用バー、ボーンチゼル、シュガーマンファイル、歯周パック。

3）トンネル形成術（トンネリング（図6））

（1）目的
歯肉縁下に存在する清掃性の悪い状態の根分岐部病変に対し、骨と歯肉の整形を行ってトンネル状の貫通した形態を付与するとともに、根分岐部を歯肉縁上に露出させることによって、歯間ブラシによるプラークコントロールを可能にする。

トンネリング

（2）適応
歯肉縁下に存在する3度の根分岐部病変。歯根間距離が大きい下顎第一大臼歯が適応となることが多い。分岐部と隣接面部の骨レベルが著しく異なる場合には、術前に矯正処置（挺出）を併用することがある。トンネリングを行った部位はセルフプラークコントロールが十分でなければ不潔になりやすく、根面う蝕のリスクも高いため、患者のコンプライアンスが高いことが実施条件となる。

コンプライアンス
本来は遵守、従順という意味だが、医療においては患者の治療への協力度という意味で用いられる。

（3）使用器具
歯周外科基本セット、エンジン、骨形成用バー、ボーンチゼル、シュガーマンファイル、歯周パック。

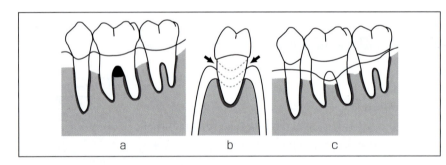

図6 トンネリングの術式
a：LindheとNymanの分類3度の根分岐部病変。b：根分岐部下の骨切除と骨整形。c：歯肉縁上で頬舌的に交通し清掃が可能である。

4）歯根分割（歯根分離、ルートセパレーション（図7））

（1）目的
歯を2つに分割することで根分岐部をなくすとともに、分割後の各根に小臼歯様の歯冠形態を付与して、プラークコントロールを行いやすい状態とする。分割した根の歯根間距離が近接しており清掃性が改善できない場合には、矯正移動を併用して清掃性の向上と咬合負担の分散を図ることがある。

ルートセパレーション

（2）適応
下顎大臼歯に存在する2度もしくは3度の根分岐部病変。以下の条件を満たす必要があるため、歯根間距離が十分にある下顎第一大臼歯が適応となる場合が多い。

［適応条件］
①近心根・遠心根に分割可能であること。
　特に下顎第二大臼歯は樋状根の形態をとることも多く、歯根分割が行えない場合がある。
②分割後の各根に十分な支持歯槽骨量があること。
　いずれかの根の骨吸収が大きい場合には、後述の歯根分割抜去が適応となることがある。またルートトランクが長い歯の場合、分割後の支持歯槽骨量が不足するため歯根分割の適応とならない場合がある。
③各根をともに清掃性の高い形態で歯冠補綴することが可能であること。
　いずれかの根の歯根彎曲が強すぎる場合や近遠心的な圧平が強すぎる場合、また各根にさらなる分岐がみられる場合には、歯根分割が不適となることがある。

圧平（が強い根）
圧力によって押しつぶされたような形態の歯根をこう呼ぶ。細長い楕円形であることが多い。

（3）使用器具
　歯周外科基本セット、タービン、歯冠形成用ダイヤモンドバー、エンジン、骨形成用バー、ボーンチゼル、縫合針、縫合糸、歯周パック。

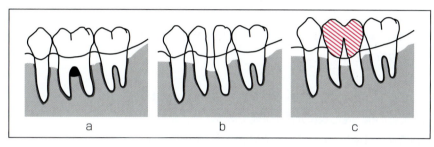

図7　ルートセパレーションの術式
a：3度の根分岐部病変。b：根分岐部で近心根、遠心根を分割。c：歯冠修復により根分岐部の清掃が可能

5）歯周組織再生療法
　　（GTR法・エナメルマトリックスタンパク質の使用）

（1）目的
　喪失した歯周組織の再生による根分岐部病変の治癒を目的として行われる（図8）。

（2）適応
　2度以下の根分岐部病変。特に下顎大臼歯および上顎大臼歯頬側の根分岐部病変で、根分岐部形態が複雑でなく確実なデブライドメントが可能なものが、組織再生療法の適応である。一方、同じ2度の根分岐部病変であっても、上顎大臼歯の隣接面側に生じた根分岐部病変や、上下顎ともに3度まで進行した根分岐部病変は成功率が低いため、通常は適応外とされる。GTR法は奏効すれば組織再生による理想的な治癒が得られる反面、適応可能な症例の制約が大きく、施術には比較的高度な手技が要求される。またエナメルマトリックスタンパク質（エムドゲインゲル）の使用によっても組織再生が期待できるが、根分岐部病変への使用は正式には適応外となっている。

歯周組織再生療法
→ p.151「臨床編9章③歯周組織再生療法」参照。

（3）使用器具
　歯周外科基本セット、GTR膜（吸収性・非吸収性）。

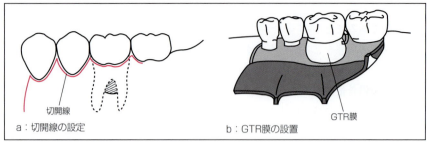

図8 GTRの術式
a：切開線の設定
b：GTR膜の設置

2 歯根の分割抜去（切断除去）療法

1）ヘミセクション、トライセクション（歯根分割抜去）（図9）

（1）目的
ヘミセクションは下顎大臼歯において行われる処置であり、歯根分割を行うとともにその一方の根を歯冠ごと抜去することで根分岐部病変を除去し、プラークコントロールの容易な歯冠・歯肉形態を得ることを目的に行われる。一方、トライセクションは同じ目的で上顎大臼歯に対して行われる処置で、歯根分割を行うとともにそのうちの1根もしくは2根の抜去を行う。

（2）適応
ヘミセクションは2度もしくは3度の根分岐部病変を有する下顎大臼歯に対して行われる。歯根分割と同じく近心根・遠心根に分割が可能であること、分割後のいずれかの根に十分な支持歯槽骨が残存していること、清掃性の高い形態で歯冠補綴が可能であることが、適応の条件となる。さらに、保存された根は支台歯となるため、咬合負担の増加に耐えうる十分な歯質が確保できなければならない。トライセクションは2度もしくは3度の根分岐部病変を有する上顎大臼歯に対して行われる。しかし2根を保存する場合には清掃性の確保が困難となり、また1根を保存する場合には咬合の付与が困難となることが多いため、現実的にはあまり行われない。

（3）使用器具
歯周外科基本セット、タービン、歯冠形成用ダイヤモンドバー、ヘーベル、抜歯鉗子、エンジン、骨形成用バー、ボーンチゼル、歯周パック。

ヘミセクション

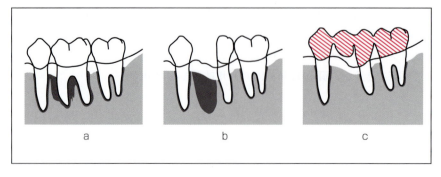

図9 ヘミセクションの術式
a：近心根周囲の垂直的骨吸収とリンデの分類3度の根分岐部病変。b：近心根の分割抜歯。c：前後の歯と連結して歯冠修復を行う。

2）歯根切除術（ルートリセクション、ルートアンプテーション）（図10）

（1）目的
主として上顎大臼歯に対して行われる処置で、根分岐部病変を有する根のうちいずれかを、分岐部付近で切離して抜去することで、分岐部病変を除去することを目的に行われる。また、隣在歯との根の近接による清掃性の問題を解消する目的でも行われる。

> ルートリセクション
>
> ルートアンプテーション

（2）適応
根切除術は2度もしくは3度の根分岐部病変を有する上顎大臼歯に対して行われる。一般に近心頰側根もしくは遠心頰側根のいずれかを切除して抜去することが多いが、いずれの根を切除するのかは各根の支持歯槽骨量、歯根形態、隣在歯との歯根間距離、清掃性などを考慮して総合的に判断する。近心頰側根を抜去する場合は支持力の減少が、また遠心頰側根を抜去する場合は清掃性が問題となる場合が多い。

（3）使用器具
歯周外科基本セット、タービン、歯冠形成用ダイヤモンドバー、ヘーベル、抜歯鉗子、エンジン、骨形成用バー、ボーンチゼル、歯周パック。

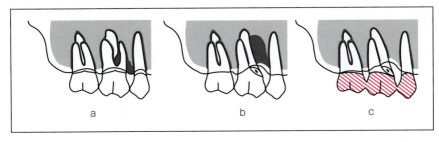

図10　ルートリセクションの術式
a：頰側近心根周囲の垂直的骨吸収と根分岐部病変。b：頰側近心根の分割。c：この症例では頰側近心根の抜歯後、前後の歯と連結し咬合の回復をはかった。

3 歯周外科治療後の再評価

1）意義・目的
歯周外科治療後の再評価は、患歯の長期的安定性を診断し、補綴の実施やメインテナンスへの移行の可否を決定するために行われる。それゆえ創傷の治癒が終了し、組織のリモデリング（再構築）がある程度進んだ時期に行うのが望ましい。創傷治癒過程にあたる術後早期の、不必要なプロービングは慎むべきである。通常、歯周外科治療後の付着は約3カ月でほぼ安定するが、リモデリングが進んで組織の形態に安定が得られるまでには、さらに数カ月以上を要するとされている。この再評価で長期的な予後を診断するためには、少なくとも最終補綴形態を付与したプロビジョナルレストレーションが行われていることが望ましい。

> 再評価
>
> **リモデリング**
> 再構築という意味で、手術部の骨の代謝（古い骨の吸収と、新しい骨の形成による、骨の置き換え）による変化のこと。
>
> **プロビジョナルレストレーション**
> 最終補綴までの間に行う暫間補綴のこと。補綴物の形態や歯肉との調和、咬合状態などを確認するために用いる。

2）検査項目
①口腔清掃状態
②プロービング時の出血（BOP）の有無
③プロービングポケットデプス（PPD）と臨床的アタッチメントレベル（CAL）

④歯の動揺度
⑤エックス線検査
⑥排膿の有無
⑦咬合と補綴の状態
⑧う蝕の有無

> 再評価の検査項目
> → p.139「臨床編8章②検査項目」参照。

MEMO　根分岐部病変のメインテナンス
・根分岐部病変は進行しやすく、臼歯の抜歯の原因となりやすい。
・根分割（抜去）やトンネリングの後は、歯間ブラシの指導が必須である。
・メインテナンス時は、2次カリエスにも注意が必要である。

（野崎剛徳、村上伸也）

―参考文献―
1）日本歯周病学会　編：歯周病の検査・診断・治療計画の指針 2008. 医歯薬出版, 2009（第1版）.
2）M.Nevins　他編、小野善弘　他監訳：ペリオドンタルセラピー. クインテッセンス出版, 東京, 1998（第1版）.
3）岡本浩　編：根分岐部病変アトラス. 医歯薬出版, 東京, 1999（第1版）.

臨床編 第10章 やってみよう

以下の問いに○×で答えてみよう（解答は巻末）

1. 根分岐部病変の主な原因は根尖性歯周炎である。
2. 根分岐部病変は下顎大臼歯の近心に好発する。
3. 根分岐部病変の検査にはファーケーションプローブを使用する。
4. Lindhe（リンデ）とNyman（ニーマン）の分類では、根分岐部を貫通する病変を4度と表す。
5. ファーケーションプラスティーは、清掃性の改善を目的とした根分岐部形態修正術のことである。
6. トンネリング後は、根分岐部の清掃にフロスを使用するよう指導する。
7. ヘミセクションは上顎大臼歯の根分岐部病変に対して行う治療である。
8. 樋状根は下顎第二大臼歯にみられる根形態で、歯根分割の対象である。
9. LindheとNymanの分類で3度の分岐部病変は、歯周組織再生療法の対象とはならない。
10. 歯周外科治療の直後は、プロービングを行ってはならない。

臨床編 第11章
歯周治療における口腔機能回復治療

1. 永久固定と欠損補綴
2. 歯周－矯正治療

おぼえよう

①口腔機能回復治療は、歯周外科治療の再評価後に行う歯周病によって失われた口腔機能を回復させるための治療の総称である。
②口腔機能回復治療には永久固定、歯周－矯正治療およびインプラント治療などがある。
③歯科衛生士は固定装置や矯正装置の利点・欠点について理解し、口腔清掃や装置の管理法などを患者に指導する。

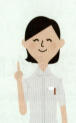

　歯周炎が中等度から重度に進行すると、歯周基本治療中に予後不良歯の抜歯が行われ歯の欠損が生じる場合がある。歯の欠損に対し審美性の確保および咬合の安定化を図るために暫間修復・補綴治療が行われる。その後、再評価を行い必要があれば歯周外科治療に移行する。歯周外科治療の再評価後に口腔機能回復治療に移行する。口腔機能回復治療（Oral Rehabilitation）とは歯周病によって失われた口腔機能を回復するため、歯周外科治療後に行う治療の総称である。永久固定（Permanent Splint）による歯周補綴、歯周－矯正治療（Perio-orthodontic Treatment）、インプラント治療などが含まれる[1]。本章は口腔機能回復治療の中で永久固定と歯周－矯正治療に関して主に解説する。

口腔機能回復治療
永久固定
歯周－矯正治療
インプラント治療

歯周補綴
各歯単位では、咬合機能を営めない重度歯周病罹患歯に、補綴処置を行うことで咬合機能の回復と保存を図ること。

1 永久固定と欠損補綴

1 永久固定（Permanent Splint）とは

　咬合調整のみでは動揺の著しい歯の機能回復ができない場合に、咬合の安定を図るために2歯あるいは数歯を固定（固着）式または可撤式補綴物あるいは装置により連結することを固定という。固定は装置を使用する期間によって暫間固定と永久固定に大別される[2]。歯の動揺を防止するために歯周基本治療時から再評価まで、歯周外科治療の術前から術後までの一定期間固定を行うことを暫間固定という。一般的に固定を除去した後に再評価を行い、歯の予後を判定し、次の処置法を決定する。永久固定とは歯周治療によって、歯周組織の炎症を除去した後に行われ、歯周組織は改善されているが、歯の支持力の低下によって、二次性咬合性外傷が発現しているときに、補綴処置を行い連結固定することによって咬合性外傷の発症を長期的に防止し、咬合を安定させ、審美的にも改善することである。固定を除去しないことから最終固定ともいう。なお、口腔機能回復治療時の固定は一般的には永久固定をさす。（図1）

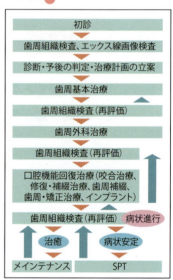

図1　口腔機能回復治療の位置づけ

2 永久固定の目的

①歯周組織への過度な負担を軽減し、安静を図る。
②咬合力を多数歯に分散させる。
③接触点を回復し食片圧入を防止する。
④歯の病的移動を防止する。
⑤咬合の安定と咀嚼機能の回復を図る。

3 永久固定の適応症

①アタッチメントロス（付着の喪失）および歯槽骨の吸収によって動揺が生じた歯を多数有する場合。
②患歯の疼痛や不快感の増加を伴った歯の動揺を有する場合。

4 固定の種類

　歯周基本治療および歯周外科治療が終了した後で、長期間の使用を目的に行われるものを永久固定という。固定（固着）式固定法と可撤式固定法に分類される。

1．永久固定と欠損補綴

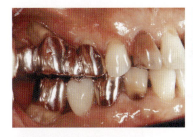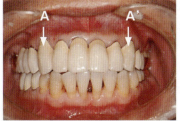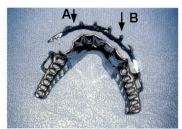
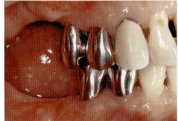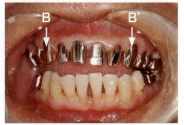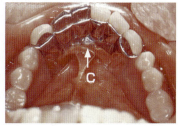

図2a（上）　上顎右側第一小臼歯の動揺度は2度である。
図2b（下）　上顎右側犬歯から第二小臼歯までフルクラウンにて永久固定

図3a（上）　コーヌステレスコープ冠による固定　内冠の上に外冠（A、A'）が装着されている。
図3b（下）　義歯除去後　内冠（B、B'）

図4a（上）　スウィングロックアタッチメント　唇側バー（A）と支柱（B）よりなる。
図4b（下）　スウィングロックアタッチメントによる固定　唇側はバーから支柱がのび、各歯面に点接触させ、舌側は金属床の舌側床縁（C）が歯の舌面に接して固定する。

（1）固定（固着）式固定法
　①フルクラウンによる固定（図2a、b）
　②インレーによる固定
　③ピンレッジによる固定

（2）可撤式固定法
　①コーヌステレスコープ冠による固定（図3a、b）
　②スウィングロックアタッチメントによる固定（図4a、b）

5 歯科衛生士の役割

　各種固定装置装着の際、器材の準備、介補業務を行う。固定（固着）式および可撤式固定装置の利点・欠点を理解し、口腔清掃法や装置の管理法や清掃法などを患者に指導する。

6 欠損補綴

　中等度から重度の歯周炎患者では、予後不良歯の抜歯を行った後、欠損が生じたり、炎症の除去後も2度以上の歯の動揺が残存している場合が多い。したがって、口腔機能の回復や歯列保持を目的として歯冠修復や欠損補綴を含む固定が不可欠となる。口腔機能回復治療時における欠損補綴治療を行う際に、配慮しなければならない点を以下に示す。

①プラークが付着しにくく、患者または歯科医師・歯科衛生士が除去しやすい形態にする。
②特定の歯に側方力が加わりにくく、負担過重とならないような設計を行う。
③下部（歯肉側）鼓形空隙は歯間ブラシが挿入しやすい形態にする。
④接触関係は食片圧入を防ぐために50μmのコンタクトゲージが通過可能で110μmのコンタクトゲージが通過できないように調整するが、動揺の強い場合は連結が必要な場合もある。
⑤頰舌側の豊隆がオーバーまたはアンダーカントゥアにならないように注意する。
⑥歯根切除術や歯根分割術を施したような根の内面は陥凹状であることが多いので歯間ブラシが到達可能な形態を付与する（図5）。

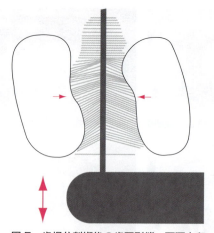

図5 歯根分割術後の歯冠形態　下顎大臼歯の例
根分岐部内面には陥凹（→）があり、歯間ブラシを↕方向に使用する。

プラークにより引き起こされた歯周炎と咬合性外傷は共存することが多い。このような場合、歯周治療に最善の結果をもたらすためには両者をコントロールすることが必要である。

7 インプラント治療と歯の移植

歯周治療において歯の欠損に対する処置は、主に固定性ブリッジや可撤性義歯によって処置されてきた。これらは残存歯が支台歯となるため支台歯に過大な咬合負担が生じることになる。特に中等度から重度歯周炎に罹患した患者ではブリッジや義歯を装着することは二次性咬合性外傷を惹起する可能性が高くなる。これに対し、インプラントは残存歯に咬合負担がかからないこと[3]、隣在歯に対する歯の切削を行わなくてもよいことなどが利点となる（図6a、b）。しかしながら歯周炎に罹患した患者ではインプラント周囲炎（Peri-implantitis：図7a～c）に罹患するリスクが高いことからメインテナンス・サポーティブペリオドンタルセラピー（SPT）における術後管理には特に注意が必要である。また、歯の欠損に対する処置として残存する第三大臼歯を用いた歯の移植があげられる[4]（図8a～d）。日本においては保険診療として認められ、その成功率は術後5年間で約90％であることが報告されている[5]。

インプラント周囲炎

歯の移植

1．永久固定と欠損補綴

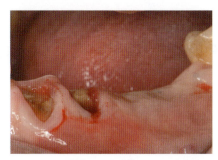

図6a　下顎第一および第二大臼歯相当部インプラント；2次手術時

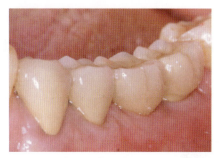

図6b　下顎第一および第二大臼歯相当部インプラント；上部構造装着後

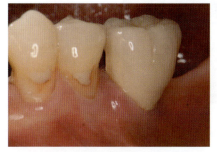

図7a　インプラント周囲炎の一例
下顎左側第一大臼歯相当部インプラントの近心歯間部歯肉が腫脹している。

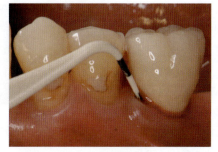

図7b　インプラント周囲組織のプロービング
著明な出血を呈している。

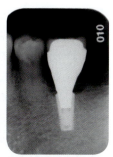

図7c　同部位のエックス線写真
近心歯槽骨の骨吸収が認められる。

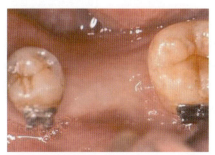

図8a　歯の移植
下顎左側第一大臼歯は欠損している。

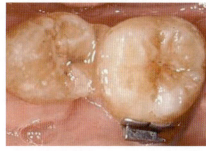

図8b　歯の移植
上顎左側第三大臼歯を下顎左側第一大臼歯相当部に移植した。

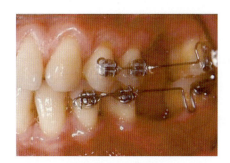

図8c　歯の移植前の左側臼歯部

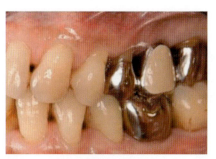

図8d　歯の移植後の左側臼歯部
術後15年が経過している。

175

臨床編　第11章　歯周治療における口腔機能回復治療

2　歯周 – 矯正治療 (Perio-orthodontic Treatment)

歯周病患者を対象とした矯正治療である。

1　目的と意義

歯周 – 矯正治療の目的は、歯列、顔貌の審美性・発音障害および咬合機能の改善である[1]。歯列不正や不正咬合を有している患者では、歯周病の主因子であるプラークの沈着ならびに、プラーク蓄積因子である歯石沈着、歯肉の形態異常、ポケット形成などがみられ、歯の病的移動が起こっていることが多い（図9）。また、歯列不正や不正咬合があると咬合性外傷を引き起こすことが多く、プラー

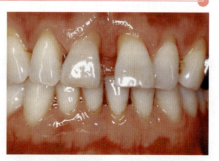

図9　歯の病的移動
上顎に正中離開がみられる。

クコントロールが不良となり、歯周病が増悪すると考えられている。一方、正常な歯列や咬合を有した人でも歯周病に罹患し、中等度から重度歯周炎に進行すると歯の病的移動が生じ、咬合、咀嚼、発音および審美障害を起こす。さらに、舌圧追癖や弄舌癖などの舌習癖を伴っていることが多く、これらの悪習癖が歯列不正を助長し悪化させる。このような症例においては、炎症と外傷力をいかにコントロールするかが歯周治療の成否を左右することになるので歯周治療の基本を十分理解したうえで、歯周 – 矯正治療を行わなければならない。本章では歯周 – 矯正治療の中で数歯に限局して歯の移動を行う小矯正治療（Minor Tooth Movement: 以下、MTM）について解説する。

> **舌習癖**
>
> 歯周病を増悪させる原因となる悪習癖の1つ。舌習癖による舌圧は、歯周組織に咬合性外傷として働くことがあり、歯周組織の炎症と合併して歯周病を増悪させたり、歯間離開の原因となる。

2　小矯正治療[2]

1）MTMの目的

　①歯、歯肉、歯槽骨の形態を改善し、プラークコントロールのしやすい歯周環境を作り、歯周組織の改善を図る。
　②外傷性咬合を除去し、歯に加わる側方圧を軽減し、可及的に歯軸にそって咬合圧が伝達されるようにする。
　③歯冠歯根比の改善を図る。
　④歯を移動することにより、歯周治療や補綴、修復治療を容易にする。

2）MTMの適応症

　①歯間離開

②歯の傾斜、捻転、移動など
③交叉咬合
④過蓋咬合

3）MTMの禁忌症
①骨格的不正咬合
②全顎的な歯の移動が必要な症例
③顎関節部の疼痛や機能異常がある症例
④重度歯周炎罹患症例
⑤固定源が確実に得られない症例
⑥患者の理解が十分に得られない症例

4）MTMの装置の具備条件
①適正にデザインされている。
②確実な固定源が得られる。
③歯、歯肉および歯槽粘膜を刺激しない。
④プラークコントロールがしやすい。
⑤審美性や発音機能を損なわない。

5）MTM装置の種類
　MTM装置は可撤式矯正装置と固定（固着）式矯正装置に分類される。装置の選択にあたっては、以下の点を考慮する。
①咬合状態
②歯の移動距離
③固定源の設定

（1）可撤式矯正装置
　患者が自由に取り外しのできる装置である。
　Hawleyタイプの床矯正装置（図10a、b）

（2）固定（固着）式矯正装置（図11a、b）
　術者のみが装着、撤去できる装置である。ブラケットやチューブを使用し、アーチワイヤーを装着する。

❸ 歯科衛生士の役割

　MTMに必要な材料、器具を準備する。術中は、術者に対して器具・材料の受け渡しを手早く行う。矯正治療中の患者に対して、プラークコントロールの方法や用具を変更し、徹底に努める。可撤式装置の場合は装置の管理方法なども指導する。また、患者の装置装着に伴う不快感、不満などを聞き取り、術者に伝える。患者の食生活の変化や体重の変化にも気を配る。

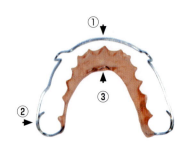

図10 a　Hawleyタイプの床矯正装置
唇側線①、クラスプ②、床部③などから構成されている。

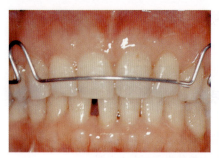

図10 b　Hawleyタイプの床矯正装置装着時

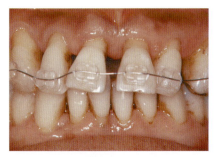

図11 a　固定（固着）式矯正装置
歯周基本治療、歯周外科治療後、矯正治療開始（初診時は図9参照）

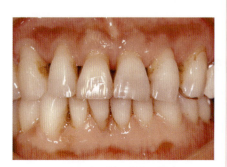

図11 b　固定（固着）式矯正装置
矯正治療終了後

④ 保定

　歯の移動が完了し歯列や咬合が新しく移動した位置で安定するまで保持することをいう。MTMが完了した時点で、歯周組織、咬合、口腔周囲筋と舌のバランスが取れている場合は保定の必要はない。しかし、歯冠歯根比が不良な歯周病罹患歯を移動した場合は、二次性咬合性外傷が残存し、歯の動揺が完全に改善されるとは限らない。したがって、歯の位置、咬合の安定ならびに適切な下顎位を確保するために可撤式あるいは固定（固着）式固定を行う必要がある（図12）。

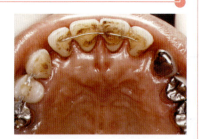

図12　保定の一例
図9の患者に対してMTM後、上顎前歯部舌側に窩洞形成を行い、ワイヤーと接着性レジンにより保定を行った。

⑤ 歯周組織の反応

　歯を移動するための矯正力は、外傷力としても作用するので、不適切な矯正力は種々の不快な臨床症状の発現や歯周組織を破壊する因子となる。
　不適切な矯正力による臨床症状を以下に示す。

2．歯周—矯正治療（Perio-orthodontic Treatment）

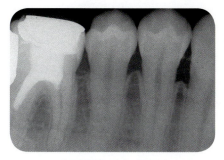 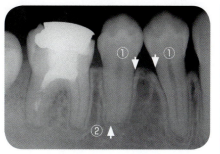

図13a　歯周組織の反応（矯正治療前）　　図13b　歯周組織の反応（矯正治療後）
　　　　　　　　　　　　　　　　　　　　下顎右側小臼歯部に歯根膜腔の拡大①や歯根
　　　　　　　　　　　　　　　　　　　　吸収②がみられる

①疼痛の発現
②打診に対する過敏反応
③著明な歯の弛緩動揺
④目的とする歯の移動ができない
⑤歯根膜腔の拡大や歯根吸収などの病的変化をエックス線写真上で認める（**図13a、b**）。

　これらは過高な修復物・補綴物が装着されたり、咬合干渉などによって外傷性咬合が歯に加わり咬合性外傷が起こる反応と類似している。

（吉沼直人）

参考文献

1）日本歯周病学会　編：歯周病学専門用語集．25，40，医歯薬出版，東京，2013（第2版）.
2）鴨井久一，山田 了，伊藤公一　編：標準歯周病学．321-334，343-346，医学書院，東京，2005（第4版）.
3）日本歯周病学会　編：歯科衛生士のための歯周治療ガイドブック．113-116，医歯薬出版，東京，2009（第1版）.
4）日本歯周病学会　編：歯周病の検査・診断・治療計画の指針2008．32-35，医歯薬出版，東京，2009（第1版）.
5）Chung W-C, Tu Y-K, Lin Y-H, Lu H-K : Outcomes of autotransplanted teeth with complete root formation: a systematic review and meta-analysis J Clin Periodontol 41 : 412-423，2014.

臨床編 第11章 やってみよう

以下の問いに○×で答えてみよう（解答は巻末）
1．固定法の種類は固定（固着）式のみである。
2．永久固定の適応症は歯肉炎である。
3．口腔機能回復治療の項目の1つにスケーリングがある。
4．歯周病患者に対する矯正治療は歯周基本治療前に行う。
5．Hawleyタイプの床矯正装置は暫間固定にも使用される。

臨床編 第12章 インプラント周囲病変

1. インプラント周囲病変と
   その対応

おぼえよう

①インプラント周囲組織と歯周組織の構造は異なる。
②インプラント周囲病変にはインプラント周囲粘膜炎とインプラント周囲組織炎がある。
③インプラント周囲組織の健康を保つためには歯周組織と同じようにSPT（メインテナンス）が重要である。

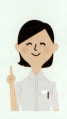

1 インプラント周囲病変とその対応

1 インプラント周囲組織と歯周組織の違い

　インプラント周囲組織には歯根膜が存在せず、歯槽骨と直接結合するオッセオインテグレーションの状態を呈している。また、インプラント周囲の線維はインプラント対して平行に走行していることなどインプラント周囲組織と歯周組織の構造は異なる（図1、表1）。

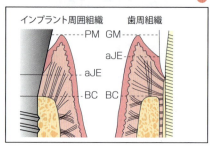

図1　歯周組織とインプラント周囲組織
GM：歯肉辺縁
PM：インプラント周囲粘膜辺縁
aJE：上皮性付着根尖側端
BC：歯槽骨辺縁

表1 歯周組織とインプラント周囲組織の構造

	歯周組織	インプラント周囲組織
結合組織成分	線維芽細胞が多い	コラーゲンの含有量多い
コラーゲン線維の走行	歯根に垂直および平行	インプラントに平行
セメント質	有り	無し
歯槽骨との結合	歯根膜あり	骨と直接結合
血液の供給	歯根膜、歯槽骨、歯肉から供給	歯槽骨、歯肉から供給

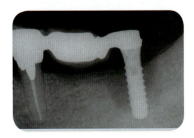

図2 インプラント周囲炎のエックス線写真

1）インプラント周囲病変

インプラント周囲組織は歯周組織と同じようにプラーク付着によって炎症が生じる。また、インプラント周囲組織の構造は歯周組織と異なり、炎症に対する防御機構も異なるため、歯周組織と比較して炎症が波及しやすいと考えられている。

（1）インプラント周囲粘膜炎（peri-implant mucositis）

インプラント周囲粘膜組織に限局した可逆的炎症である。炎症の進行が初期のもので、インプラント周囲歯肉組織のみに炎症がとどまり、骨吸収をともなわない状態である。

（2）インプラント周囲炎（peri-implantitis）

細菌感染により引き起こされるインプラント組織の炎症で、インプラント周囲支持骨の吸収が生じるためオッセオインテグレーションが失われている状態（図2）。

> **オッセオインテグレーション**
> インプラント体表面と歯槽骨の結合様式で、骨組織と確実に結合し、インプラント体に加わった力が骨組織に直接伝達される状態。

2 インプラント周囲組織

1）インプラント周囲組織の検査

（1）全身状態

インプラント治療は外科的治療をともなうため、全身状態の把握と管理が必要である。インプラント治療前には医療面接を行い、血液検査、血液生化学検査、尿検査などの臨床検査を行い、患者の全身状態を把握する必要がある。また、必要に応じて内科医との照会や対診を行う。

インプラント治療における全身のリスクファクターとしては骨粗鬆症、糖尿病、心臓疾患などが挙げられる。また、生活習慣や環境因子として、肥満症、喫煙、栄養、ストレスなども関連していると考えられている。

（2）局所検査

a. インプラント周囲粘膜の状態

①インプラント周囲のプロービング

インプラント周囲のポケットの深さを検査する。インプラント周囲のプロービングには通常プラスチック製のプローブを用

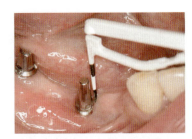

図3 インプラント周囲組織のプロービング

いることが多い．（図3）プロービング深さはその絶対値よりも経時的なプロービング深さの増加が問題となる。また、インプラント周囲組織のプロービングに対する組織の抵抗性は歯周組織とは異なる。（図4）

②プロービング時の出血（BOP）
　プロービング時の出血はインプラント周囲組織の炎症の活動性を表す。

③排膿の有無
　排膿がある場合には、進行した骨吸収をともなうインプラント周囲炎の存在を示している。

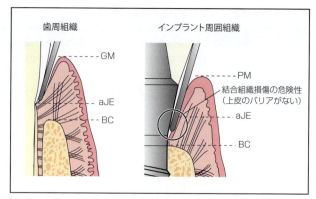

図4　インプラント周囲組織と歯のプロービング

④プラーク付着状態
　インプラント周囲に付着するプラークはインプラント周囲に炎症を起こさせる主因子となる。インプラント周囲のプラークの付着状態は染色液を用いて検査する。

⑤周囲粘膜の炎症
　GIなどの指標を用いて炎症性変化を観察する。

⑥角化粘膜の状態
　角化粘膜の有無、厚さや幅、歯間乳頭の高さなどを検査する。インプラントの周囲組織の健康を維持するために、角化粘膜が必要かどうかということに対する議論にはコンセンサスは得られていない。しかし、インプラント周囲組織の角化粘膜の有無はインプラント周囲の清掃性に影響し、角化粘膜がない場合、清掃不良になる可能性がある。（図5）

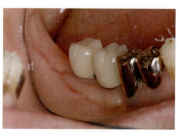

図5　十分な角化粘膜があるインプラント周囲組織
プラークコントロールは良好である。

⑦インプラントの動揺
　インプラント周囲炎の末期になると高度な骨吸収の結果、オッセオインテグレーションの喪失が起こり、インプラントが動揺する。

⑧細菌検査
　インプラント周囲の炎症性疾患には*Porphyromonas gingivalis*や*Aggregatibacter actinomycetemcomitans*などの歯周病原細菌が関連している。抗生剤などの薬物療法を行う場合は、細菌の同定を行うことがある。

b. エックス線検査
　エックス線検査は顎骨や口腔の解剖学的な状態や病変の有無、インプラント体埋入部位の骨吸収状態を評価する。インプラントの検査のためのエックス線撮影は目的によってデンタルエックス線、パノラマエックス線、CT撮影が行われる。

c. 咬合検査
　咬合の形態的および機能検査を実施する。ブラキシズムなどの悪習癖の検査を行う。特に、ブラキシズムはインプラント周囲骨の破壊に影響を与えると考えられている。

2）インプラント周囲組織の治療
(1) インプラントのSPT（メインテナンス）

インプラント周囲組織を健全な状態に維持するためにはSPTやメインテナンスが必要である。インプラント治療を受けた患者のSPTおよびメインテナンスは歯周病患者と同様に3～4カ月ごとに行うことが推奨されている。SPT時に全身状態などの変化や局所検査（プロービング、プラークの付着状態、周囲粘膜の状態とプロービング時の出血、エックス線検査、インプラントの動揺、歯肉溝浸出液、細菌検査、咬合関係）を行い、インプラント周囲組織の状態をチェックする。その後、歯科衛生士によるPMTC（図6）をプラスチックスケーラー（図7）、歯間ブラシ、ガーゼひも、スーパーフロスなどを用いて行う。また、歯周病の既往がある患者に対してはインプラントだけではなく残存歯のメインテナンスも重要である。

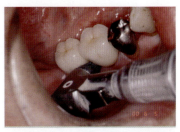
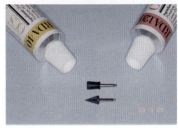

図6　プローフィーペスとラバーカップを用いたPMTC

(2) インプラント周囲粘膜炎ならびにインプラント周囲炎の治療

SPT時にインプラント周囲粘膜炎または周囲炎であると診断された場合、インプラント周囲の炎症は細菌感染により発症することから、その治療は歯周病と同様に炎症の除去を行うことが主である。具体的な治療法はプラークコントロールの徹底、術者による機械的清掃（デブライドメント）、抗菌療法などの非外科的処置が基本である。再評価の結果、必要であれば外科処置に移行する場合がある。外科的処置は切除療法、歯肉弁根尖側移動術ならびに歯周形成手術、再生療法などが行われる。高度に進行したインプラント周囲炎はインプラントを撤去することになる。

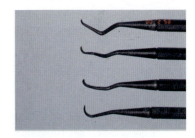

図7　プラスチックスケーラー

（佐藤秀一）

> **デブライドメント**
> 生体に外来から沈着した刺激物、およびそれよって変性した組織などを除去すること。

文献
1) 日本歯周病学会　編：歯周病学用語集．医歯薬出版，東京，2013（第2版）．
2) 日本歯周病学会　編：歯周病患者におけるインプラント治療の指針．医歯薬出版，東京，2008（第1版）．

臨床編 第12章 やってみよう

以下の問いに○×で答えてみよう（解答は巻末）
1. インプラント周囲組織には歯根膜がある。
2. インプラント周囲粘膜炎では歯槽骨の吸収がみられる。
3. インプラント周囲炎では歯槽骨の吸収がみられる。
4. インプラント周囲組織のプローブによる組織抵抗性は歯周組織と同じである。
5. インプラントのSPT（メインテナンス）にはプラスチック製の器具などを用いる。

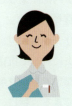

臨床編 第13章
薬物療法

1. 歯周治療に用いられる薬剤とその効果
2. 目的
3. 全身に用いられる薬剤とその用法
4. 局所に用いられる薬剤とその用法

おぼえよう

①従来の歯周治療に対する反応性の不良な患者や、全身疾患のリスクの高い患者に対しては、経口抗菌療法を併用することが効果的である。

②局所薬物配送システム（LDDS）は、歯周炎急性発作時や歯周基本治療後の歯周ポケット残存部位への有効な処置法であり、副作用も少ない。

1　歯周治療に用いられる薬剤とその効果

　歯周治療に用いられる薬剤として抗菌薬が主であるが、消炎鎮痛薬、洗口剤・ポケット内洗浄薬なども用いられる。歯周治療の基本は、プラークバイオフィルム細菌の機械的な除去である。従来の口腔清掃・スケーリング・ルートプレーニング（SRP）を中心とした歯周基本治療によって十分に改善がみられる反応性が良好な歯周炎に対して抗菌療法は必要ない。ところが、従来の歯周治療に対する反応性の不良な患者や全身疾患のリスクの高い患者においては、抗菌療法を併用する効果が期待できる。特に、現在のような高齢化社会においては、全身疾患のリスクの高い患者はますます増加する傾向にある。

　これらの歯周炎患者においては従来の歯周治療に経口抗菌療法を併用することによってより効果的、安全に歯周治療を進めることができると期待される（表1）。

リスク

経口抗菌療法

184

表1　経口抗菌療法を検討する歯周炎患者

経口抗菌療法を検討する歯周炎患者
①通常の機械的プラークコントロールでは十分な臨床的改善がみられない治療抵抗性および難治性歯周炎患者
②広汎型重度慢性歯周炎患者および広汎型侵襲性歯周炎患者
③易感染性疾患（喫煙患者を含む免疫機能低下患者・血糖コントロール不良の糖尿病患者）虚血性心疾患患者などの動脈硬化性疾患を有する中等度・重度歯周炎患者
④細菌性心内膜炎、大動脈弁膜症、チアノーゼ性先天性心疾患、人工弁・シャント術実施患者等の最上リスクを有する歯周炎患者

　また、急性歯周膿瘍時においては、しばしば急速な歯周組織破壊が起こり、特定の歯周病原細菌の増加が報告されていることから、抗菌療法の効果が期待できる。症状に応じて局所抗菌療法か経口抗菌療法を選択する。

急性歯周膿瘍

　なお、抗菌療法を行う際には、細菌検査に基づいて、実施することが望ましい。

細菌検査

2 ｜ 目的

1）抗菌療法の目的
　①急性炎症の軽減
　②スケーリング・ルートプレーニング（SRP）による臨床的治療効果の促進
　③菌血症の予防
　④歯周治療後の感染防止

2）消炎鎮痛薬投与の目的
　①急性炎症の軽減
　②歯周治療後の炎症および疼痛の軽減

3）洗口剤・ポケット内洗浄薬の目的
　①歯肉縁上・縁下プラークの抑制
　②歯周治療後の感染防止

3 ｜ 全身に用いられる薬剤とその用法

　歯周治療を行う際に全身的に投与する薬剤には抗菌薬、消炎薬、鎮痛薬、鎮静薬などがある。しかし全身投与の場合、頻回使用による副作用や耐性菌などの問題が

臨床編　第13章　薬物療法

生じる可能性、あるいは危険性のあることを考慮しなくてはならない。また、高齢者の患者は全身の基礎疾患を有している場合が多く、代謝する肝、腎機能に留意しなければならない。

① 抗菌薬

　抗菌薬は、歯肉炎や歯周炎の急性発作時、急性の歯周膿瘍形成時での急性症状の緩和、あるいは歯周外科治療後の感染防止などの目的に投与される。またほかに、壊死性潰瘍性歯肉炎・歯周炎、心疾患患者の観血的処置時の術前予防投与などにも用いられる。

　さらに、侵襲性歯周炎などのポケット内細菌に対して、適切な期間、テトラサイクリン系やニューキノロン系の抗菌薬が全身（経口）投与されることもある。　　　経口投与

　全身投与の長所は、薬効が歯周組織を含む全身の血管領域まで広く分布する。短所としては、局所の組織内濃度が低く全身的な副作用が生じる可能性がある。それ　　病原菌の同定ゆえ、病原菌の同定と薬剤の選択が非常に重要になる。　　　　　　　　　　　　薬剤の選択

② 消炎酵素薬

　壊死組織や膿などを分解し浄化を助長し、治癒を促進する目的で抗菌薬などと併用して投薬されることがある。塩化リゾチームなどを用いられていたが、原因除去とならないため効果は小さく、現在は使用されていない。

③ 鎮痛薬・鎮静薬

　急性症状時や歯周外科治療後の疼痛時など、疼痛が顕著なときに投与する。

4　局所に用いられる薬剤とその用法

　局所に用いられる薬剤として、歯頸部、歯肉表面、歯周ポケット内に塗布・注入して直接作用させる薬剤、洗口剤・ポケット内洗浄薬として、プラークの抑制や歯周治療後の感染防止の目的で、局所の洗浄に用いるものがある。

　薬剤の局所投与のメリットとして、全身投与（経口投与）と比較して、作用させる薬剤の局所濃度を高くすることが可能であり、抗菌薬に抵抗性を示すプラークバイオフィルムに対して、より効果的である。また、局所薬物配送システム（LDDS）として歯周ポケット局所に薬剤を長期間とどまらせることも可能であり、結果として、投与総量を低く抑えることで薬剤による全身への負担を低減することが可能である。とくに、薬剤の代謝が低下している高齢者においてより安全な投与法であると考えられる。

局所薬物配送システム（LDDS）
局所の病巣に対し、薬物の効果を長時間維持するために開発されたシステム。歯周ポケットに対して、歯肉縁下の歯周病原細菌を抑制するために注入する。少ない投与量で長時間効果が持続し、副作用も少ない。

4. 局所に用いられる薬剤とその用法

局所投与される薬剤は以下の通りである。

① 洗口剤

慢性歯周炎や壊死性潰瘍性歯肉炎・歯周炎の急性症状時や歯周外科治療後のブラッシングが十分にできない期間のプラーク抑制に用いる。ポビドンヨード、アズレンスルホン酸ナトリウム、クロルヘキシジン、塩化ベンゼトニウム、塩化セチルピリジウム（CPC）などが使用されている。0.2%クロルヘキシジンは欧米ではプラーク抑制効果が高いので使用される場合があるが、日本では副作用の報告があり口腔を含む粘膜への使用が禁止されている。日本ではさらに低い濃度で市販されている。

② ポケット内洗浄薬

歯肉膿瘍部や歯周ポケット内の洗浄・消毒に使用する。歯周ポケット内の洗浄は化学的な歯肉縁下のプラークコントロールで急性時にとどまらず歯周基本治療やSPT時に用いられる。ポビドンヨード、塩化ベンゼトニウム、オキシドール、アクリノールなどが使用されている。

化学的な歯肉縁下の
プラークコントロール

③ 局所塗布軟膏

副腎皮質ホルモン含有軟膏：トリアムシノンアセトニド軟膏、デキサメタゾン軟膏は口内炎および舌炎に対する効果が期待できる

ヒノキチオール、ヒドロコルチゾル酢酸エステル、アミノ安息香酸エチル含有軟膏：ヒノキチオールは抗菌作用、ヒドロコルチゾル酢酸エステルは抗炎症作用、抗アレルギー作用、アミノ安息香酸エチルは鎮痛作用を有し、急性歯肉炎や慢性歯周炎の症状の緩和が期待できる。

オキシテトラサイクリン塩酸塩、ヒドロコルチゾン軟膏：オキシテトラサイクリン塩酸塩は抗菌作用、ヒドロコルチゾンは抗炎症作用を有し、口内炎に対する効果が期待できる。

④ 歯周ポケット内注入軟膏

抗菌薬であるミノサイクリン塩酸塩を含有しており、局所薬物配送システム（LDDS）として薬剤が歯周ポケット内で徐放性に作用するようにすることで、主な歯周病原細菌に対して約1週間歯周ポケット内で有効濃度が保たれる。歯周炎の急性発作時、歯周基本治療後歯周ポケットが残存している場合に有効である。通常は歯周ポケット内に複数回投与する（図1a、b）。

徐放性

複数回投与

187

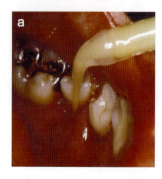 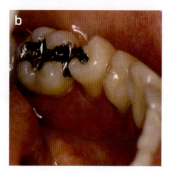

図1 a、b　歯周炎の急性発作に対するミノサイクリン塩酸塩含有軟膏の歯周ポケット内投与
a（投与時）、b（投与1週間後）歯肉の急性炎症の改善が認められる。

（梅田 誠、田口洋一郎）

参考文献

1）日本歯周病学会　編：歯周病の検査・診断・治療計画の指針 2008. 医歯薬出版，東京，2009（第1版）．
2）日本歯周病学会　編：歯周病患者における抗菌療法の指針 2010. 医歯薬出版，東京，2011（第1版）．

臨床編 第13章 やってみよう

以下の問いに○×で答えてみよう（解答は巻末）

1. 反応性が良好な歯周炎に対して抗菌療法が必要である。
2. 全身疾患のリスクの高い患者において、抗菌療法を併用する効果が期待できる。
3. 洗口剤は歯周外科治療後のプラーク抑制にも用いる。
4. LDDSは歯周ポケット内で徐放性に作用する。
5. 抗菌薬の全身投与は、歯周基本治療後、歯周ポケットが残存している場合に行う。

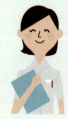

臨床編 第14章

メインテナンスと SPT

1. メインテナンスと SPT
2. メインテナンスと SPT の意義、目的
3. メインテナンスと SPT の方法
4. リコールとは

14

おぼえよう

①メインテナンス治療の決定は、症状の進行程度、治療内容、治療の経過、患者の治療に対する理解と協力度などにより決定されるべきであり、画一的ではない。これはリコール間隔の決定においても同様である。

②検査結果やリスクファクターの有無などから、歯周治療の効果を判定し病状を診断する。その結果、治癒ならばメインテナンス、病状安定ならばサポーティブペリオドンタルセラピー（SPT）に移行する。

③メインテナンス、SPTともに患者の治療に対する理解と協力は欠くことができないが、それと同様に歯科医療従事者の専門的評価とプロフェッショナルケアも欠くことはできない。その担い手は歯科衛生士であることが多く、歯科衛生士のメインテナンス治療に果たす役割は大きい。

---

1 メインテナンスと SPT

　メインテナンスとは、一連の歯周治療（歯周基本治療、歯周外科治療、口腔機能回復治療）により「治癒」した歯周組織を長期間維持するための健康管理をいう。治癒とは、歯周組織が臨床的に健康を回復した状態、つまり、歯肉の炎症がなく、歯周ポケットは 3 mm 以下、プロービング時の出血（BOP）が認められず、歯の動揺が生理的範囲であることを基準とする。

メインテナンス
治癒

189

これに対し、歯周治療により「病状安定」となった歯周組織を維持するための治療を、サポーティブペリオドンタルセラピー（Supportive Periodontal Therapy：SPT）という。病状安定とは、歯周組織の大部分は健康を回復したが一部に病変の進行が安定しているとみなされる4mm以上の歯周ポケットや根分岐部病変、歯の動揺などが認められる状態をいう。

歯周病は口腔内に常在するプラークが原因であり、再発しやすいため、歯周治療後のメインテナンス・SPTは不可欠である。（図1）

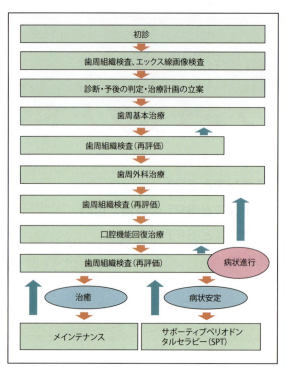

図1　歯周治療の流れ

病状安定

サポーティブペリオドンタルセラピー（SPT）

SPTへの移行基準
→ p.140「臨床編 8章 3 メインテナンス・SPT移行前の再評価」参照。

2　メインテナンスとSPTの意義、目的

　歯周病は口腔内に常在するプラークを直接的な原因とする炎症性疾患であるので、歯周治療で原因を除去することにより炎症の消退に基づく治癒が得られるが、再発しやすい疾患であり、治癒と判定された後も再発防止の徹底が大切である。メインテナンスは、治癒した歯周組織を長期間維持するための健康管理であり、患者本人が行うセルフケア（ホームケア）と歯科医療従事者によるプロフェッショナルケア（専門的ケア）からなる。

　SPTは歯周病再発の予防、再発または新たな疾患発症部位の早期発見・早期治療、良好な歯周組織の環境の長期にわたる維持を目的とする歯周治療の一環として重要な治療である。つまり、歯周基本治療や歯周外科治療、口腔機能回復治療後、病状が安定したと判定された場合、その状態を長期間持続させるために行う歯科医療従事者による専門的な治療であり、歯周治療の予後を良好に保つための唯一かつ不可欠な治療である。歯周治療により治癒または病状安定となった歯周組織を長期間維持するためには、メインテナンスやSPTは不可欠である。患者自身のプラークコントロールのみでは、プラークを完全に除去することは困難であり、また、モチベーションの低下により口腔清掃状態が悪化する可能性も否定できない。歯周病を再発

セルフケア

プロフェッショナルケア

または悪化させないためにも、歯科医師や歯科衛生士による定期的なサポートが必要となる。

> **MEMO**
>
> **メインテナンス治療（メインテナンス、SPT）は歯周病の再発を防げるか？**
>
> 歯周病は、プラークコントロールが不十分だと容易に再発しやすくなるため、定期的なメインテナンス治療は必須である。メインテナンス治療を継続して実施すると、その後の歯の喪失リスクや歯周病の進行を低減し、また再発の可能性を減らすことが報告されている。メインテナンス治療における歯科衛生士の役割は大きい。

---

3 メインテナンスと SPT の方法

① メインテナンスの方法

　歯周病の再発を防ぐためには、患者自身により良好なプラークコントロールを維持する必要がある。このため歯科医療従事者は、メインテナンスに移行してからも、患者に対して繰り返しモチベーションを行い、歯周病の原因およびその他の歯周病のリスクファクターに関するさまざまな情報提供を行い、プラークコントロールの状況を確認するとともに、その後の患者自身による毎日の口腔管理（セルフケア）の指導を行う。

1）歯周組織検査

　初診時や再評価時と同様に、プロービングポケットデプス、プラーク付着状態、動揺度、咬合状態など歯周組織の状態を確認する。あわせて全身状態、服用薬剤、喫煙などのリスクファクターの変化なども確認し、記録する。

2）セルフケアの確認

　検査結果からセルフケアの状態を確認し、歯周治療におけるプラークコントロールの必要性を再度説明する。また、リスクファクターに対しても、改善・指導を行う。

3）プロフェッショナルケア

　セルフケアではプラークの除去が困難な部位に対し、プロフェッショナルメカニカルトゥースクリーニング（PMTC）などのプロフェッショナルケアを行う。PMTCとは、熟練した歯科医師・歯科衛生士がフッ化物入りペーストと専用の器具を用い、機械的にすべての歯面からプラークを取り除くことをいう。

プロフェッショナルメカニカルトゥースクリーニング（PMTC）

2 SPTの方法

メインテナンスと同様に、歯周組織検査、セルフケアの確認、プロフェショナルケアを行う。また、歯周組織検査結果をもとに、プラークコントロール、スケーリング・ルートプレーニング、咬合調整、局所薬物配送システム（LDDS）などの治療を行い、原因因子の除去に努める。

4 リコールとは

メインテナンスまたはSPTのために、患者に来院を求めることをリコールという。リコールの時期や間隔は、歯周組織の状態、患者のセルフケアの程度やリスクファクターの有無などにより異なるため、画一的に決定することはできない。

1 リコールの時期

リコール間隔は、治療終了時の歯周組織の状態や患者のプラークコントロールの程度により異なるが、一般的には1～3カ月ごとのリコールが望まれる。このリコール間隔は、状況変改に応じて適宜増減させ、たとえば、最初は1カ月ごと、その後は状態に応じて3カ月、さらに6カ月間隔とする場合もある。SPTでは一般的にリコール期間を3カ月以内としている。

2 リコールの間隔の決定要因

1）患者のコンプライアンス（アドヒアランス）

コンプライアンスとは、患者の治療に対する協力度をさし、患者が治療方針を受け入れ、治療上必要とされる指示や自己管理を順守し、実践することをいう。メインテナンス・SPTにおいて、最も重要なセルフケアが正しく実践され、維持されるかは患者のコンプライアンスが大きく関与する。

患者のセルフケアが良好で、コンプライアンスが得られている場合には、リコール間隔を長くすることも可能であるが、コンプライアンスが低下した患者は再発の危険性があるため、リコール間隔を短くするなどの考慮が必要である。

WHO（世界保健機構）が2001年にアドヒアランスに関する会議を開き、『コンプライアンスではなくアドヒアランスという考え方を推進する』という方向性を示している。コンプライアンスが患者が医療従事者の指示に従っているのかを評価し、判断基準が医療従事者の側にあるのに対し、アドヒアランスは患者が自分の病気の状態や治療の目的を理解したうえで、積極的に治療方針の決定に参加し、それに従って治療受けることであり、患者自身が責任を持つという患者側に立った考え方である。近年、コンプライアンスに変えてアドヒアランスという言葉が使用されるよう

コンプライアンス

患者の治療に対する協力度。患者が医療従事者の指示、助言に応じ、それを実践しようとすること。

アドヒアランス

治療方針の決定に患者自身が積極的に参加し、それに従い行動を実施すること。

になってきている。

2）歯周組織の状態

ポケットや根分岐部病変、ポケットからの排膿、出血などの歯周組織の変化は、再発の目安となる。変化に応じ、リコール間隔を決定する。

3）咬合

残存歯が少ない場合や、ブラキシズムがある場合などは、咬合性外傷の再発にも注意する必要がある。

4）リスクファクター

喫煙習慣、全身疾患、年齢などのリスクファクターを有している場合には、リコール間隔を短くする。

（両角祐子）

参考文献

1) 日本歯周病学会 編：歯周病の診断と治療の指針2007.医歯薬出版,東京,2007（第1版）.
2) 日本歯周病学会 編：歯周病の検査・診断・治療計画の指針2008.36-42,医歯薬出版,東京,2009（第1版）.
3) Thomas G 他編：岡 賢二 他監訳：歯科治療とメインテナンス－その基本概念と実際－．13-16.クインテッセンス出版株式会社,東京.1992（第1版）.
4) Axellson P et al：Effect of controlled oral hygiene procedures on caries and periodontal disease in adults：results 6 years. J Clin Periodontol 8：239-248,1981.
5) Renvert S et al：Supportive periodontal therapy. Periodontol 2000 36：179-195, 2004.

臨床編 第14章 やってみよう

以下の問いに○×で答えてみよう（解答は巻末）
1. メインテナンスとSPTは同じである。
2. SPTは歯周治療により病状が安定となった歯周組織を維持するために行う。
3. メインテナンスはセルフケアの確認のみ行う。
4. SPTでは、検査結果をもとに咬合調整を行うことがある。
5. リコールの間隔は3カ月とする。

臨床編 第15章
ペリオドンタルメディシン

1. ペリオドンタルメディシンとは
2. 歯周病とその他の全身疾患

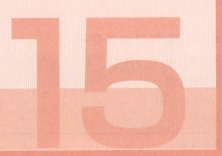

おぼえよう

①歯周病と全身疾患との関連を扱う分野をペリオドンタルメディシン（歯周医学）という。
②歯周病の炎症部位の歯周病原菌や炎症性メディエーターが血管を通じて全身に広がり、全身疾患と関連する。
③糖尿病の6番目の合併症は歯周病である。
④歯周治療を行うと血糖値が改善する。
⑤肥満は歯周病の重症度と関連する。
⑥歯周病と動脈疾患との関連が注目されている。
⑦歯周病と早期・低体重児出産との関連が注目されている。
⑧歯周病原菌を含んだ唾液などの誤嚥は誤嚥性肺炎の原因となる。
⑨関節リウマチに罹患していると歯周病が重度となり、重度の歯周病に罹患していると関節リウマチ罹患のリスクが高まる。

1　ペリオドンタルメディシンとは

❶ ペリオドンタルメディシンとは

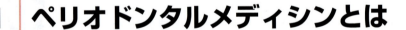

ペリオドンタルメディシン（Periodontal Medicine）は、歯周病と全身疾患との

ペリオドンタルメディシン

因果関係、関連性を解明する学問である。

　1990年代後半のアメリカ発「Floss or Die!」（プラークコントロールの励行で健康長寿か？　それともそれを怠り全身疾患により寿命を縮めるか？）というキーワードが象徴する、歯周病と、心内膜炎、狭心症、心筋梗塞、脳梗塞、肺炎、早期・低体重児出産、糖尿病の重篤化等との関連を報告する一連の研究は、当時の歯周病学にパラダイムシフトを生じさせ、「歯周病が全身疾患に与える影響」の多くの研究が行われるようになった。

　そして近年では、アルツハイマー型認知症、自己免疫疾患、肥満、関節性リウマチ、慢性腎臓病、悪性腫瘍との関連までも検討されている。

　このペリオドンタルメディシンの概念は、マスメディアの度重なる報道の影響も受け、わが国での歯周病予防、歯周病の早期治療、定期検診の重要性などのモチベーションにも大いに役立ってきた。

　臨床現場でもペリオドンタルメディシンに立脚し、この概念の充分な理解に基づく治療に積極的に取り組む歯科医師、歯科衛生士も増加し、これまで以上に、医・歯連携のパイプが太くなってきた。

> 歯周病が全身疾患に与える影響

❷ ペリオドンタルメディシンの基本概念

> 生体防御反応

　歯周病は感染症で、歯周組織局所への微生物感染に対する生体防御反応（宿主抵抗）の結果である炎症により歯周組織破壊が生じる。

　この歯周病原細菌の感染に欠かせないのがバイオフィルムであるプラークの存在で、この成熟したプラークを構成する微生物は病原性の高いグラム陰性嫌気性桿菌が中心で、深いポケット中でその数も増加している。これらの菌は、歯肉上皮を介して歯肉結合組織中に侵入をはかり炎症を惹起し、その後組織内の毛細血管から全身の組織、臓器に運ばれる。また、プラーク中の細菌は唾液中にも混入し、誤嚥した場合には、呼吸器系にも影響を与える。

　この病原微生物が引き起こすさまざまな反応が全身疾患と関連する。

　さらに、歯肉の炎症組織中には、組織や細胞の破壊産物、細胞などが産生するサ

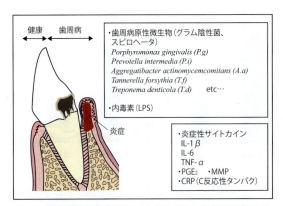

図1　歯周組織の炎症部位にはさまざまな物質が集積する

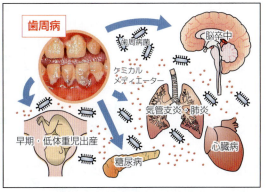

図2　炎症部位に集積した細菌や炎症性メディエーターなどが全身に広がる（[文献1]より引用改変）

イトカインを代表とする炎症性メディエーター、プロスタグランディン（PGE）やCRP（C反応性タンパク質）などの生成物、歯周病原性微生物、その内毒素（LPS）などが集積されるが（図1）、局所での慢性炎症が持続すると、それらの物質を血管などを介して全身の各臓器に持続的に拡散することになり、これも全身疾患と関連する危険因子となる（図2）。

炎症性メディエーター

プロスタグランディン
CRP
内毒素（LPS）

（沼部幸博）

参考文献
1）沼部幸博, 和泉雄一 編著：デンタルハイジーン別冊, 歯科衛生士のためのペリオドンタルメディシン, 全身の健康と歯周病とのかかわり, 医歯薬出版株式会社, 2009, 東京.

2 歯周病とその他の全身疾患

1 歯周病と糖尿病

1）糖尿病とは
　糖尿病では、膵臓から出るインスリン（生体がブドウ糖を利用するために必要なホルモン）の出る量が減少する、あるいは働きが悪くなるため、糖が利用されず血中のブドウ糖濃度（血糖）が上昇する。この分類として代表的なものに1型、2型糖尿病がある。1型はインスリンが出なくなり、2型は肥満の人に多く、インスリンは出るがその働きが悪いことが多い。糖尿病が進行して何年も継続すると、心筋梗塞などの血管障害をはじめさまざまな合併症を併発し、重篤な病態に陥りやすい。

インスリン

血管障害

2）歯周病との関係
　歯周病は糖尿病の第6番目の合併症といわれる[1]。糖尿病では歯周病が進行、再発しやすくなるが、これは高血糖のためである。高血糖で歯周細菌による炎症がより強く惹起されることで、歯周組織破壊が生じる。一方で、歯周治療が血糖コントロール改善に影響することも明らかになっている。近年わが国で行われたヒロシマスタディと呼ばれる、重度歯周病を合併した糖尿病の集団を対象とした研究で、初診時の炎症マーカーが高い群で歯周治療を行うと、血糖コントロールの指標の1つである、ヘモグロビンA1c（HbA1c）が約0.5%改善することが明らかとなった。既報のデータを見ると、

ヘモグロビンA1c（HbA1c）

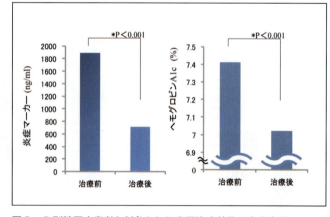

図3　2型糖尿病患者を対象とした歯周治療前後の血中炎症マーカーとヘモグロビンA1c値（Munenaga Y. et al., Diabetes Res Clin Pract, 2013より一部改変）

歯周治療によるこの改善効果は最大1％前後であり、これは糖尿病関連の死亡リスクを30～40％軽減する効果に匹敵する[2]（図3）。ただ、これらに関して否定的な見解も導き出されている。ヒロシマスタディでHbA1cに有意な改善があった一方、同時期に米国で実施されたDPTT（Diabetes and Periodontal Therapy Trial）介入研究では、HbA1cに有意な改善はなかった[3]。いずれも2型糖尿病を対象としているが、大きな違いは被験者の体格指数に見られる。DPTT被験者は体格指数35.0kg/㎡程度の高度肥満で、ヒロシマスタディ被験者の体格指数は25.0kg/㎡前後、つまり正常域のやや高めから軽度の肥満である。後述するが、生体の炎症は高度な肥満によって強く現れるため、重度歯周病による炎症の影響が隠される[4]。つまり、DPTTでは被験者の体格指数が高すぎ、肥満に由来する炎症の影響が大きいために、歯周炎症の影響が完全に隠されている。一方、ヒロシマスタディの被験者の体格指数25.0kg/㎡前後であり歯周炎症の影響が最も生体に表れやすい。その結果、ヒロシマスタディでは歯周治療で全身の炎症が軽減することで、血糖コントロールが改善したと解釈できる。

糖尿病患者で高血糖により歯周病が重症化した際、全身に影響する強い炎症が惹起され、さらに血糖コントロールが悪化する。逆に炎症を極力軽減させるような歯周治療で血糖コントロールが改善するとともに、歯周病の状態も安定する。つまり、糖尿病における歯周治療では、局所、全身いずれにおいても炎症を的確にコントロールすることが重要である。

> **炎症性タンパク質**
> 脂肪細胞から産生されるタンパク質はアディポサイトカインと呼ばれ、炎症性タンパク質が多く含まれる。代表的なものに、Interleukin-6 (IL-6)、Monocyte Chemoattractant Protein-1 (MCP-1)、Tumor Necrosis Factor-α (TNF-α) などがある。

2 歯周病と肥満

近年、ライフスタイルの急激な欧米化に伴う肥満の増加が問題となっている。糖尿病患者で肥満は大きな割合を占めるが、糖尿病の有無にかかわらず、肥満そのものが歯周病の重症度と密接に関係することも報告されている[5]。

高度の肥満では、肥満そのもので炎症が惹き起こされるため、口腔局所の感染によって惹き起こされる炎症は重篤化する。なぜならば、肥満によって増大する脂肪細胞からは、炎症にかかわるさまざまなタンパク質が多量に産生されるためである。これら炎症に関与するタンパク質は血中に入り込み全身を循環するのでほかの局所の炎症を重篤化させる。これにより高度肥満では歯周病が悪化しやすくなる。高度肥満では、肥満そのものによって惹起される炎症が強すぎるため、前述したように歯周治療を行ったとしても血中の炎症マーカーは減少しづらい。ただし、日本人の多くは軽度肥満であることから、図4に示すような双方向の関係が成り立つと考えられている。一方、欧米型の高度な肥満では、歯周病による影響よりも肥満による炎症の影響が出やすい。

（山下明子、西村英紀）

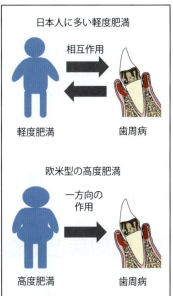

図4 肥満と歯周病

参考文献

1) Löe H : Periodontal disease. The six complication of diabetes mellitus. Diabetes Care, 16 : 329-334 , 1993.
2) Munenaga Y,The Hiroshima Study Group, Yamashina T, Tanaka J, Nishimura F : Improvement of glycated hemoglobin in Japanese subjects with 2 diabetes by resolution of periodontal inflammation using adjunct topical antibiotics : Results from the Hiroshima Study. Diabetes Research and Clinical Practice . , 100(1) : 53-60, 2013 .
3) Engebretson SP, Hyman LG, Michalowicz BS, Schoenfeld ER, Gelato MC, Hou W, Seaquist ER , Reddy MS , Lewis CE , Oates TW, Tripathy D, Katancik JA, Orlander PR , Paquette DW, Hanson NQ , Tsai MY.: The effect of nonsurgical periodontal therapy on hemoglobin A1c levels in patients with type 2 diabetes and chronic periodontitis : A randomized clinical trial. JAMA , 310: 2523-2532 , 2013 .
4) Slade GD, Ghezzi EM , Heiss G , Beck JD , Riche E, Offenbacher S:Relationship between periodontal disease and C-reactive protein among adults in the Atherosclerosis Risk in Communities study. Arch Intern Med . ,163(10) : 1172-9 , 2003.
5) Saito T, Shimazaki Y, Sakamoto M : Obesity and periodontitis . N Engl J Med . , 339 : 482-483 , 1997.

❸ 歯周病と動脈疾患

　歯周病と全身疾患との関連の中で、動脈疾患（Arterial disease）とのかかわりも注目されている。心筋梗塞（Myocardial infarction）や脳卒中（Stroke）をはじめとする動脈疾患はときに致死的な結果を招くことから、その予防は喫緊の課題と言える。

　被験者1,000人以上を対象とした研究から、重度の歯槽骨吸収を認めた被験者では心血管疾患や脳卒中の発症率が1.5～2.8倍になっていることが示された[1]。さらに、年齢、BMI、脂質、血圧、糖尿病、喫煙、アルコール摂取などの心血管疾患のリスクファクターを補正したうえでも、歯周炎の存在が心血管疾患の発症率と関連があるということが報告された[2]。しかし、歯周病と動脈疾患との因果関係については今のところ証明されているとは言えない。

　歯周病と動脈疾患の関連についての仮説として、次のように考えられている。これまでに多くの研究により、歯周病原細菌が動脈疾患から検出されている。抜歯などの歯科治療後だけでなく、ブラッシング後にも血中から歯周病原細菌が検出されている。また、炎症関連物質の増加はその後の動脈疾患発症リスクを上昇させることが知られているが、歯周病の人では血液中の炎症関連物質が増加していることが報告されている。

　以上のことから、菌血症あるいは全身的な炎症が、歯周病と動脈疾患を結ぶ要因として着目されている。

動脈疾患

❹ 歯周病と骨粗鬆症

　骨粗鬆症（Osteoporosis）は骨密度の低下を特徴とする疾患であり、骨折を生じやすくなることから、特に高齢者において寝たきりにつながる問題を生じやすい。骨粗鬆症は女性に多く発症するが、これは閉経後に性ホルモンであるエストロゲン

骨粗鬆症

2．歯周病とその他の全身疾患

の産生量が急速に減少することに起因している。

　歯周病と骨粗鬆症はともに加齢に伴って発症・進行し、骨に変化が生じる疾患として、両者の関連性が着目されてきた。両疾患をつなぐメカニズムとして、骨粗鬆症により骨密度の低下が生じている患者に細菌感染が生じると、歯槽骨吸収がより重度に進行するということが考えられている[6]。骨粗鬆症の女性では、歯周組織破壊の進行が認められるということも報告されている[7]。

　現在のところ、歯周病と骨粗鬆症の間には確立された因果関係が認められるわけではないものの、両疾患の関連の報告は増えてきている。

⑤ 歯周病と早期・低体重児出産

　1996年に早期・低体重児出産（Preterm low birth weight）と歯周病の関連について、はじめて報告がなされた[8]。進行した歯周病に罹患した妊婦では、健康な歯周組織を有する妊婦と比較して早期・低体重児出産の危険率が高いことが示された。世界的に研究が進み、歯周炎が重度であると早期・低体重児出産の割合が上昇するという報告も増えている。一方、歯周病と早期・低体重児出産の関連性を否定する報告も存在し、詳細な関連性について今後の研究成果が待たれる。

　妊娠中に歯周治療を行うことで低体重児出産のリスクが下げられるかについては、今のところ明らかにされていない。したがって、妊娠中に歯周治療を行うべきか、いまだ議論中の課題である。妊娠中に歯周治療を行う場合は安定期である妊娠中期に行い、投薬も最小限とするよう配慮すべきである。最も重要なことは、妊娠前から歯周組織の健康を維持しておくことである。

（和泉雄一、青山典生）

> **早期・低体重時出産**
>
> 妊娠24週以降37週未満の早産あるいは出生時体重が2,500g未満の低体重児出産。

参考文献

1）Beck J, Garcia R, Heiss G, Vokonas PS, Offenbacher S. Periodontal disease and cardiovascular disease. J Periodontol 67 : 1123-1137 , 1996.

2）Dietrich T, Jimenez M, Krall Kaye EA, Vokonas PS, Garcia RI. Age-dependent associations between chronic periodontitis/edentulism and risk of coronary heart disease. Circulation 117 : 1668-1674 , 2008.

3）Wactawski-Wende J, Grossi SG, Trevisan M, Genco RJ, Tezal M, Dunford RG, Ho AW, Hausmann E, Hreshchyshyn MM. The role of osteopenia in oral bone loss and periodontal disease. J Periodontol 67 : 1076-1084 , 1996 .

4）Pepelassi E , Nicopoulou-Karayianni K , Archontopoulou AD, Mitsea A, Kavadella A, Tsiklakis K , Vrotsos I , Devlin H , Horner K. The relationship between osteoporosis and periodontitis in women aged 45-70 years. Oral Dis 18:353-359 , 2012.

5）Offenbacher S , Katz V, Fertik G , Collins J, Boyd D, Maynor G , McKaig R , Beck J. Periodontal infection as a possible risk factor for preterm low birth weight. J Periodontol 67 : 1103-1113, 1996.

⑥ 歯周病と誤嚥性肺炎

　口腔内の環境と呼吸器感染症との関連は緊密である。誤嚥は、口腔内の内容物、すなわち、食物、そしてプラークなどから唾液に混入した口腔内細菌などが誤って

199

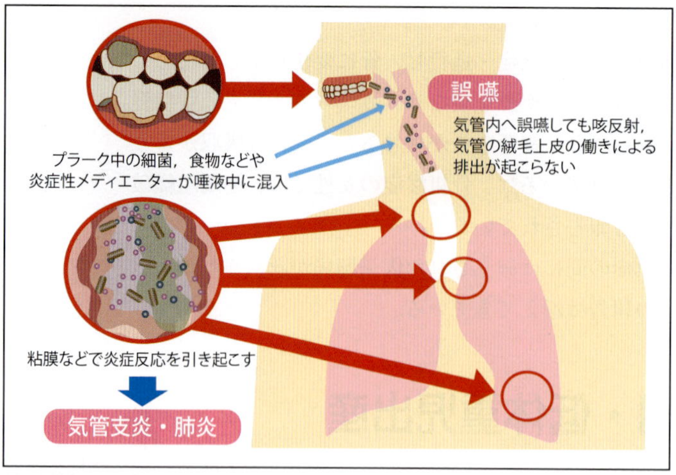

図5 歯周病と誤嚥性肺炎との関連
唾液に混入した微生物やケミカルメディエーターなどが気道に入り込むと気管支粘膜や肺に炎症が惹起される。

気道下部に入り込むことである。

とくに高齢者では咳反射や嚥下反射機能が低下しているために、不顕性に食物や唾液などが誤って気管へ入り、誤嚥性肺炎が発症する危険性が高い。

これまで、口腔内を清潔に保つことが、誤嚥性肺炎、気管支炎などの発症予防に有効であることが明確になっている（図5）。

しかし、肺炎を引き起こす口腔内細菌として *Porphyromonas gingivalis*、*Eikenella corrodens*、*Fusobacterium nucleatum*、*Fusobacterium necrophorum*、*Aggregatibacter actinomycetemcomitans*、*Peptostreptococcus* *Clostridia*、*Actinomyces* 属などが知られているものの、それらの菌がどのように発症に関与しているのかの詳細はわかっていない。

さらに疾患成立には、歯周病変部位で免疫応答の結果産生された唾液中のサイトカインも、誤嚥で局所の粘膜組織の炎症反応を刺激し、気管支、肺での感染を成立させ、病変を進行させることも考えられている。

これらのことから要介護者施設などでこれらの呼吸器疾患の発現を予防するには徹底した口腔衛生管理で歯周炎の抑制およびプラークの減少をはかることが効果的であり、口腔を専門的に管理できる歯科医師、歯科衛生士などの力が必要である。

唾液に混入した微生物やケミカルメディエーターなどが気道に入り込むと気管支粘膜や肺に炎症が惹起される。

誤嚥性肺炎

ケミカルメディエーター
細胞から細胞への情報伝達に使用される化学物質をいう。ヒスタミンやセロトニン、ペプチド、ロイコトリエン、トロンボキサンなどを指す。

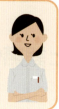

MEMO

誤嚥性肺炎
誤嚥性肺炎の予防に、プラークコントロールが効果的であるという研究報告があってから、寝たきりのお年寄りの専門的口腔ケアの重要性が強く認識され、歯科衛生士の役割も拡大した。

7 歯周病と関節リウマチ

関節リウマチ（Rheumatoid Arthritis：RA）は慢性滑膜炎で、関節内の滑膜細胞の増殖や軟骨・骨の破壊が生じる病変である。臨床症状としては、関節の痛みや腫れが起こり、進行すると関節の変形や機能障害が生じる。

近年、歯周病と関節リウマチとの関連が報告されるようになり、関節リウマチに罹患している群では、罹患していない群と比較して、クリニカルアタッチメントレベル（CAL）値は1.17倍、歯の喪失量は2.38倍高いことが示されている、また中等度、重度の歯周病罹患者では、健常者と比較して関節リウマチのリスクが高いことが認められている。これらのことから、この2つの疾患には双方向の関連があることが知られるようになった。

その原因としては、関節リウマチ患者では手指の機能障害によるプラークコントロール不良とリウマチ薬の副作用による易感染性と骨粗鬆症の影響が考えられ、また *P. gingivalis* の感染の関節リウマチに与える病原性も考えられている。

（沼部幸博）

関節リウマチ

参考文献

1) Oral care and pneumonia . Oral Care Working Group . Yoneyama T, Yoshida M, Matsui T, Sasaki H. Lancet 1999 354(9177)：515.
Oral care reduces pneumonia in older patients in nursing homes.
2) Yoneyama T, Yoshida M, Ohrui T, Mukaiyama H , Okamoto H , Hoshiba K , Ihara S , Yanagisawa S, Ariumi S, Morita T, Mizuno Y, Ohsawa T, Akagawa Y, Hashimoto K, Sasaki H ; Oral Care Working Group.
J Am Geriatr Soc 2002 50(3)：430-3.
3) Azarpazhooh A, Leake JL.：Systematic review of the association between respiratory diseases and oral health . J Periodontol 2006 77(9)：1465-1482.
4) Kaur S, et al .：Periodontal disease and rheumatoid arthritis：A systematic review. J Dent Res 92：399-408, 2013.
5) 小林哲夫 他：歯周炎と関節リウマチ－関連性と臨床対応－，日歯周誌，54：11-17, 2012.

臨床編 第15章 やってみよう

以下の問いに○×で答えてみよう（解答は巻末）
1. 歯周病と全身疾患との関連は歯石の付着量と相関する。
2. 糖尿病患者で高血糖により歯周病が重症化した際、全身に影響する強い炎症が惹起され、さらに血糖コントロールが悪化する。
3. 歯周病患者では心血管疾患の発症率が高い。
4. 誤嚥性肺炎の予防のためには口腔ケアの徹底が有効である。

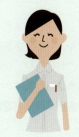

歯周病科の現場から

ペリオドンタルメディシンとモチベーション

沼部幸博（日本歯科大学 生命歯学部 歯周病学講座）

沈着物の除去効果・器具の到達性

日本人は世界に冠たる長寿国ですが、その平均寿命と健康寿命とには差があることが知られています。この差とは、いわゆる病気を抱えて生きる期間です。平成22年の健康日本21によると、男性では平均寿命が79.55歳、健康寿命が70.42歳でその差は9.13年、同じく女性ではそれぞれ86.30歳、73.62歳でその差は男性よりも大きく12.68年となっています。よって男女ともに、いかにこの差を縮めることができるかが、わが国の課題とも言えます。

また近年、歯の本数が少ないほど、そして歯周病が重篤であるほど医科の病気の医療費が多くかかるという報告が、さらにかかりつけの歯科医があるほうが長生きをするとの研究報告もなされ、口腔の健康が全身の病気、そして寿命までにも影響することが明確になっています。

それに先立つ1990年代後半、本書15章でも述べているように、アメリカの歯科医師会がマスコミに向けて発信した「Floss or die！：フロスか死か！」というキーワードも、集積されてきた研究データと歯科医師会の戦略とを背景に、ペリオドンタルメディシン（歯周医学：periodontal medicine）の概念を幅広く一般に浸透させる一助となり、口腔疾患と全身疾患とのより密接な関係を表すものとなりました。

これらのことはすでに歯科疾患以外の全身疾患に罹患している、または罹患経験のある人たちにとって関心のある内容で、事実、マスコミでもテレビ番組や記事などに、何度も取り上げられています。

ペリオドンタルメディシンへの理解

それだけに臨床現場では、我々は患者に対して歯周病が全身疾患の発症や進行に関係したり、その反対に歯周治療による口腔内の健康回復が全身の健康に通じるメカニズムを正確に説明し、理解してもらう必要があります。

またこれは、プラークコントロールの徹底や不規則な生活習慣の変容を謀るための強い動機になることは間違いありません。ただそのためにいきなり「フロスか死か！」のような言葉をいたずらに患者にぶつけずに、その方法を慎重に選ぶ必要があります。

患者に炎症の問題を正しく理解させる

歯周病の本態は、細菌が共凝集したバイオフィルムであるプラークが引き起こす炎症です（**図1**）。これにより、歯肉は発赤、腫脹し、出血を伴うようになります。しかし一般的に慢性症状とされる歯周病は、初期段階では特に強い痛みを感じることとなく、また食生活に不自由を感じることもなく、徐々に進行していきます。また、初期の歯肉炎の段階で対応していれば治療は容易であるところが、歯周炎に移行し進行を続けると治療は困難になっていきます。この危険性を患者にどのよう

な方法で理解させれば良いのでしょうか？

ここに1つの例があります。中等度の歯周炎に罹患している患者の歯周ポケットの炎症による潰瘍面の面積を総和すると、ちょうど手のひらと同じサイズになるという考え方の利用です（図2）。

通常であると手のひらに潰瘍を抱えたまま生活するのは不自由であり、日常生活に多大な支障をきたすので、医師の診察、治療を受けることになるはずです。しかし歯周病患者では上記の理由でそれを怠り、さらに病気を悪化させています。歯周治療を受けなければ、放置している歯周ポケットの潰瘍面からは歯周病原細菌の侵入が継続し、また炎症の持続、拡大により炎症で産生された物質、細菌や細菌の毒素が歯肉の毛細血管から全身へと供給されることになります。これが全身の各臓器に影響を及ぼします。よってなるべく早い時期に、口腔内のこの問題を解決する努力を患者、歯科医師双方が行う必要があるのです。

このように歯周病の引き起こす問題は、もはや歯の周囲に留まらず、糖尿病と同様にさまざまな合併症を引き起こす病気であると考えるべきです（図3）。これは決して大げさではなく、今後も我々は、歯周病が死を招くような重篤な病気に罹患する前にその連鎖を止めるべき病気の1つであるとの認識を持つこと、新たな研究報告が現れてくると予想される歯周病と関連する全身疾患についての知識を正しく身につけ、患者に的確に情報を提供するスキルを磨く必要があります。

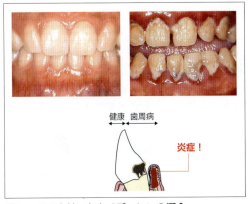

図1　ペリオドンタルメディシンの概念
プラーク付着は歯肉の炎症を惹起し、その炎症やプラーク細菌は、やがて全身にも影響します。

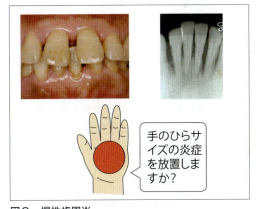

図2　慢性歯周炎
中等度の歯周炎の炎症部面積の総和は手のひらサイズ。ごく普通の歯周病の存在の持続が全身疾患のリスクとなるのです。

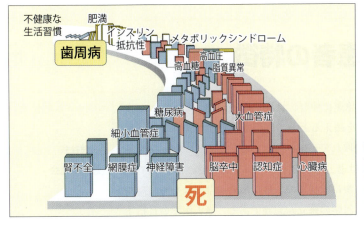

図3
歯周病は死に連なるドミノ倒しに関係します。
（伊藤 裕：日内会誌.93（4）：81,2004. 一部改変）

臨床編 第16章
高齢者の歯周治療

1．高齢歯周病患者の特徴
2．高齢者に対する歯周治療の概念
3．歯周治療の留意点
4．歯周治療の進め方

16

おぼえよう

①年々、人口に占める高齢化率（65歳以上の人口に占める割合）は増加し、超高齢社会を迎えている。高齢者が健康な状態で生を全うすることは高齢者のみでなく、高齢者を支えるすべての人々にとって幸せなことである。

②高齢者医療の充実には、歯科医師、歯科衛生士による高齢者の口腔管理は将来とともに必要不可欠である。

③高齢者の歯周疾患の特徴を掴み、患者の病態に応じ適切な歯周治療を実施する。

④要介護高齢者へのプラークコントロールの実際。

1 高齢歯周病患者の特徴

　日本の平均寿命は、戦後40年間で急速に伸び、世界一の長寿国となった。全人口に占める65歳以上の割合が、7％を超えるとその国は高齢化が始まったと言われ、14％を超えると高齢化社会の化が取れて高齢社会という。さらに、21％を超えると超高齢社会と言われ、現在、日本は過去に例をみない超高齢社会となっている。このような社会環境の中での高齢者医療には従来の一般医療の一部ではなく、高齢者専門の老人医療が必要であり、老人医学の確立が急務である。老人医学の目指すものは、単に生命を延長せしめることではなく、晩年における健康を維持し、老化

高齢社会

超高齢社会

204

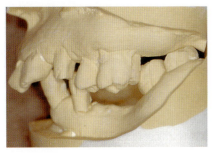
図1 高齢者が歯周病を放置したために生じた咬合の変化

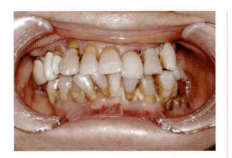
図2 複雑な口腔環境のため、患者自身による十分な口腔ケアが行えなかった一症例

に伴う進行疾患を予防し、発症を防止することである。これは、寝たきりや認知症あるいは健康を損なった状態で長生きするのではなく、良質な生を全うすることを意味する。高齢者医療の充実には、私たちが担当している歯科領域の積極的な参加が極めて重要である。

　日本が超高齢社会になったため、歯周病の治療を必要とする患者のうち、高齢者の占める割合も年々増加している。これらの高齢患者のほとんどが全身的な基礎疾患を有する。そのため心疾患、脳血管疾患、高血圧疾患の患者など、有病者に対応できるような内科的知識が必要である。また、全身疾患によって多数の治療薬を服用し、その副作用による歯肉の増殖、易出血性、易感染性を伴うことが多いことも高齢歯周病患者の特徴である。

　また、近年、口腔ケアの積極的な啓発活動が行われた結果、高齢者の残存歯数が増し、咬合関係の不良、咬耗や磨耗、高いう蝕罹患率、歯周病、口腔乾燥症の有病率の高さなど、高齢患者の口腔環境は複雑になっており、そのことが高齢者の歯周治療を困難にしている（図1、2）。さらに、高齢化に伴い通院治療が不可能な患者も生じている。このような患者には、在宅のベッドサイドによる治療も必要で、従来の歯周治療では対応が困難なことが多いことも高齢者の歯周治療の特徴である。したがって、歯科衛生士は健康ケアチームの一員として、歯科医師とともに老年医学や薬理学などを含む高齢者歯科における特殊な知識技能を身につけることが不可欠となる。

> **口腔乾燥症**
> 加齢、薬剤性、心因性、放射線性などの要因により引き起こされる口腔乾燥感を症状とする。一般的にドライマウスともいう。

高齢者

2 高齢者に対する歯周治療の概念

　歯周疾患は有歯顎高齢者における最も一般的な慢性疾患である。
　高齢者に対する歯周治療は、先に述べたように口腔環境が複雑なため個人差が大きいことが特徴である。全身的にも慢性的基礎疾患、脳血管障害、認知症および寝たきりなどの患者が多くみられ、それらの患者に対する治療法の選択は、患者の状態、患者の能力など種々の因子を考慮して決定することが望まれる。
　また、高齢患者の精神面においては、高齢者自身獲得することよりも失うことが

> **慢性的基礎疾患**
> 患者が慢性的に持っている疾患で、更なる疾患や症状の原因となる。いわゆる持病のこと。

多く、慢性的な不安状態にあり、新しい環境に柔軟に適応できず、新しいことを避ける傾向があり治療を困難にしている。したがって、高齢患者のニーズを十分に理解し、精神的・身体的な変化に配慮しながら早期に適切な処置を行わなければならない。健康な高齢者においても、口腔ケアの重要性を十分に理解させ、歯周病に対するプロフェッショナルな治療や患者自身で行うセルフケアの必要性を指導することが重要である。

要介護高齢者は一般的に口腔内の環境が悪く、患者自身による口腔ケアは困難であり、プロフェッショナルなケアや介護者によるケアに依存しなければならない。歯周病の罹患や口腔内雑菌による全身への影響は、寝たきり、認知症などの患者にとっては非常に重大である。また、嚥下障害により唾液中にある常在菌等が気管に侵入することによって引き起こされる誤嚥性肺炎も大きな問題になっている。したがって、介護者に介護高齢者の口腔内を良好な状態に保つことの重要性、全身状態と口腔ケアの関連について十分に理解させることが重要である。

> **脳血管障害**
> 日本人の死亡原因第4位。脳内出血等の出血性病変と脳梗塞等の閉塞性病変に大別される。

> **認知症**
> 後天的な脳の器質的障害により一度正常に発達した知能が不可逆的に低下する状態。

> **MEMO**
> **誤嚥性肺炎**
> 高齢者の死因第1位は肺炎であり、そのほとんどが誤嚥性肺炎である。誤嚥性肺炎は口腔より摂取した食物や、胃より逆流してきた胃内容物が誤って気管内に侵入することにより引き起こされる肺炎である。抵抗力の低下した高齢者では重篤となることが多い。誤嚥性肺炎の予防には、経口摂取の有無にかかわらず口腔ケアを実施することや、食後約2時間以上座位を保持することことなどが重要である。

3 歯周治療の留意点

❶ 全身状態の把握

高齢者は、歯科疾患以外に循環器疾患、心疾患、脳血管障害、糖尿病などの全身疾患を合併していることが多く、歯周治療を進めるには、患者の全身状態を十分に把握し、治療によって起こる可能性のある身体的・精神的な問題と対処法を理解しておくことが必要である。

治療中も血圧、心拍数、呼吸数、体温、SpO$_2$（動脈血酸素飽和度）などのバイ

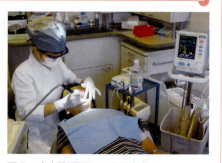

図3　全身管理下での歯周治療

> **SpO$_2$（動脈血酸素飽和度）**
> 血液中に含まれる酸素の割合。パルスオキシメータで測定する。標準値は96〜99%で、90%未満では呼吸不全の状態で治療は直ちに中止する。

タルサイン（生命徴候）を監視することによって、異常を速やかに察知し、高齢者の歯周治療を安全に行うよう心がけなければならない（図3）。

② 的確な予後の判定

　高齢者は、加齢変化や、全身的基礎疾患を持っている場合が多く、患者個々の個体差が大きいのが特徴である。したがって、歯周治療も患者個々の状態にあった多様な治療計画を考えなければならない。さらに、高齢者では加齢による身体的・精神的変化や既往疾患に即応しなければならないことが多く、そのため治療方針の変更を余儀なくされることもある。的確な予後の判定を行うことが重要である。

③ 薬物常用の確認

　高齢者の大部分は、複数の診療科を受診し、治療薬として多数の投薬を受けている場合が多い。各々の疾患に対して処方される薬物は、それぞれに有益ではあるが、歯周病に対するリスクも持ち合わせている場合がある。特に、最近ではたくさんの服薬による副作用としての口腔乾燥症（ドライマウス）が問題となっている。ドライマウスは、う蝕の増加や歯周病の増悪に深く影響している。また、高血圧症に処方される降圧薬（カルシウム拮抗薬）による歯肉の増殖、虚血性心疾患すなわち狭心症や心筋梗塞による脳血管障害患者に処方される抗凝固薬の服用による歯周治療時における出血など、投与薬剤が歯科治療に関与する場合が多く、歯科衛生士は、投与薬剤、薬剤使用歴、既往歴を注意深く聞き、適正な対応をなすべく努力しなければならない。

> **バイタルサイン（生命徴候）**
> 生きている状態を示す指標（脈拍・血圧・体温・呼吸）。近年では意識レベルやSpO_2等も含める。

> **抗凝固薬**
> 血液の凝固を阻害し血栓を予防する。ワーファリン、プラザキサ等、心原性脳塞栓症の第一選択薬。

4　歯周治療の進め方

① プラークコントロール

1）口腔衛生指導のポイント

　高齢者の歯周病に対する治療は、基本的に成人に対する治療の進め方と同様であるが、一般的に高齢者は物事を否定的にとらえる傾向が強く、思考や行動のスピードも低下している。環境に新しい変化が起こった場合、柔軟に適応できず、新しいことを避けるようになることが高齢者の口腔衛生指導を難しくする。機能的にも、老化により手の動きもスムーズでなく、複雑になっている口腔環境のブラッシングが困難である。したがって、高齢者に口腔衛生指導を行う場合は、目標を高いところに設定することなく段階を追って早急な結果を求めず、根気よく時間をかけることが必要である（図4）。

207

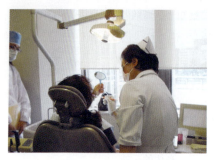
図4　歯科衛生士による口腔衛生指導

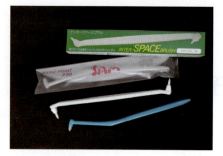
図5　孤立歯用歯ブラシ

2）歯ブラシ・補助的清掃用具

　歯ブラシは患者個々の口腔環境にあったものを選択することが重要である（図5）。一般に高齢者は、歯肉が退縮しポケットが深く、残存歯も少ないことが多いため、小振りで毛束の配列が少数列、毛束先は山切り型のものが適する。初期のブラッシング時では硬い歯ブラシを使用すると歯肉、粘膜に傷をつけやすいので、軟らかい毛の歯ブラシを用い、徐々に硬い毛の歯ブラシへ移行するように指導する。また、歯ブラシの把持が困難な高齢者では把持部を太くする工夫も考慮すべきである。図6に把持部を太く作られた市販高齢者用歯ブラシの一例を示す。さらに、高齢者では歯と歯肉の空隙である鼓形空隙が大きく、歯ブラシでの清掃が困難な場合が多い。この場合には歯間ブラシを用いることも有効である（図7）。

　手の動きの不自由な高齢者や技術の習得が困難な場合には、音波ブラシや超音波ブラシなどを含めた電動ブラシを使用することも適している（図8）。電動ブラシは力を加えすぎると歯肉を傷つけたり、歯の磨耗を生じさせるので使用法には十分な注意が必要である。

　以上のような高齢者自身によるプラークコントロールと同時に、歯科医による検診を定期的に受けることがきわめて重要である。

> **鼓形空隙**（こけいくうげき）
> 歯の接触点を頂点とし歯頸部間を底辺とする鼓形の空隙。通常歯肉で満たされているが、歯槽骨吸収や歯周疾患により拡大する。

3）要介護高齢者への対応

　要介護高齢者においては、自身でのプラークコントロールは困難である。したがって歯周治療を始める前に、介護者に要介護者の歯周病の原因、現症、治療内容などを詳しく説明し、口腔衛生管理の重要性について十分に理解を

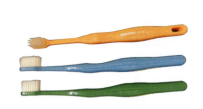
図6　高齢者用歯ブラシ

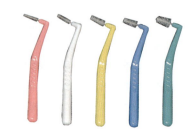
図7　歯間ブラシ

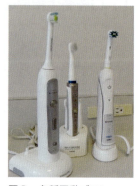
図8　各種電動ブラシ

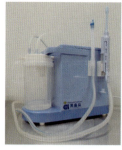 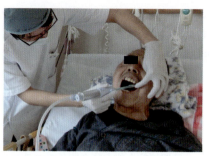 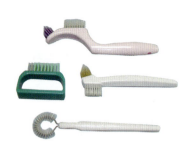

図9a 吸引器付き歯ブラシ　　図9b 吸引器付き歯ブラシ使用の実際　　図10 義歯用歯ブラシ

得て、双方のモチベーションを高めることが大切であり、歯科衛生士の役割は重要である。このことにより介護者による要介護者の口腔管理がスムーズに行える。

　要介護者の口腔衛生は、機械的口腔清掃、化学的口腔清掃および義歯の清掃によって保たれる。介護者による口腔清掃の基本は歯ブラシによる清掃で、要介護者の歯列、歯肉および口腔状態に適した歯ブラシの選択、あて方および動かし方が効果を左右する。

　一般的に要介護者の口腔環境は悪く歯肉に炎症を伴い、歯周ポケットも深く、少数残存歯や孤立歯が存在する場合が多い。したがって、歯ブラシは小振りで毛束の排列が少なく、深い歯周ポケットの清掃にも適した山切り型毛先を選択する。歯ブラシによる清掃方法の基本はバス法で、徹底した歯周ポケット内の汚れを除去することが重要である。また、歯ブラシでは清掃ができない部位にはスポンジブラシ、歯間ブラシおよび機械的な洗浄用具を用いる。介護者が行わなければならないベッド上での仰臥位や座位での口腔清掃には、吸引器付き歯ブラシ（図9）を使用すると効率的かつ安全である。また、ブラッシング後は、ガーゼ、綿花、綿棒、スポンジブラシおよびティッシュペーパーを用いて口腔内残留物の除去、口腔粘膜の清拭を行うことが最も重要である。

　義歯を装着した要介護高齢者では毎日の義歯清掃が重要である。介護者は義歯の汚れに十分に注意をはらわなければならない。義歯の清掃を怠ると義歯に付着した汚れが歯周疾患を増悪させ誤嚥性肺炎の原因になる。義歯は、義歯用歯ブラシ（図10）による機械的清掃、義歯洗浄剤による化学的清掃を行い、同時に健康な歯肉を維持するのが重要である。

> **仰臥位（ぎょうがい）**
> 仰向け。上を向いて寝た姿勢。誤嚥を起こしやすい体位であるため、歯周治療時や口腔ケア時には頸部前屈等の工夫が必要である。

❷ スケーリング・ルートプレーニング（SRP）

　高齢者ではプラークコントロールが不十分なケースが多く、歯石の沈着が歯肉縁下にまで及ぶことも珍しくない。

　高齢者では歯周ポケットが深いことや、歯の位置が複雑なことからスケーリング・ルートプレーニング（SRP）は困難なことが多い。しかし、高齢者においても歯肉縁下のSRPは炎症性の組織を除去し、歯周疾患の進行を防ぐためにきわめて有効である。高齢者にSRPを行う場合、全身的疾患を伴うことが多く、歯周治療が引

き金となって既往疾患の増悪を誘発することもあり、患者の全身状態、投薬状況を十分に把握しておくことが必要である。特に、脳血管障害による抗凝固薬服用者には広範囲なSRPは避ける。心臓弁膜症患者には感染予防のため抗菌剤の術前投薬を行うべきである。

❸ 咬合調整

　プラークコントロールの重要性と同時に、早期接触を伴う咬合関係のバランスの不調和は歯周組織に大きく影響を与える。早期接触の顕著な例である咬合性外傷では、歯の支持組織への過剰負担が歯周病の原因となり、歯周病罹患患者では疾患を増悪させることになる。特に有歯顎の高齢者では、残存歯数の減少、不正な歯列などから良好な咬合のバランスが失われていることが多く認められ、その傾向はさらに強くなる。

　歯周病の状態に咬合関係の不調和が関与していると考えられる場合、まず徹底した炎症の鎮静治療を実施し、その後、早期接触部の除去、歯の形態修正、歯冠修復による咬合の再構成および義歯による咬合の再構成を行う。

　咬合調整によって安定した咬合関係が得られても、高齢者では全身的基礎疾患や生理的な老化によって口腔環境が大きく変化する場合が多いため、定期的な検査が必要である。

❹ 歯冠修復、欠損補綴装着者への対処

　歯冠修復物のマージンの位置、隣在歯との接触関係（コンタクトポイント）、歯冠形態および表面研磨など歯冠修復物と歯周病には密接な関係があり、歯冠修復物の良否は歯周病の予後を左右する。高齢者では歯肉の退縮がみられるため歯肉縁上にマージンが設定されることも見受けられるが、歯肉縁下に設定されている場合には、歯肉溝まで口腔清掃を行う必要がある。歯肉に外傷を与えないように、軟らかい歯ブラシでブラッシングを行う。また、歯冠修復物の豊隆が大きい場合には、アンダーカット部である歯頸部側にプラークの蓄積がみられ歯周疾患の原因となるため、注意深いブラッシングによるプラークの除去が必要である。

　高齢者では可撤性補綴装置を装着している場合が多い。口腔清掃を怠るとう蝕や歯周疾患を進行させてしまう。義歯装着患者の残存する支台歯にはプラークが形成されやすく、徹底したブラッシングによるプラークコントロールが必要である。また、義歯にも食物残渣（ざんさ）などによるバイオフィルムが形成され歯周疾患にも悪影響を及ぼす。

　高齢者では、オーバーデンチャー（残根上義歯）が広く用いられている。少

> **コンタクトポイント**
> 隣接歯との接触点。接触点が低かったり、失われたりすると食片圧入が起こりやすく歯周疾患の原因となる。

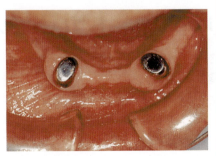

図11　コーピング

4. 歯周治療の進め方

数残存歯の多くは歯周疾患の罹患および動揺がみられる。このような場合、支台装置として歯冠部を削除しドーム型のコーピングが用いられる（図11）。残存歯のコーピングの清掃を怠り歯周疾患を増悪させる場合が多々見受けられる。コーピングの清掃には孤立歯用歯ブラシを用いる（図5）。歯科衛生士はオーバーデンチャーの支台装置のプラークコントロールの重要性を患者に認識させ、その清掃方法についても指導することが重要である。

（小正 裕、渋谷友美）

> **オーバーデンチャー**
> 歯根あるいはインプラントを被覆する義歯。アタッチメントを適用すれば維持力を増強することが可能である。

参考文献

1) 森戸光彦, 上田耕一郎, 柿木保明, 菊谷 武, 小正 裕, 佐藤裕二 編：歯科衛生士講座 高齢者歯科学．永末書店, 京都, 2014（第2版）．
2) 植松 宏, 稲葉 繁, 渡辺 誠 編：高齢者歯科ガイドブック．医歯薬出版, 東京, 2003（第1版）．
3) F.A. Carranz (Jr.) 著, 原 耕二 他訳：グリックマン臨床歯周病学．西村書店, 新潟, 1993（第6版）．
4) 池田雅彦, 佐藤昌美, 鴨原康子：成功する歯周病治療 歯科衛生士 なにする？ どうする？．医歯薬出版, 東京, 2003（第1版）．
5) 牛山京子：在宅訪問における口腔ケアの実際．医歯薬出版, 東京, 2004（第2版）．

臨床編 第16章 やってみよう

以下の問いに○×で答えてみよう（解答は巻末）

1. 多剤服用は口腔乾燥症を引き起こす。
2. 心臓弁膜症患者のSRPを行う際には感染予防のため抗菌剤の術前投与を行うべきである。
3. 残存歯のコーピングは清掃の必要がない。
4. 要介護者の口腔清掃時には吸引器つきの歯ブラシを使用すると安全である。
5. 近年, 高齢者の残存歯は増加するとともに, 口腔環境は単純化し, 歯周治療は簡便になった。

臨床編 第17章
歯周治療における チーム医療

1．歯周治療とチーム医療
2．歯周治療の流れにおける
　　歯科衛生士の役割
3．歯科衛生ケアプロセス
　　（歯科衛生過程）

おぼえよう

①歯科衛生士の重要な役割は、歯周治療の予後を定期的に評価しながら患者の歯周組織の安定した状態を維持することであり、そのためには、患者・歯科医師・歯科衛生士の相互信頼関係に基づくチームアプローチが必要である。

②チーム医療を実践するうえで歯科衛生士に必要なことは、「科学的な思考」と「根拠ある問題解決力」である。その実践のために、歯科衛生ケアプロセス（歯科衛生過程）の考え方を理解する。

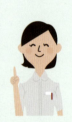

1　歯周治療とチーム医療

❶ チーム（医療）アプローチとは

　国民の健康志向が高まり長寿社会が進むなかで、医療技術の革新はめざましく専門高度化が進んでいる。したがって、医師や歯科医師が一人ですべての施術を行うことには限界があり、患者の要望を満たすとともに地域社会に対する保健活動を行うためには専門特化された分野からのアプローチが必要になってくる。すなわち、一般医療では医師以外に薬剤師、看護師、診療放射線技師、臨床検査技師、作業療法士、理学療法士、栄養士、言語聴覚士などの職種が、さらに歯科医療においては歯科医師以外に歯科衛生士や歯科技工士が専門的知識と技術を最大限に発揮して治

療や予防に対するミッションを果たさなければならない。

　患者個人や地域住民を対象に医療・歯科医療は施されるが、専門職種がそれぞれの分野の知識と技術を最大限に発揮することはいうまでもないが、それぞれ異なった分野の専門職種が「共通した目的」のもとに、お互いが情報交換を行い、適切なコミュニケーションのもとに問題提議、指示を行い、医療サービスを実践しなければならない。このように医療内容にふさわしい専門家たちが積極的に知識と技術を提供し、連携しながら施術していくことを医療における「チームアプローチ」といい、仲良しクラブのようにみんなで力を合わせて楽しくプレーする「チームワーク」とは異なる。

> チームアプローチ

② 歯科診療におけるチームアプローチ

　歯科医療においても、医療技術の革新、高度化、材料の多様化、患者の要望の複雑化などにより分業化され専門性をもたせるようになってきた。歯科医師は診断、治療を中心に行い、歯科医師の適切な指示に基づいて診療補助、予防処置、保健指導は歯科衛生士が、補綴装置の製作や修理は歯科技工士が担当するようになってきた。

　近年、口腔ケアという言葉が歯科領域だけでなく、看護、介護、福祉の領域などでも頻繁に使用されるようになってきた。このようななかで専門的口腔ケア（POHC：Professional Oral Health Care）が重要視されている。口腔領域における疾患予防、機能維持、回復、ひいては健康と生活の質の向上のため、口腔保健や歯科医学の理論・知識に基づき、歯科保健医療の専門職が行う、口腔保健指導、歯科的口腔清掃、口腔機能の維持・回復のための指導、歯科口腔領域の介護援助などが実践されている。高齢者施設などにおいて専門的口腔ケアを行うにあっては、口腔内の観察だけではなく、全身的な疾患や障害、食生活や摂食機能の状況、精神心理的な様相など全人的な対応が求められる。したがって、歯科医療関係者だけではなく医師、看護師、臨床検査技師、介護士、臨床心理士、言語聴覚士、管理栄養士なども加わって、患者の疾患の治療や予防という1つの目的のために専門的な知識と技術を発揮して、患者（対象者）のニーズに対応することが求められる（図1）。チームアプローチを実践するためには、担当する患者の情報を把握、共有し、ケアプランニングのもとに連携したケアを施さなければならない。

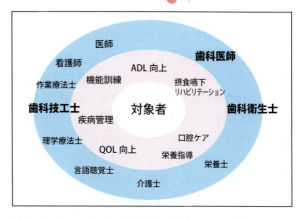

図1　トランスディシプリナリーチーム

> 専門的口腔ケア

> **トランスディシプリナリー**
> すべての職種がそれぞれの専門性を理解し、場合によってはカバーし合い、対象者のニーズに対応するという考え方。

> ケアプランニング

③ 歯周治療におけるチームアプローチ

　歯周治療においては一度立案された治療計画も処置後、再評価によって軌道修正を図らなければならないことも頻繁にある。歯科衛生士は治療計画を十分に把握し、

213

理解していなければならず、治療の流れに応じた歯科医師からの情報伝達も必須である。歯科衛生士としての専門的知識や技術を発揮することは当然であるが、歯科医師との情報の共有は治療をスムーズに進めるための重要な鍵となる。

　歯周治療のゴールは、一般的に歯周ポケットの正常域までの減少とプロービング時の出血（BOP）がないことがあげられるが、口腔内には常に細菌の温床であるプラークが存在し、修復治療による環境変化、外傷性咬合因子、全身的な防御機構の減退などが生じ、積極的な歯周治療終了後も再発の危険性が潜んでいる。そのためにメインテナンスやサポーティブペリオドンタルセラピー（SPT）は、歯周病再発予防、新たな疾患発症部位の早期発見、良好な歯周環境の継続的維持などを目的とし、重要となる。リコール時に収集した検査情報は、自らの歯科衛生ケアの指針に役立てるとともに、担当歯科医師に詳細を報告し、情報を共有することがその後の処置に対して大きな資産となり得る。

　また、口腔機能回復治療として修復・補綴処置が必要になった場合には、歯科医師や歯科技工士との連携が極めて重要になる。患者の口腔内の詳細を一番よく理解しているのは歯科衛生士であり、個々に異なるプラークコントロールの状態を補綴装置の選択や設計に反映しなければならない。クラウン・ブリッジ・有床義歯・インプラントなどの特性や材料を十分に理解し、歯科医師や歯科技工士に患者の特性を含めて提言することも重要な役割である。個々の患者に応じたプラークコントロールしやすい補綴装置の材料や設計デザインの選択には歯科衛生士から発する情報は極めて重要なものとなる。また、歯科医師や歯科技工士からの補綴装置に対する情報も重要であり、歯科衛生士は、口腔内の状況を観察しながら研磨剤の使用や種類の選択を行わなければならない。したがって、継続的な歯周治療を実践するためには、専門職として歯科医師や歯科技工士とのコミュニケーションを十分に図り、適切な歯科衛生ケアを行う（図2）。

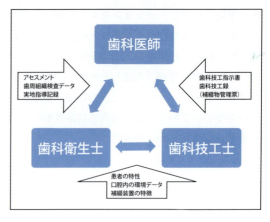

図2　チーム医療図

メインテナンス

サポーティブペリオドンタルセラピー（SPT）

プラークコントロール

（末瀬一彦）

2　歯周治療の流れにおける歯科衛生士の役割

① 歯周組織検査、診断における役割

　歯周病の診断や治療方針、治療計画を決定する上で、歯周組織検査は、口腔内写真やエックス線画像とともに、初診時の大切な基礎資料になる。また、歯周基本治療に伴う歯周組織の反応を評価する再評価としての歯周組織検査により、治療計画を見直すことになる。最初に、歯科衛生士が行うべき記録と歯周組織検査項目を表

歯周基本治療

2．歯周治療の流れにおける歯科衛生士の役割

表1

歯科衛生士が行う記録と歯周組織検査項目
・口腔清掃習慣の記録と評価
・口腔清掃状態の評価　・プラーク付着状態の記録
・プロービングポケットデプス（PPD）の評価
・アタッチメントレベル（AL）の評価
・プロービング時の歯肉出血（BOP）と歯肉の炎症の評価
・歯の動揺度の評価
・根分岐部病変の評価
・口腔内写真の撮影

表2

口腔清掃習慣の確認項目
・1日の口腔清掃回数
・口腔清掃時の姿勢（立位、座位）
・口腔清掃を行う場所
・使用している口腔清掃用具
・口腔清掃時の各口腔清掃用具の順序とその時間
・歯磨剤使用の有無
・手鏡使用の有無

1に示した。

1）口腔清掃習慣の記録と評価

　1日の口腔清掃回数、それぞれの口腔清掃時の姿勢（立位、座位）、口腔清掃場所、使用している口腔清掃用具、口腔清掃時の各清掃用具の順序とその時間、歯磨剤使用の有無、手鏡使用の有無などの口腔清掃習慣を確認して記録する（表2）。初診時の口腔清掃習慣を正しく記録しておくことで、治療に伴う口腔清掃習慣の変化が把握可能となる。

口腔清掃習慣

2）口腔清掃状態の評価　プラーク付着状態の記録

　プラーク付着状態は、歯周病の局所因子である歯肉辺縁部に残存したプラークをプラークチャートに記録し評価する。検査では、歯頸部のプラークを染め出し、歯面を、頰、舌、近・遠心部の4歯面に分けて、歯頸部のプラークの有無で判定し、スコアーを計算する（O'Leary のプラークコントロールレコード）。

　プラークコントロールレコード（PCR）は、現在の口腔清掃習慣の結果の一端として、患者への啓発資料に用いることができ、その後の治療時にも、定期的に記録し、継続的に評価していく。

プラークコントロールレコード

→ p.93「臨床編5章（1）プラークコントロールレコード」参照。

3）プロービングポケットデプス（PPD）の評価

　プロービングポケットデプス（PPD）は、歯肉辺縁から歯周ポケット底部までの距離（歯周ポケットの臨床的な深さ）で、現在の歯周組織破壊の程度を臨床的に示す指標である。PPD は、プロービング圧や歯周組織の炎症状態の影響を受けるため、厳密には測定値に誤差がでやすい。したがって、可能であれば、同じ術者が、適正な圧（20〜25g）でプロービングを行うことが原則である。PPD は、1 mm 単位で測定するが、臨床的に大切なのは、測定した PPD が3 mm 以下のほぼ正常域であるのか、4〜6 mm 程度で器具操作による対応の可能性の高い歯周ポケットであるのか、7 mm 以上の器具の到達性の困難な歯周ポケットであるのかを見極めることである。どの範疇であるかが診断、治療計画に反映されることを留意する。

プロービングポケットデプス（PPD）

215

4）臨床的アタッチメントレベル（CAL）の評価

　アタッチメントレベル（AL）は、歯肉の歯（根）面への付着位置を示す。特に臨床的アタッチメントレベル（CAL）は、セメント－エナメル境（CEJ）から歯周ポケット底部までの距離で、PPDと同時に測定する。CALは、CEJ（正常な歯周組織では、結合組織性の付着部）を基準として、生涯においてどれだけ付着を喪失したかを表す臨床指標である。歯周治療に伴い、歯周ポケット底部が、治癒して、歯冠側に移動することをアタッチメントゲイン（付着の獲得）、一方、進行して、根尖側に移動することをアタッチメントロス（付着の喪失）と表す。

アタッチメントレベル（AL）

臨床的アタッチメントレベル（CAL）

5）プロービング時の出血（BOP）と歯肉炎症の評価

　PPDやALを測定した際の歯周プローブ操作による歯周ポケット内からの出血の有無を評価する。出血すればBOP（＋）、出血がなければBOP（－）と記録する。すなわちBOP（＋）は、歯周ポケット内に炎症があることを示唆する重要な臨床パラメータである。

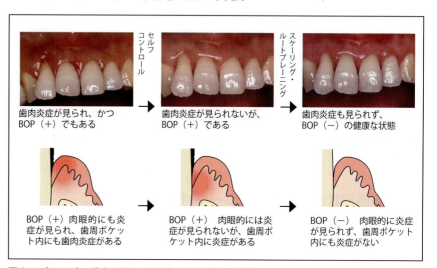

図3　プロービング時の出血（BOP）と歯肉炎症の評価

　発赤、腫脹していた歯肉が口腔清掃により改善したにもかかわらず、BOP（＋）であるなら、活動性の歯周ポケットが示唆され、SRPなどによる対応が必要になる。一方、歯周ポケットが残存していても、BOP（－）であれば、非活動性である（図3）。

　このような違いを見極め、歯科医師と共に対応していくことが、プロフェッショナルとしての歯科衛生士の重要なポイントになる。

プロービング時の出血（BOP）

6）歯の動揺度の評価

　歯は、生理的に動揺（生理的動揺）するが、歯周炎が進行し、支持する歯周組織が喪失すると、歯が病的に動揺（病的動揺）するようになる。生理的動揺は、健康な歯周組織における動揺で、正常な歯根膜の許容範囲内である。病的動揺は、それ以上の動揺で、ピンセット等を用いて、歯冠の動揺の程度や方向を示す指標である。

歯の動揺度
→ p.56「臨床編3章　7歯の病的動揺」参照。

7）根分岐部病変の評価

　根分岐部は、口腔内でより後方に位置しているため、患者自身による適切な口腔清掃が困難である。

根分岐部病変の検査は、ファーケーションプローブ（根分岐部用プローブ）を挿入して根分岐部の破壊の程度を検査する。臨床では、Lindhe（リンデ）& Nyman（ニーマン）の根分岐部病変の水平的な歯周組織の破壊程度を検査する分類がよく用いられている。根分岐部病変1度であれば、歯科衛生士によるSRPが基本となるが、2度、3度となるにつれ、歯周外科治療を伴うこともあり、歯科医師と連携して治療を進めていく。

8）口腔内写真の撮影

症例の初診時、歯周基本治療後など、治療の各ステージでの口腔内写真の撮影により、歯周組織検査の数字には表れない歯周組織の変化を評価することができる。チーム医療のなかで情報を共有するうえで重要となる。また、患者に対して動機づけを行ったり、治療効果を呈示する際の有効な視覚的資料となる。

> **口腔内写真**
> → p.85「臨床編5章（2）口腔内写真による記録」参照。

② 歯周基本治療における役割

1）歯周基本治療の目的

歯周病の病原因子を排除して歯周組織の病的炎症をある程度まで改善し、その後の歯周治療の効果を高め、成功に導くための基本的な原因除去療法である。その目的は、急性症状の緩和・炎症の軽減・原因除去・歯周病の進行停止などである。

2）歯周基本治療における役割

歯科衛生士は患者への動機づけと口腔清掃指導を行う。歯周病は、患者の生活習慣に関連するものが多いため、医療者が一方的に行うものではなく、ブラッシングや生活指導などは患者の協力や自発的行動によっても支えられるものである。

また、喫煙者や受動喫煙の影響が疑われる患者には、積極的な禁煙支援のアプローチが重要である。歯科治療に訪れる患者は、歯科医療従事者である歯科医師や歯科衛生士に対して、禁煙に関する相談を行うことは少ない。歯科衛生士は喫煙や受動喫煙と歯周病、さらには、そのほかの全身への悪影響について積極的に啓発し、歯周基本治療として禁煙を図る必要がある。

禁煙支援

③ 歯周外科治療における役割

1）介助のポイント

歯周外科治療を行うにあたり、歯科衛生士は、器材の保守点検、手術の介助、術前・術中・術後における患者のサポート、術後の後片づけなど歯科医師をサポートする。このため、歯周外科治療にかかわる一連の作業・動作をシステム化することが必須である。

2）各種歯周外科の器具のセッティング

歯周組織再生療法の流れを通したチームワークによる取り組みを示す。

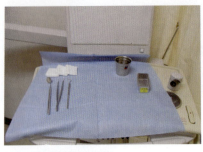
図4　歯周組織検査器具
入室時の患者の緊張緩和にも有効であるため、必要最低限の検査器材を準備している。

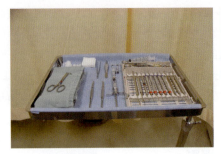
図5　手術用器材

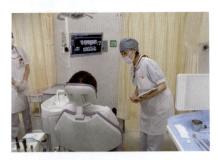
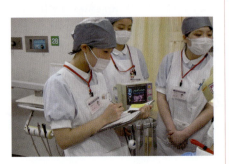
図6　術前問診・モニター設置
当日の患者の状態を問診すると同時に、当日の注意や抜糸の必要性などを再確認しておく必要がある。その後必要に応じて血圧、脈拍、心電図、動脈血酸素飽和度（SpO₂）を術中モニタリングするためにセットする。

（1）術前の準備

　一般的なフラップ手術（歯肉剝離搔爬術）の器材に、再生用材料・器具が加わる。今回はエナメルマトリックスタンパク質（エムドゲインゲル）を使用するので、冷蔵庫から出して準備しておく。

　まず、歯周組織検査用器具だけを患者の目につくトレーに用意しておき、検査後に使用する器材は、別のトレーに使用する順序で準備する（図4、5）。この配慮は、入室時の患者の緊張緩和にも有効であると思われる。歯科医師と十分に相談して、手術の流れ、術中の予期せぬ事態に対処できる予備のセットを準備しておくことも必要である。

　当日の患者の状態を確認し、睡眠、食事はとれたかといった細かいこともらさずチェックしておき、その旨を的確に歯科医師に報告する。また、当日の注意や抜糸の必要性などを再確認しておき、手術に対する患者の不安や緊張をほぐすようにやさしい対応に心がける。その後モニターを装着する（図6）。

（2）麻酔開始から術中の流れ

　歯科医師は、歯科衛生士より患者の状態の報告を受け、問題がなければ口腔内検査、消毒、局所麻酔へと進む。この時点で、介助の歯科衛生士は手指の消毒を行い、手術衣を着用しておく。歯科医師が術野の局所麻酔を終了し、患者に問題のないことを確認した後、サブアシスタント（不潔域を扱う者）を準備できる場合は患者の口腔外消毒、コンプレッセンの装着などを行う（図7）。

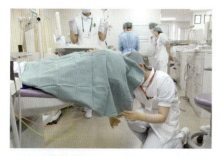
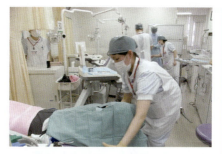

図7　術直前準備
サブアシスタント、すなわち、不潔域を扱う者が患者の口腔外消毒、コンプレッセンを装着する。

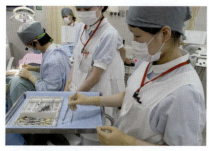
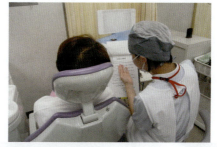

図8　術中の管理
血液、唾液などの付着した器具はサブアシスタントが適宜、拭き取り、術者の手に確実に渡す。さらに、器材ののったテーブルは整理整頓を心がける。

図9　術後の説明
術後の注意は、口頭ではなく、必ず文書にしたものを用意しておく。

　麻酔の終了した術者は、ここで再度手指の消毒を行い、手術衣を着用する。この間介助の歯科衛生士は、患者から目を離さず、術中痛みが出た場合の注意事項を患者に説明する。
　局所麻酔の奏効確認後、術者は歯肉溝切開から歯肉弁の形成、不良肉芽の掻爬へと通法通り進んでいく。この際、介助の歯科衛生士は出血などをバキュームし、術野の確保につとめる。器材ののったテーブルは術中に乱雑になりやすいので、常に、整理整頓を心がける（図8）。そして、術式を通じ患者の状態を常に把握し、異変が起こった場合、歯科医師に報告し、歯科医師の指示のもと速やかに対応できるよう心がける。術者は、常に介助の歯科衛生士と手術の進行を確認しながら進めていく。

（3）再生材料の適応

　不良肉芽の除去、必要であれば歯槽骨整形が終了した時点で、エムドゲインゲルの準備に入る。生理的食塩水で洗浄し、エムドゲインゲルを露出歯根面全体を完全に覆うように塗布する。その後直ちに、緊密に縫合する。この間、介助者も必要な器材を術者に迅速、かつ確実に渡す必要がある。術野の止血を確認し、術野以外の血液、唾液などの洗浄後、手術を終える。

（4）術後の患者管理

手術終了後、手術器材ののったトレーは移動し、コンプレッセンなども除去する。患者の顔色や疲労度を観察する。もし疼痛がでていたら、その場で鎮痛剤を服用させる。術後の注意は、口頭ではなく、必ず文書にしたものを用意しておく（図9）。

（5）術後の汚染器材に対する消毒、滅菌および保管

歯周外科治療に使用した器具は、個々の材質、構造に応じて仕分けられ、ウォッシャーディスインフェクター（図10）や超音波洗浄器による洗浄（図11）、用手洗浄を行い、乾燥、組み立て、包装し、高圧蒸気滅菌（高圧蒸気滅菌装置、図13）、ガス滅菌（酸化エチレンガス滅菌装置、図13）、プラズマ滅菌などにて滅菌され、診療室の滅菌器材保管専用キャビネットに保管される。また、滅菌処理が確実に行われているか、インディケーターを用いて定期的にテストする（図12）。

以上のように、歯周外科治療は、術者一人でできるものでなく、歯科衛生士との連携がうまくいくことにより成功する。このため、歯科医師は術前に手術の目的、術式を歯科衛生士と綿密に打ち合わせ、お互いが自分の役割をシュミレートしておくことが必須である。

> **用手洗浄**
> 機械洗浄には不向きな器材に対して、ブラシやスポンジなどを用いた手による洗浄。

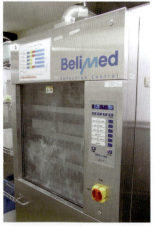

図10 ウォッシャーディスインフェクター
汚染器材を槽内にセットして、93℃の熱水を10分間噴射することで消毒と洗浄を行う。

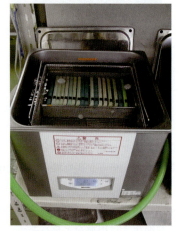

図11 超音波洗浄器
キャビテーション波により汚染器具を振動させて、付着した汚れをはがす。

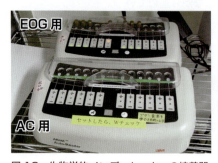

図12 生物学的インディケーターの培養器

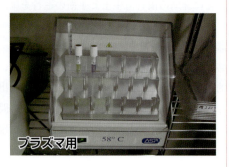

2．歯周治療の流れにおける歯科衛生士の役割

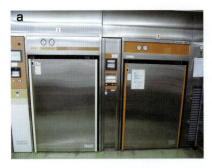
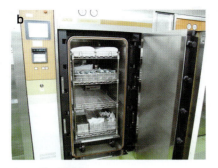
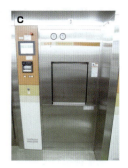

図13　a、b：高圧蒸気滅菌器　c：酸化エチレンガス滅菌器

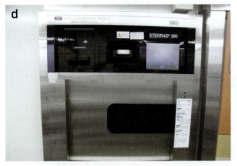
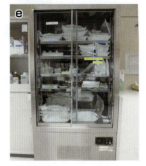
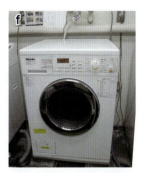

図13　d：過酸化水素低温プラズマ滅菌器、e：保管庫、（ナイキンキャビネット、特注品、セフティエンドサプライ、名古屋）、f：感染防止用洗濯機（感染防止用小型洗濯乾燥機、EW-12700M、エレクトロラックス・ジャパン、東京）

MEMO

高圧蒸気滅菌
密閉容器に圧力をかけ、高温の飽和水蒸気の中で加熱することにより滅菌する（滅菌温度121℃/135℃　滅菌時間25分/15分）。その対象とする器材は、基本セット、スリーウェイシリンジの先端部、タービン類、歯周外科器具（IMSカセット、歯科用ミラー、ピンセット、プローブ、注射器、ブレードホルダー、ペリオスチール、キュレットタイプスケーラー、シックルタイプスケーラー、鋭匙、鋭匙鉗子、シュガーマンファイル、歯肉鋏、持針器、抜糸鋏、ガーゼ、オートクレーブラップ、コンプレッセン、口角鉤、外科用バキュームチップなど）の熱と湿潤に耐性のあるプラスチック、金属、ガラス、陶磁、繊維などである。

酸化エチレンガス滅菌
エチレンオキサイドガスにより、微生物の蛋白質に化学作用を及ぼし、死滅させる（滅菌温度50℃前後　滅菌時間4時間）。50～60℃の温度で滅菌できることから、耐熱性、耐湿性に低い医療機器、器具器械の滅菌に適している。口腔内写真撮影用ミラー、皮膚鉛筆などプラスチックやゴム製品、光学器械などが対象となる。ただし、滅菌後の残留ガスを除去するために、12時間以上のエアレーションを必要とする。

過酸化水素低温プラズマ滅菌
高周波エネルギーと過酸化水素により低温プラズマ状態を作り出し、フリーラジカルの作用により滅菌する（滅菌温度50℃　滅菌時間1時間20分）。50℃前後の温度と室内と同等の湿度で滅菌でき、毒性を残さないため、口腔内で使用するステントなどが対象となる。過酸化水素水が吸着する紙、リネン、ガーゼ、木などは適さない。

3）歯周パックの準備

歯周パック（歯周包帯）は、歯周外科治療後の創傷部の保護を主な目的とする包帯材である。（表3）。現在よく使用されている歯周パックは、ベースとキャタリストの2剤を混和して適用する（図14）。

現在、歯周パックは、歯肉切除術などの開放創の手術では必須である（図15）が、それ以外の歯周外科治療では、使用しない場合もある。再生療法では、再生の場を侵害することから一般的には用いない。

表3

歯周パックの目的
・術後出血の防止　・術後の不快感・疼痛の緩和 ・感染の防止　・象牙質知覚過敏の予防 ・肉芽組織の過剰増殖の抑制 ・咀嚼中における外傷の防止

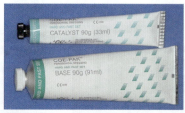

図14　歯周パックはベースとキャタリストの2剤からなる

非ユージノール系歯周パックの使用方法

①ベースとキャタリストを等量紙練板上に取り出す。1ブロック3cmが目安である（図15a）。

②均一になるように、セメントスパチュラで混和する（図15b）。最初は、粘着性があるので、グローブの手指部分を滅菌生理食塩水などで濡らしておく。混和後、2～3分後に（室温により異なる）硬化が始まると、粘着性がなくなり、硬化熱で暖かくなるので、棒状に丸めて、手術部位の大きさにして、術者に手渡す。通常、頬側用と舌側用に分けて準備する（図15c）。

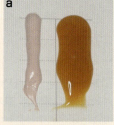

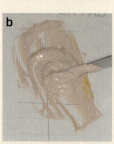

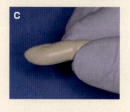

③手術部位の歯面を乾燥させて、歯周パックを歯面に向けて軽く圧接する（図15d）。セメントスパチュラに残存した歯周パックは、完全に硬化する前に、アルコールワッテなどで拭き取る（図15e）。

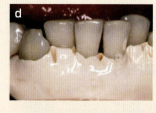

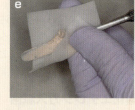

また、手術部位の術後の口腔清掃は、行わないことを確認させ、含嗽剤による洗口になることを伝える。さらに、術後、歯周パックの部分的剥離は、疼痛や出血がなければ問題のないこと、脱落などにより、疼痛や出血がある場合は、再装着が必要になることも知らせる必要がある。

④術後、約1週間で歯周パックを除去する。

2. 歯周治療の流れにおける歯科衛生士の役割

④ メインテナンス・SPTにおける役割

　歯周治療後の定期的なメインテナンスの重要性は、プラークコントロールの強化にあることは、Nyman（1975）らによって科学的に示されている[2]。また、Westfelt（1983）は、非外科的歯周治療や歯周外科治療などを駆使しても、メインテナンスに限っては、同様に良好な治癒が得られ、その結果に差がないことを示している[3,4]。このように、メインテナンスは、プラークコントロールの強化を継続的に行うことにより、歯周治療の予後を左右する重要な意味を持つことが明らかである。

メインテナンス

1）メインテナンス・SPTの目的

　メインテナンスの目的は、①歯周病再発の予防、②再発または新たな疾患発症部位の早期発見・早期治療、③良好な歯周組織環境の長期にわたる維持を目的としている[5]。サポーティブペリオドンタルセラピー（SPT）とは、「病状安定」と判断された症例において、歯周治療の効果をできる限り良好に維持し、再発を阻止するための治療後のサポート治療のことである。歯周病の原因であるプラーク除去には、患者自身によるセルフケアには限界があり、効果が上がらない場合も起こりうる。そこで、定期的来院により歯周組織検査による評価と、歯科医師や歯科衛生士による残存歯周ポケットのプロフェッショナルケアと、さらに患者自身による、やる気を起こすためのサポートや患者教育（情報提供）が必要になる。

サポーティブペリオドンタルセラピー（SPT）

病状安定
→ p.140「臨床編 8章 3メインテナンス・SPT移行前の再評価」参照。

2）メインテナンス・SPTにおける役割

　メインテナンス・SPTにおいて、歯科衛生士はプラークコントロールを中心としたプログラムを作成し、問題があるところを確認する必要がある。そのために、全身疾患の有無、毎日の生活習慣、食生活習慣、口腔清掃習慣を確認し、さらに歯周組織検査などを行う必要がある。さらにプログラム作成については、患者に合わせた、プラークコントロール指導およびプロフェッショナルケアの処置計画を立てることが必要である。

⑤ 情報伝達と歯科衛生士業務記録[6]

1）情報伝達の目的

　患者から得られる情報は、量的にも質的にもさまざまであり、しかも歯周治療は長期にわたる管理が必要なため経時的に変化していく情報もあり、正確に伝達するためには、情報の整理と記録、管理が重要である。歯周治療の成功は、患者を含むチームのメンバー間の情報交換と情報処理にかかっている。患者を中心に歯科医師、歯科衛生士、歯科技工士、また介護保険の実施にともない、看護・介護職など他職種とのチームアプローチを実践し、協同作業を行うためには情報伝達が必須である。

223

臨床編　第17章　歯周治療におけるチーム医療

2）業務記録の必要性

業務記録の意義を**表4**に示す。

業務記録

表4　業務記録の意義

業務記録の必要性
・日常の業務をしたことの証明になる。
・チーム医療における資料となり、コミュニケーションの手段となる。
・法的問題が起こった場合の法的証拠資料となる。
・実施した業務の評価資料となり、業務内容の質の向上につながる。
・医療関係者の教育、研究の資料、自己研鑽の資料となる。
・専門職業人としての能力の育成に役立つ。

歯科衛生士法施行規則には、「記録の作成及び保存」として、第18条に「歯科衛生士は、その業務を行った場合には、その記録を作成して3年間これを保存するものとする」と定められている。1996年の診療報酬改定にて、「歯科衛生実地指導料」が導入され、医療保険のなかでも歯科衛生士業務が独立した点数として認められるようになった。「歯科衛生実地指導料」は、う蝕または歯周病に罹患している患者に対して、歯科医師の指示に基づき、歯科衛生士が以下のような内容の指導を15分以上行ったとき、月1回算定される。

歯科衛生実地指導料

a．歯および歯肉等口腔状況の説明

b．プラークチャートを用いたプラーク付着状況の指摘および患者自身によるブラッシングを観察したうえでのプラーク除去方法の指導

c．家庭において特に注意すべき療養指導

その「歯科衛生実地指導料」の算定要件として以下のようにあげられた。

・歯科医師は歯科衛生士に患者の療養上必要な指示を十分に行うとともに、指示内容などの要点を記載する。

・指導等の内容、プラークの付着状況、指導の開始および終了時刻、保険医療機関名、当該指導に係る指示を行った歯科医師の名前、当該指導を行った歯科衛生士の署名が記載されている文書を患者へ交付する。

・当該指導が終了した後に主治の歯科医師に報告を行い、患者に交付した文書の写しを歯科衛生士の業務記録簿に添付する。

これによって、歯科医師の「診療録」の5年間保存とは別に、歯科衛生士の「業務記録」を適切に3年間保存することが義務化されている。

なお、歯科衛生士は、歯科衛生士法第13条の5により業務上知り得た情報に対しての守秘義務があり、2006年4月1日付けで、個人情報保護法が全面施行され、業務記録の取り扱いに対しては、注意が必要とされる。

歯科医療においてチーム医療を実践していくうえで、情報の共有化は極めて重要であり、特に歯周治療のように歯科医師と歯科衛生士が相互に行う治療には不可欠である。最近ではチーム医療に患者や家族にも記録が公開されることにより、情報を共有しての診療が行われる。

2．歯周治療の流れにおける歯科衛生士の

Weed が提唱した、POS（Problem Oriented System：問題志向型システム）とは、患者の視点に立って、その患者の情報や抱える問題（Problem）を解決していくシステムである。問題解決を合理的・系統的に行う記録・介入方法として有用な手段である。POS を実践するためにあみ出された POMR（Problem Oriented Medical Record）が問題志向型診療録であり、基礎データ、問題リスト、初期経過、経過記録に区分される。POMR において、歯科衛生士が記載する経過記録は、以下に示す SOAP（**表5**）という項目に整理して記録する場合がある。歯科衛生士業務記録の書式には、特に定めはない。

SOAP

表5　SOAP

S（subjective）	主観的情報で、患者の訴えや自覚的症状（主観的情報）
O（objective）	客観的情報で、医療術者が医療面接、視診、触診、打診などで得た観察所見や検査結果などの他覚的症状（客観的情報）
A（assessment）	判断、評価、考察で、S と O から問題点を抽出し、病状や治療効果、原因などを考えて評価したこと（分析・感想）
P（plan）	患者の症状に対する診断、治療方針、治療計画で、今後の治療方針も記載する（実施・指導・観察）

S データ

O データ

3）業務記録の記載方法

歯科衛生士の業務記録は大きく以下のように分けられる。業務記録の作成にあたっては、決められた項目を含む形で書式を決めていくことが望ましい。

（1）主治の歯科医師の指示書

書面あるいは口頭での指示にかかわらず、受けた指示は業務記録としてファイルする。口頭の場合は、歯科衛生士が指導用紙に必要事項を記入し、確認のサインをもらうよう工夫することが必要である。記載事項については、次のとおりである。

　　・指示日　　　・指示者　　　・対象者　　　・指示事項

（2）指導記録（情報収集の資料・指導計画書および指導内容の経過記録書・評価書）

歯科衛生士が歯科医師の指示を受け個別に指導を行う際には、歯科衛生過程（情報の収集→問題の抽出→指導計画の立案→実施→評価）の流れに沿って行うことが前提になる。

（3）報告書

書面をもって業務の報告をする場合には、指示項目に答える形での報告を行う。報告年月日、報告者、指導内容についての結果等が必要になる。

臨床の場における歯科衛生実地指導などの業務記録に記載すべき必要項目が以下である。

　①指導年月日

　②患者氏名、性別、生年月日（年齢）

　③主治の歯科医師の指示事項

225

④患者の状況（口腔内状況、プラークの付着状況、生活習慣など）

⑤指導の内容

⑥フッ化物局所応用の使用薬液、方法など

⑦実施時刻

⑧担当者の署名

⑨主治の歯科医師の確認署名

⑩その他、必要と思われる事項

訪問歯科保健指導の業務記録に記載すべき項目が以下である。

①患者氏名

②訪問先

③指導を開始した時刻、終了した時刻

④指導の要点

⑤主訴の改善・食生活の改善等に関する要点

⑥担当者の署名

＊記入上の注意点

　最後に、実際の記録にあたっては、業務記録は自分自身だけのメモとは違うので、記録者以外の人にも理解できなければいけない。専門用語を用いて正確に、簡潔明瞭に記入し、読みやすい字を心がけることが大切である。

（稲垣幸司、高阪利美、加藤万理）

引用文献

1）日本歯周病学会：歯周病専門用語集．71, 98, 医歯薬出版，東京，2007.

2）Nyman S, Rosling B, Lindhe J: Effect of professional tooth cleaning on healing after periodontal surgery. J Clin Periodontol 2(2) : 80-86, 1975.

3）Westfelt E, Nyman S, Socransky S, Lindhe J: Significance of frequency of professional tooth cleaning for healing following periodontal surgery. J Clin periodontal 10(2)：148-156, 1983.

4）Westfelt E, Bragd L, Socransky SS, Haffajee AD, Nyman S, Lindhe J: Improved periodontal conditions following therapy. J Clin Periodontol 12(4) : 283-293, 1985.

5）日本歯周病学会：歯周病の診断と治療の指針 2007.34-35, 医歯薬出版，東京，2007（第1版），

6）全国歯科衛生士教育協議会：最新歯科衛生士教本　口腔保健管理．152-166, 医歯薬出版，東京，2003.

---

3 歯科衛生ケアプロセス（歯科衛生過程）

❶ 歯科衛生ケアプロセスとは

　今日、歯科治療において、歯科衛生士は独自の視点で対象者（患者）の問題をとらえ、ケア（指導・処置）を提供することが求められている。また、歯科衛生士は他の医療職や介護職と協働する機会が多くなり、根拠に基づいたケアを提供するた

歯科衛生ケアプロセス（歯科衛生過程）

めの能力が求められている。

歯科衛生ケアプロセス（Dental Hygiene Process of Care；歯科衛生過程）は看護学における看護過程をベースに北米で理論構築された歯科衛生士の臨床の基盤となるもので、問題解決力と意思決定が柱である[1]。計画的、論理的な行動で歯科衛生士によって体系的に行われる過程（プロセス）で、現在の対象者（患者）の状態に影響を与えている因子を明らかにし、どのような支援が望ましいかを考えたうえで意図的に、科学的に歯科衛生ケアを実践するための道具（ツール）である[2]。歯科衛生士は専門職としてこのツールを使用することにより、歯周治療において、対象者中心で根拠に基づいた対象者へのかかわりを目指す[3]。

歯科衛生ケア
歯科衛生士が行うすべての予防的治療的業務

❷ 歯科衛生ケアプロセスの構成要素

歯科衛生ケアプロセスは、アセスメント、歯科衛生診断、計画立案、実施、評価の5つのステップから構成される（図16）。

「アセスメント」（Assessment）では、対象者の健康状態を把握するために、さまざまな側面から情報を収集する。情報はカテゴリー別に主観的情報と客観的情報に分けて収集していく（表6）。情報をさらに吟味し問題にすべき情報を明確にし、その原因をさぐっていく。

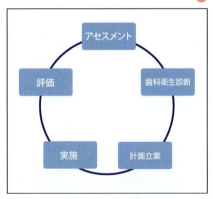

図16　歯科衛生ケアプロセスの5つのステップ

「歯科衛生診断」（Dental Hygiene Diagnosis）ではアセスメントで収集・処理された情報から、対象者の歯科衛生上の問題点を明確にしていく。歯科衛生診断の定義は「歯科衛生士が資格において対応可能な実在または潜在的な口腔健康上の問題、保健行動を明らかにすること」で、歯科医師が行う診断とは異なる。歯科衛生診断文は「〜に関連した」という用語を使い、原因・病因（病因句）と問題・状態（診断句）を結び付けて記述する。歯科衛生診断の種類は「実在」する状態、「リスク」そして「可能性」の3つのタイプがある（表7）。

「計画立案」（Planning）は歯科衛生診断で明らかになった問題を解決するために歯科衛生ケアプランを立案する。歯科衛生ケアプランは「目標」「歯科衛生介入」「期待される結果」の3つで構成される。「目標」はケアの全体的な理由を明らかにするために、問題・状態に対して設定する。「歯科衛生介入」は処置に限らず対象者の変化の観察や行動変容させる指導などが含まれ、原因・病因に対して、歯科衛生士が行うケアの内容を考える（図17）。「期待される結果」は歯科衛生診断によって明らかになった問題・状態が歯科衛生介入によって改善あるいは除去されたときの対象者の状態である「予後」を判定し考えていく。「期待される結果」は「主語」「行動」「状況・基準」「時間設定」で構成される（表8）。「期待される結果」を明確にすることにより、対象者と歯科衛生士間、またさまざまな職種間で目指すものを共

アセスメント

歯科衛生診断

病因句
診断句

計画立案
目標
歯科衛生介入

期待される結果

予後
→ p.106「臨床編 6章1）予後の判定」参照。

227

臨床編　第17章　歯周治療におけるチーム医療

表6　情報の種類の一例

主観的情報（Subjective data：Sデータ）	客観的情報（Objective data：Oデータ）
状況に対する個人の意見、認識、感情や考え方など	医療者側から観察した対象者の状態や行動、測定することが可能な情報
・一般的情報 ・全身的、歯科的既往歴、現病歴 ・主訴 ・心理・社会・行動面の背景 　　　　　　　　　　　　　　　　など	・口腔外、頭頸部の診査 ・歯の診査 ・歯周組織、軟組織の診査 ・口腔清掃状態 ・エックス線画像、口腔内写真 ・臨床検査データ ・摂食・嚥下機能 　　　　　　　　　　　　　　　　など

表7　歯科衛生診断の種類

実在	原因があり、それによる症状、徴候がみられる。
リスク（潜在型）	原因があるが、症状・徴候はみられない。
可能性	原因があると思われるが、確定できない。

表8　期待される結果の記述内容

主語	行動	状況	基準	時間設定（タイムリミット）
対象者	行うこと	どのような状況で行うか	どの程度行うか	いつまでに行うのかいつ評価するのか
例：「目標」歯質の脱灰の進行を防ぐ				
対象者	ブラッシングを行う。	フッ化物配合の歯磨剤を使用して、スクラビング法で毎食後		2週間継続する。

有することが可能となる。

　「実施」（Implementation）では、歯科衛生ケアプランに基づき、歯科衛生介入（指導や処置）を行う。実施後はその内容、評価、その後の対応について歯科衛生士業務記録に記載する。

　「評価」（Evaluation）では歯科衛生ケアプランにおける「目標」「期待される結果」の達成度について評価を行う。評価は対象者の達成度を判断することであり、計画した歯科衛生ケアプランが有効であるかどうか、確認することである。評価を行うことにより、ケアの内容を見直すことができる。評価を行わないと、過剰、不十分あるいは不適切な介入が行われることにもなりかねない。ケアの実施後には必ず評価を行うことが重要である。

　歯科衛生士は歯科医師と協働し、歯科衛生ケアプロセスに基づいた歯周病の予防・治療（ケア）を通して対象者とかかわる。

歯科衛生ケアプランの構成要素

1. 目標
2. 歯科衛生介入
3. 期待される結果

歯科衛生士業務記録

→ p.223「臨床編17章⑤情報伝達と歯科衛生士業務記録」参照。

実施
（Implementation）

評価
（Evaluation）

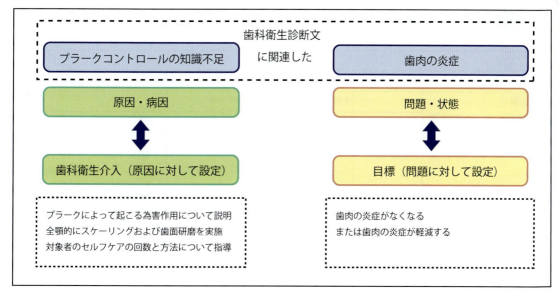

図17　歯科衛生ケアプランにおける「目標」、「歯科衛生介入」と歯科衛生診断との関係

（佐藤陽子、齋藤 淳）

参考文献

1）Mueller-Joseph L, Petersen M：Dental hygiene process：Diagnosis and care planning. Delmar Publishers, Albany, 1995.
2）Darby ML, Walsh MM. Dental Hygiene Theory and Practice. 3rd Ed. St.Louis, Saunders, 2010.
3）下野正基，佐藤陽子，齋藤 淳，保坂 誠，Ginny Cathcart：歯科衛生ケアプロセス．医歯薬出版，東京，2007（第1版）．
4）佐藤陽子，齋藤 淳 編著：歯科衛生ケアプロセス実践ガイド．医歯薬出版，東京，2015（第1版）．

❸ 歯科衛生ケアプロセスと歯周治療

　歯周治療における歯科衛生士の役割は大きく、歯科医師とのチーム医療が重要である。歯科衛生士が歯科医師と効果的に協調して治療に参画するためには、患者の歯科衛生上の問題点を明らかにし、問題解決をさせるための歯科衛生ケアプロセスに基づいて、科学的な実践を行うことが大切である。
　以下、歯周基本治療における歯科衛生ケアプロセスの展開例を示す。

歯周基本治療における歯科衛生ケアプロセスの展開例

アセスメント			
情報収集	記録		解釈・分析
・問診票 ・口腔内写真（P.232 図18） ・エックス線写真（P.232 図19） ・歯周チャート（P.232 図20） （PPD・BOP・プラーク） ・アセスメント用紙 （OHRQL アセスメント票） （セルフケアアセスメント票）	分類	主観的情報（S）・客観的情報（O）	
	全身状態	特記事項なし　服用なし　非喫煙者	
	心理・社会・行動面	O：「痛み」「乾燥」「食事・咀嚼」のOHRQL スコアが 28 点と高い O：他人と比べて口腔状態が悪いと認識している。	・ブラッシング時に出血があることから、治療して歯を失いたくないと強く思っているが、歯周病としての認識が足りない。 ・「痛み」や「乾燥」「食事・咀嚼」のスコアが高く、他人に比べ自分の口腔健康状態が悪いと認識している。
	口腔外の状態	特記事項なし	
	歯の状態	S：歯が時々痛い O：#14　C2　仮封（デュラシール） O：臼歯部に補綴物が多い	・カリエス部位は歯肉腫脹が認められるため、歯肉の炎症が治まった後補綴処置することが望ましいと考える。早急に歯科医師と確認が必要。
	歯周組織	S：ブラッシング時に出血と痛みがある。 O：全顎的に歯肉縁下歯石が沈着している。 O：臼歯部歯間乳頭発赤を認める。 O：BOP21% O：PPD 値　臼歯部4〜7mm O：エックス線画像所見から #36根分岐部病変あり #27、37 に垂直吸収が認められる。	・BOP（＋）部位が多く、見た目より歯肉の炎症があると思われる。臼歯部に深い歯周ポケットが点在し、縁下歯石が認められることから、縁下への対応が必要である。
	軟組織	特になし	
	口腔清掃	O：PCR33% O：ブラッシング回数　就寝前1回 O：歯磨剤使用　歯ブラシ（システマ）使用 O：補助用具・洗口剤は使用していない。	・現在自分なりにブラッシングを強化していることから PCR は悪くないが、縁下歯石、歯肉発赤があり、歯肉改善途中である。 ・ブラッシング回数とブラッシング法（フォーンズ法）に問題があると思われる。
	栄養状態	S：間食および食事に改善の必要性を感じていない（セルフケアアセスメント票より）。 O：間食にチョコレートを1日1箱食べている。 O：体型＝やせ気味	・糖分摂取について確認・指導の必要がある。
	摂食嚥下機能	S：食事の時飲込みにくいと強く感じている（セルフケアアセスメント票より） O：嘔吐反射があり、口腔内写真・エックス線写真において最後臼歯の撮影が困難	・OHRQL の「食事・咀嚼」のスコアが高いことから、口腔内の違和感が QOL に大きく影響している。

歯科衛生診断

1. プラーク・歯石沈着に関連した歯周組織の炎症

2. ブラッシング技術不足に関連したう蝕のリスク

3. 歯科衛生ケアプロセス（歯科衛生過程）

計画診断～計画立案 ————————→	実施 ————————→	評価

歯科衛生ケアプラン：2015 年 5 月 13 日 優先順位 1

歯科衛生診断 1	プラーク・歯石沈着に関連した歯周組織の炎症	実施と評価
目標	歯周組織の炎症が軽減する	
歯科衛生介入	①染出し確認して、プラークコントロールの重要性を説明する。 ②現在のブラッシング法を明らかにし、適切な歯ブラシの選択とスクラビング法について説明・デモを行う。 ③セルフケアとプロフェッショナルケアについて説明する。 ④歯肉縁上のスケーリング ⑤歯肉縁下の SRP ⑥全顎 SRP 終了の 1 カ月後に再評価し、歯科医師と協議する。	（実施内容については業務記録を参照） PCR：5/19→6/2→7/23→8/20→9/17→10/22 　　　39%→29%→7%→23%→9%→17% BOP（＋）：5/19→6/25→10/22 　　　　　　21%→25%→12% PPD4mm以上 の歯数 ：11 歯→6 歯→1 歯
期待される結果	・プラークコントロールを理解し、1 日 3 回正しい方法でブラッシングを行う。（1 カ月以内） ・PCR が 20% 以下に減少する。（2 カ月以内） ・BOP（＋）の部位が 1/3 に減少する（3 カ月以内）。 ・PPD4mm以上の歯数が 1/2 以下になる（3 カ月以内）。	・スクラビング法による 1 日 3 回のブラッシング習慣が確立（全面達成） ・PCR が 7% に減少（全面達成） ・BOP(+)部位が21%から12%に減少（部分達成） → PCR が安定しないことから TBI 続行 〈考察〉歯肉改善が認められたが、歯間部からの出血がある。歯間部のブラッシング強化を図る。

歯科衛生ケアプラン：2015 年 5 月 13 日 優先順位 2

歯科衛生診断 2	ブラッシング不足に関連したう蝕のリスク	実施と評価
目標	ブラッシングの技術を向上させ、う蝕の進行を防止する。	
歯科衛生介入	①プラークの付着とう蝕のリスクについて説明する。 ②タフトブラシを用いたブラッシング方法を指導する。 ③フッ化物含有歯磨剤の使用の効果について説明する。 ④歯間ブラシの使用方法を指導する。 ⑤デンタルフロスの使用方法について説明する。	（実施内容については業務記録を参照） TBI： 　5/19（歯ブラシ、フロス、歯磨剤）→ 　6/2（歯ブラシ、タフトブラシ、フロス）→ 　7/23（歯ブラシ、タフトブラシ、フロス）→ 　8/20（歯ブラシ、タフトブラシ）→ 　9/17（歯ブラシ、タフトブラシ）→ 10/22（歯間ブラシ　♯36のみ）
期待される結果	・う蝕の原因とプラーク除去の重要性を理解する。（1 カ月以内） ・フッ化物含有歯磨剤を使用しブラッシングを行う。（1 カ月以内） ・デンタルフロスを 1 日 1 回使用する。（2 カ月以内） ・タフトブラシを正しく使用し臼歯部や歯間部を十分ブラッシングが行える。（2 カ月以内）	・う蝕の原因と予防について述べることができる。（全面達成） ・フッ化物含有歯磨剤が習慣化された。（全面達成） ・デンタルフロスは、ほぼ毎日夜 1 回使用している。（全面達成） ・タフトブラシの使用は習慣化されたが、臼歯部舌側歯間部のブラッシングがまだ十分に行われていない。 （部分達成）→ TBI 続行 〈考察〉大変素直に指導を受け入れ、補助用具も早期に習慣化されたが、プラークコントロールにムラがあり技術的に安定させるため定期的に指導を続ける。

＜まとめ＞

口腔清掃に対する本人の意欲があることから、プラークコントロールは概ね改善が図れた。

歯周基本治療により歯肉の炎症と歯周ポケットが改善された。セルフケアの後戻り傾向があることから、今後、さらなるかかわりを続け長期的に管理を行いたい。

口腔関連 QOL は歯周基本治療後 OHRQL 合計が 0 点となり、初診時の 28 点から大幅に改善された。

歯科衛生ケアプロセスを用いることにより、患者のニーズにあったケアが提供できたことが考えられる。

臨床編　第17章　歯周治療におけるチーム医療

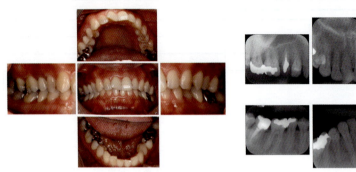

図18　臼歯部を中心に歯肉の発赤を認める。

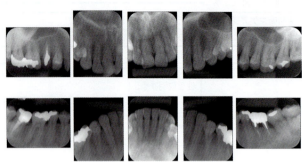

図19　#36根分岐部病変あり。#27、37部に垂直吸収を認める。

図20　PD値臼歯部4〜7mm点在　BOP21%　PCR39%

BOP Red　PD4mm〜5mm Blue　6mm以上 Pink

（上島文江、齋藤 淳）

参考文献

1) 下野正基,佐藤陽子,齋藤 淳,保坂 誠,Ginny Cathcart：歯科衛生ケアプロセス.医歯薬出版,東京,2007（第1版）.

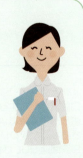

> **臨床編 第17章 やってみよう**
>
> 以下の問いに○×で答えてみよう（解答は巻末）
> 1. 歯周治療のゴールを目指すためには歯科医師への情報伝達は重要である。
> 2. アタッチメントレベル（AL）は、歯周ポケットの深さ（PPD）と同じである。
> 3. 臨床的アタッチメントレベル（CAL）は、セメント-エナメル境が基準となる。
> 4. 歯科衛生介入は、歯科衛生診断の「原因・病因」に対して考える。
> 5. 口腔に関連したQOL（生活の質）の状態は、客観的に評価することができる。

233

索引

A
AIDS 38
A1c（HbA1c） 196
Acquired pellicle 111
AGE 45
Aggregatibacter actinomycetemcomitans 73, 200
AIDS 72
AIDS 患者 77
AIDS に関連する歯周炎 73
AL 216
ANUG 41
A-sprint 128
Assessment 227

B
Bass method 113
BMI 198
BOP 89, 189, 216, 230, 231
B 細胞 30

C
CAL 216
Candida albicans 68
Charters method 115
Chédiak-Higashi 45
CPI 98
CRP 84, 196
CT 89

D
DBS 128
Dental calculus 112
Dental Hygiene Diagnosis 227
Dental Hygiene Process of Care 227
Dental stains 112
Down 症候群 40, 75

E
ENAP 148
Evaluation 228

F
Fones method 114
Food debris 112
Fusobacterium 76
Fusobacterium nucleatum 200

G
GBI 97
GCF 99
GI 97
Glickmann の分類 60
GOT 84
GPI 98
GPT 84
GTR 法 151, 167
GTR 膜 152

H
Hawley タイプ床固定装置 128
Hawley タイプの床矯正装置 177
HBc 抗体 84
HBe 抗原 84
HBe 抗体 84

HBs 抗原 84
HBs 抗体 84
HCV 抗体 84
HIV 38, 73
HIV 感染患者 77
HIV 関連歯周炎 38
HIV 関連歯肉炎 38
HIV 抗体 84
Horizontal method 113
HSV 67, 68

I
IL-1 57
Implementation 228
Initial Periodontal Therapy 106

L
LDDS 186, 187
Lindhe の分類 60, 162
LPS 196

M
Materia alba 112
MGJ 8
Miller の判定基準 89
Modified Stillman's method 115
MTM（Minor Tooth Movement） 176

N
NUG（Necrotizing Ulcerative Gingivitis） 75
ＮＵＰ（Necrotizing Ulcerative Periodontitis） 77
Nyman の分類 162

O
O データ 225, 228
O'Leary 138, 215
Objective data 228
OHI 93
OHRQL 230, 231
Osteoporosis 198

P
Papillon-Lefèvre 症候群 40, 75
PCR（Plaque Control Record） 93, 215, 230, 231
PCR（Polymerase Chain Reaction） 99
PCR が 20%以下 138
PDI 98
Peri-implantitis 174
Periodontal Medicine 194
Periodontal surgery 142
Periodontitis Associated with Smoking 46
Permanent Splint 171
PI 93, 98
Planning 227
Plaque 112
PMTC 183, 191
POHC（Professional Oral Health Care） 213
POMR（Problem Oriented Medical Record） 225
Porphyromonas gingivalis 29, 200, 201
POS（Problem Oriented System） 225
PPD 35, 55, 87, 215, 230, 231
Preterm low birth weight 199

Prevotella intermedia 66, 75
Prognosis 106

Q
QOL（生活の質） 230

R
Reevaluation 106
Roll method 115

S
S データ 225, 228
Scaling 118
Scrubbing method 115
SOAP（subjective objective assessment plan） 225
Spirochetes 76
SpO_2 206, 218
SPT（Supportive Periodontal Therapy） 106, 140, 183, 214, 223, 190
SRP 106, 150, 231
Stillman's method 115
Subjective data 228

T
Treponema denticola 29
Tannerella forsythia 29
TBI（Tooth brushing instruction） 118, 231
TN（Treatment Needs） 61
TNF-*a* 57
T 細胞 30

V
Vertical method 113

あ
青紫色 66
悪習癖 56, 80
アクセスフラップ手術 148
浅い骨縁上の歯周ポケット 155
アスコルビン酸 67
アスコルビン酸欠乏性歯肉炎 67
アスコルビン酸欠乏性歯肉炎の処置法 67
アズレンスルホン酸ナトリウム 187
アセスメント 227
アタッチメントゲイン 55, 88, 216
アタッチメントレベル 55, 86, 88, 216
アタッチメントロス 20, 34, 55, 88, 216
圧迫側 80
圧平 167
アドソンティッシュプライヤー 146
アドヒアランス 109, 192
アメリカ歯周病学会の分類 63
アルカリホスファターゼ 84
アルコール摂取 198
アレルギー 39, 69
アレルギー性歯肉炎 69
アレルギー性歯肉炎の処置法 69
アンカー 134
安静位 15
安静空隙 15
暗赤色 84

い
易感染性 45

索引

意思決定　227
位相差顕微鏡　94
痛み　230
「痛み」「乾燥」「食事・咀嚼」の
OHRQL スコア　230
一次性咬合性外傷　35，56，80
一次切開　151
一次予防　103
遺伝因子　71
遺伝子多型　40
遺伝疾患に伴う歯周炎　75
遺伝性歯肉線維腫症　52，71
遺伝性歯肉線維腫症の処置法　71
医療者　108
医療面接　83，108
因子　227
飲酒　45
インスリン　196
インフォームドコンセント　134
インプラント周囲炎　174，181
インプラント周囲粘膜炎　181
インプラント治療　171

う

ウィドマン改良フラップ手術　148
ウイルス性歯肉疾患　67
ウイルス性歯肉疾患の処置法　68
ウォーキングプロービング　87

え

エアーアブレーション　126
永久固定　127，171，172
鋭匙　150
栄養状態　45
壊死　198
壊死性潰瘍性歯周炎　76
壊死性潰瘍性歯肉炎　38，75
壊死性潰瘍性歯肉炎の処置法　76
壊死性歯周病　75
壊死セメント質　10
エストロゲン　198
エックス線検査　89
エックス線造影性　162
エナメル真珠（滴）　33，162
エナメル突起　33，162
エナメルプロジェクション　163，165
エナメルマトリックスタンパク質　153，
167
エムドゲイン　153
塩化セチルピリジウム　187
塩化ベンゼトニウム　187
炎症　198
炎症性サイトカイン　30，57
炎症性細胞浸潤　18
炎症性タンパク質　197
炎症のコントロール　134
炎症性メディエーター　18，196

お

オーシャンビンチゼル　146
オーバーカントゥア　33
オーバーデンチャー　210，211
オーラルスクリーン　133
オクルーザルスプリント　105，133
オステオプラスティー　165
オッセオインテグレーション　180，181
オッズ比　42
オドントプラスティー　165
主に歯ブラシの毛先を使う方法　113

主に歯ブラシの腹を使う方法　115
オルバンファイル　146
音波歯ブラシ　116

か

カークランドナイフ　145
外縁上皮　5
壊血病性歯肉炎　52
開咬　33
外斜切開　155，156
外傷性咬合　35
外傷性歯肉炎　69，70
開窓　58
外側性固定　128
介入　228
概念モデル　109
灰白色　84
灰白色の偽膜の形成　76
海綿骨（骨髄）　11
潰瘍　76
化学的な歯肉縁下のプラークコントロール
187
化学的方法　112
角化歯肉　152，153，155
角化層　7
顎下リンパ節の腫脹　76
獲得被膜　29，111
ガスクロマトグラフィー　97
ガス滅菌　220
仮性ポケット　18，50，70，87
過程（プロセス）　227
可撤式矯正装置　177
可撤式固定法　172
可撤式装置　128
可能性　227，228
カルシウム拮抗薬　70，207
加齢　40
簡易型口臭測定装置　96
環境因子　44，45
患者　108
関節リウマチ　201
関節リウマチのリスク　201
乾燥　230
カントゥア　33

き

機械的（物理的）方法　112
期待される結果　227
喫煙　41，43，45，198
喫煙関連歯周炎　46，73
喫煙者　217
基底層　7
基底板　14
揮発性化合物　96
揮発性硫化物　61
客観的情報　227，228
吸引器付き歯ブラシ　209
吸指癖　36
急性壊死性潰瘍性歯肉炎　41
急性歯周膿瘍　79，185
急性歯肉膿瘍　79
急性症状　108
急速進行性歯周炎　73
急速な歯槽骨吸収　74
キュレットタイプ　119
仰臥位　209
狭心症　207
矯正力　134
矯正治療　134

協働　228
業務記録　224，225
共有　227
局所性修飾因子　64
局所的因子　45
局所薬物配送システム　186，187
虚血性心疾患　207
禁煙支援　217
緊急処置　111

く

口呼吸　33，95
口呼吸線　133
クライエント・セルフケア・コミットメ
ントモデル　109
グラインディング　35，96，105，133
グラム陰性菌　30
グラム陰性嫌気性桿菌　195
グラム陰性嫌気性菌　29
グラム陰性嫌気性の歯周病原細菌　3
グレーシーキュレット　146，148
クレーター状骨欠損　57
クレーター状歯肉辺縁　76
〔歯肉〕クレフト　53，70
クレンチング　35，96，105，133
クロルヘキシジン　187

け

ケア　226
ケアプランニング　213
計画立案　227
経口抗菌療法　184
経口投与　186
形質細胞　8，20
血圧　198
血管障害　196
月経周期関連歯肉炎　38
月経周期性歯肉炎　65
月経周期性歯肉炎の処置法　65
結合組織性付着　14，19，20，165
結合組織乳頭　7
血小板数　84
血清抗体価　99
血清抗体価による検査　99
血清抗体反応　75
血友病　38
ケミカルメディエーター　200
原因・病因　227
原因因子　44
牽引側　80
限局型　73
限局型侵襲性歯周炎　74
検査　106
検診　106
原生セメント質　9

こ

降圧剤　70
高圧蒸気滅菌　220，221
降圧薬　207
口蓋部裂溝　33
抗凝固薬　207
抗菌療法　184
口腔カンジダ症　68
口腔カンジダ症の処置法　68
口腔乾燥症　205，207
口腔関連 QOL　231
口腔関連 QOL の歯科衛生モデル　109
口腔既往歴　83

235

索引

口腔機能回復治療　106，171，214
口腔清掃習慣　215
口腔洗浄器　117
口腔前庭　33
口腔内写真　85，217
口腔粘膜　5
口腔機能回復治療　106
抗けいれん薬　70
高血圧症　207
高血糖　197
高血糖状態　45
咬合　15
咬合干渉　16，131
咬合性外傷　80，94，108，134，162，164
咬合性外傷の処置法　81
咬合調整　130
口臭症　61
口臭症の国際分類　61
合成高分子膜　151
高速運動電動歯ブラシ　115
好中球　8，20，30，45
後天性免疫不全症候群　38，73
咬頭嵌合位　15
咬頭干渉　16，36，130，131
行動変容　4，109，227
広汎型　73
広汎型侵襲性歯周炎　74
咬耗　81
高齢化社会　204
高齢者　205
高齢社会　204
誤嚥　195
誤嚥性肺炎　200，206
コーピング　210，211
コーン縫合用プライヤー　146
鼓形空隙　208
骨移植術　154
骨縁下ポケット　20，50，88
骨縁上ポケット　20，50，88，148
骨芽細胞　8
骨整形　146，165
骨粗鬆症　37，72，198
骨粗鬆症／骨減少症に関連する歯周炎　73
骨壁　58
骨膜剥離子　145，150
固定（固着）式矯正装置　177
固定（固着）式固定法　172
固定式装置　128
コミュニケーション　108
固有歯槽骨　11
コラーゲン（膠原）線維　8，14
コラーゲン膜　151
コラゲナーゼ　29
コル　6
コレステロール　84
根間稜　163
根拠　227
根尖線維　9
コンタクトポイント　210
根分岐部形態修正術　165
コンプライアンス　108，109，166，192
根分岐部整形術　165
根分岐部病変　33，59，151，161，230
根分岐部病変の分類　88
根分岐部用プローブ　162，216
根面う蝕　35
根面溝　33

根面の探査（探知）　122

さ——
サークル法　116
細菌因子　44
細菌検査　185
最後退位　16
再構築　169
最終糖化産物　45
再治療　140
サイトカイン　200
再度治療計画を立案　139
再評価　106，138，169
細胞間隙　14
細胞セメント質　9
サポーティブペリオドンタルセラピー　106，190，214，223
酸化エチレンガス滅菌　221
暫間固定　127
暫間修復物　129
暫間補綴物　129
暫摩口内炎　75
三次切開　151
三次予防　103，104

し——
歯科医師　108，214
歯科衛生介入　227
歯科衛生過程　101，106，143，226，227
歯科衛生業務記録　228
歯科衛生ケア　106，227
歯科衛生ケアプラン　106，227
歯科衛生ケアプランの構成要素　228
歯科衛生ケアプロセス　101，106，143，226，227，231
歯科衛生士　212
歯科衛生士業務記録　223
歯科衛生実地指導料　224
歯科衛生診断　101，227
歯科衛生ヒューマンニーズ概念モデル　109
歯科技工士　212，214
自家骨　146
歯科疾患実態調査報告　2
歯冠形成術　165
歯冠形態修正術　165
歯間線維　9
歯間乳頭　6
歯間ブラシ　117
シクロスポリン　41
シクロスポリンA　70
自己管理スキル　109
歯根間距離　166
歯根切除術　169
歯根抜去　164
歯根分割　164，166
歯根分割抜去　167，168
歯根分離　166
歯根膜　8
歯根膜腔の拡大　80
歯根膜繊維　8
歯根膜の主線維　8
歯根離開度　163
支持歯槽骨　11
指示書　225
脂質　198
歯周－矯正治療　171
歯周－歯内病変　77，132

歯周－歯内病変複合　77，78
歯周－歯内病変複合の処置法　78
歯周炎　26
歯周基本治療　106，110，214
歯周形成手術　144，155
歯周外科治療　71，142
歯周靭帯　8
歯周組織再生　143
歯周組織再生療法　144，167
歯周組織の膿瘍　78
歯周治療用装置　129
歯周膿瘍　79
歯周パック　151，222
歯周病が全身疾患に与える影響　195
歯周病原細菌　195
歯周病と全身疾患　83
歯周病の臨床症状　49
歯周病は生活習慣病　4
歯周病変由来　77，78
歯周病予防対策　2
歯周ポケット　19，20，27，50，88，144
歯周ポケット掻爬術　148
歯周補綴　171
歯周ポケットの形成機序　50
思春期性歯肉炎　38，52，66
歯石　31，112
歯槽（骨）頂線維　8
歯槽硬線　11，38
歯槽骨　10，27，37
歯槽粘膜　5，6，8
疾患感受性　40
シックルタイプ　119
実在　227，228
実施　227，228
指導記録　225
歯内病変由来　77，78
歯肉　5
歯肉炎　26
歯肉縁下歯石　31
歯肉縁下スケーリング　118
歯肉縁下プラーク　29
歯肉縁上歯石　31
歯肉縁上スケーリング　118
歯肉縁上プラーク　29
歯肉形態修正　165
歯肉結合組織　7，27
歯肉溝　49
歯肉溝滲出液　29，54
歯肉溝滲出液の内容物と排膿　54
歯肉溝内切開　151，152
歯肉歯槽粘膜境　7
歯肉歯槽粘膜形成術　144，155
歯肉腫長　83
歯肉切除術　71，155
歯肉線維群　7
歯肉線維腫症　34
歯肉増殖　70
歯肉組織の切除　155
歯肉退縮　21，35，52
歯肉退縮の誘因　53
歯肉膿瘍　78，80
歯肉膿瘍の処置法　80
歯肉の壊死　76
歯肉のメラニン色素沈着　46
歯肉鋏　145
歯肉病変　64
歯肉弁根尖側移動術　155
歯肉ポケット　18，50，70，88，144，

155
紫斑病　38
脂肪細胞　197
ジメチルサルファイド　61
歯面着色物除去器　126
シャーピー線維　8，14
シャープニングストーン　123
社会的背景　108
若年性歯周炎　73
斜線維　8
周期性好中球減少症　75
縦切開　150
重層扁平上皮　6
重度慢性歯周炎　72
重度慢性歯周炎の処置法　72
シュガーマンファイル　146，166
主観的情報　227，228
主訴　83，108
出血　83
受動喫煙　217
上行性歯髄炎　77，132
小帯　34
上皮脚　6
上皮性付着　14，19，20，34
上皮突起　6
食事・咀嚼　230
食生活　45
食片圧入　31，36，92
食物残渣　112
女性ホルモン　65，66
初発因子　28
徐放性　187
歯列不正　33，134
心筋梗塞　198，207
ジンジパイン　29
ジンジボプラスティー　165
侵襲性歯周炎　38，73，186
侵襲性歯周炎の処置法　75
滲出のメカニズム　54
新生セメント質　10
真性ポケット　19，34，88
診断　105，106
診断句　227
新付着　10
新付着術　148
信頼関係（ラポール）　111，113

す
髄管　164
垂直吸収　230
垂直性吸収　20
垂直性骨吸収　57
水平性吸収　20
水平性骨吸収　57
水平切開　151
水平線維　8
スクラビング法　115，231
スケーラー　146
スケーリング　118，231
スケーリング・ルートプレーニング
　106，118，163
スティップリング　6，27，85
スティルマン改良法　115
スティルマン法　115
ストレス　40，45，68
スピロヘータ　76

せ
生活習慣　45，108

生体防御反応　195
性ホルモン　198
生命徴候　207
生理的萎縮　21
切開　80，145，146
赤血球数　84
接合上皮　6，14，18，19
舌習癖　176
切除療法　144
舌苔　61
接着性レジン固定　128
舌突出癖　33，36
セメント芽細胞　8，9
セメント質　9
セルフケア　143，190，231
セルフケアアセスメント票　230
線維芽細胞　8
線維性の歯肉肥大　70
潜在的　227
全身因子関連歯肉炎　65
全身既往歴　83
全身疾患関連歯周炎　72
全身疾患関連歯周炎の処置法　73
全身状態　108
全身の因子　45
全身投与　186
専門的口腔ケア　213

そ
早期・低体重時出産　199
早期接触　16，36，56，80，130，131
早期発見・早期治療　2
象牙質知覚過敏　21
総タンパク　84
蒼白色　84
層板間層　10
層板骨　11
双方向の関係　197
束状骨　11
組織再生誘導法　164
組織付着療法　143
ソフトフード　105

た
体質　40
対象者　226
第二セメント質　10
ダイレクトボンディングシステム　128
第6番目の合併症　196
多因子性疾患　43
多属性効用理論　109
達成度　228
タッピング　36，96，105，133
縦みがき　113
タフトブラシ　231
単純ヘルペス　67，68
弾性線維　8
タンパク質　197

ち
チームアプローチ　213
チームワーク　213
知覚過敏症　35
チゼルタイプ　119
緻密骨（皮質骨）　11
チャーターズ法　115
治癒　142，189
中間セメント質　9，10
中心位　16

中心咬合位　15
鋳造連続鉤　128
超音波歯ブラシ　116
超高齢社会　204
直接因子　64
治療計画　106
治療計画の修正　138
治療計画の立案　105
治療的予防　104

て
堤状隆起　133
低ホスファターゼ症　40，75
低リン酸酵素症　75
テトラサイクリン系　186
デヒーセンス　59
デブライドメント　163，183
テンションリッジ　95，133
デンタルプラーク　3，102
デンタルフロス　116，231
電動歯ブラシ　115

と
砥石　123
樋状根　163，167
動機づけ　113，217
道具（ツール）　227
疼痛　83
糖尿病　37，72，196，198
糖尿病性歯肉炎　65
糖尿病性歯肉炎の処置法　66
糖尿病に関連する歯周炎　73
糖分摂取　230
動脈血酸素飽和度　206，218
動脈疾患　198
〔歯の〕動揺度　56，86，89，216
トライセクション　168
ドライマウス　207
トランスディシプリナリ　213
トンネリング　166
トンネル形成術　166

な
内縁上皮　5
内斜切開　150，151，155
内側性固定　128
内毒素　29，196
長い上皮性付着　149，151

に
ニコチン　46
二次性咬合性外傷　35，56，80，131
二次切開　151
二次予防　103，104
ニフェジピン　41，70
日本歯周病学会による歯周病分類システム（2006）　63
ニューキノロン系　186
乳頭歯肉　5，51
妊娠性エプーリス　66
妊娠性歯肉炎　38，52，66
認知症　206

ね
粘膜骨膜弁　150
粘膜皮膚病変　68
粘膜類天疱瘡　40

の

索引

脳血管障害　205, 206
脳血管障害患者　207
脳卒中　198

は

歯・歯槽線維群　8
バイオフィルム　3, 17, 28, 29, 102, 184, 195
バイタルサイン　206, 207
バイトガード　105
排膿　80, 89
排膿路　80
バイファーケーションリッジ　162, 163
白質　112
剥離　146
破骨細胞　8, 57
バス法　113
破折　81
破折線　164
バックナイフ　145
白血球数　84
白血病　38, 72
白血病性歯肉炎　52, 66
白血病性歯肉炎の処置法　66
抜歯　134
歯の移植　174
歯の生理的近心移動　14
歯の沈着物　112
歯の動揺　83
歯の病的移動　176
パノラマ撮影法　90
パラサイト　111
バルカン固定　128
歯を失う原因疾患　2

ひ

ビタミンA　39
ビタミンC　39, 67
ビタミンD　39
ヒト免疫不全ウイルス　73
微熱　76
非付着性プラーク　30
非プラーク細菌による歯肉炎、口内炎　67
非プラーク性歯肉病変　67
非プラーク性歯肉病変の処置法　67
肥満細胞　8
病因因子　110
病因句　227
評価　227, 228
病原菌の同定　186
病状安定　190, 223
病的萎縮　21
病的移動　81
病的セメント質　10, 51
ビリルビン　84
ヒロシマスタディ　197

ふ

ファーケーションプローブ　88, 162, 216
ファイルタイプ　119
ファルカプラスティー　165
フェザータッチ　124
フェストゥーン　53
フェニトイン　41, 70
フェネストレーション　58
フォーンズ法　114, 230
副甲状腺機能亢進症　38

副腎皮質ホルモン　69
複数回投与　187
付着歯肉　6, 33, 34, 89
付着上皮　6, 14, 18
付着性プラーク　30
付着の獲得　88, 216
付着の喪失　20, 88, 216
フッ化物含有歯磨剤　231
不働歯　32
プラーク　3, 17, 112, 231
プラークコントロール　106, 111, 163, 214, 231
プラークコントロールの方法　112
プラークコントロールの目標　118
プラークコントロールレコード　93, 118, 215
プラーク性歯肉炎　64
プラーク性歯肉炎の処置法　65
プラーク単独性歯肉炎　64
プラーク蓄積因子　131
プラークリテンションファクター　64, 108, 131
ブラキシズム　35, 56, 80, 105, 133
ブラケット　134
ブラッシング　230, 231
ブラッシング指導　118
ブラッシング法　113, 231
フラップキュレッタージ　148
フラップ手術　148, 149
フラップの剥離翻転　150
プランジャーカプス　92
プロービング　86
プロービング圧　215
プロービング時の出血　89, 189, 216
プロービングポケットデプス　35, 55, 86, 215
プロスタグランディン　196
フロスフォルダー　116
プロビジョナルレストレーション　169
プロフェッショナルケア　104, 143, 190, 223, 231
プロフェッショナルメカニカルトゥースクリーニング　191

へ

ヘマトクリット値　84
ヘミセクション　168
ヘミセプター状骨欠損　58
ヘミデスモゾーム（半接着班）　14
ヘモグロビン　196
ペリオドンタルプラスティックサージェリー　144, 155
ペリオドンタルメディシン　194
ペリクル　29
ヘルトウィッヒ上皮鞘　9
ヘルペス（疱疹）性歯肉炎　67
辺縁歯肉　51
偏心投影　162
扁平苔癬　40

ほ

縫合　146
萌出性歯肉炎　65
萌出性歯肉炎の処置法　65
紡錘菌　75
ホウタイプ　119
ホームケア　104
ボーンサウンディング　150
ポケットの形成　49

ポケットマーカー　145
保健行動　108, 109, 227
保健信念モデル　109
補助的清掃用具　116
ポビドンヨード　187
ポリメラーゼ連鎖反応　99

ま

マージン　210
マクロファージ　8, 30
麻酔　145, 146
マラッセ上皮残遺　8, 9
慢性歯周炎　71
慢性歯周膿瘍　79
慢性歯肉膿瘍　79
慢性的基礎疾患　205
慢性剥離性歯肉炎　39, 68
慢性剥離性歯肉炎の処置法　69

み

密な線維性結合組織　7
ミノサイクリン塩酸塩　187
未分化間葉細胞　8
脈管神経隙　9

む

無カタラーゼ血症　40
無細胞セメント質　9

め

メインテナンス　106, 140, 183, 163, 189, 214, 223
メチルメルカプタン　61
免疫抑制薬　70

も

目標　227
モチベーション　113, 190
問診　83
問題・状態　227
問題志向型システム　225
問題解決力　227
問題志向型診療録　225

や

薬剤の選択　186
薬物性歯肉増殖症　34, 41, 52, 70
薬物性歯肉増殖症の処置法　71
宿主因子　44

ゆ

有棘層　7
有病率　2
遊離歯肉　6
遊離歯肉溝　6
指まき法　116

よ

要介護高齢者　206
用手洗浄　220
予後　106, 227
予後の判定　105, 106, 138
横みがき　113

り

リアルタイムPCR　100
リスク　184, 227, 228
リスクファクター　3, 43, 44, 110, 198

裏層粘膜　7
リポ多糖（LPS）　29
リモデリング　169
硫化水素　61
理論モデル　109
臨床的アタッチメントレベル　55，216
臨床的為害作用　53
隣接面う蝕　32
リンパ球　8

る
ルートアンプテーション　169
ルートセパレーション　166
ルートトランク　163
ルートプレーニング　119
ルートリセクション　169

れ
裂開　59
レッドコンプレックス　29，45
連結インレー　128
弄舌癖　36

ろ
ローカス・オブ・コントロール　109
ローリング法　115
露出セメント質　10

わ
ワイヤー　134
ワイヤーレジン結紮固定　128
ワンサン口内炎　75
ワンタフトブラシ　117

数字
1型糖尿病　196
2型糖尿病　196
8020達成者　2

やってみようの解答

章	1	2	3	4	5	6	7	8	9	10
					問題の番号					
基礎編1	×	×	○	○						
2	×	○	○	×	○	○	○			
3	○	×	○	×	×	○				
4	×	○	×	○	○					
臨床編1	○	×	○	×	○					
2	○	×	○	×	○					
3	○	×	○	×	○					
4	○	○	×	○	×					
5	×	○	○	○	○					
6	○	○	×	○	○	○				
7	○	×	○	○	○	○	×	×		
8	○	○	×	○	○					
9	○	×	○	×	×	○	×	×	○	
10	×	×	○	×	○	×	×	×	○	○
11	×	×	×	×	×					
12	×	×	○	○	×					
13	×	○	○	○	×					
14	×	○	×	○	○					
15	×	○	○	○						
16	○	○	×	○	×					
17	○	×	○	○	○					

歯科衛生士講座　歯周病学　第3版　　　　　　　　　　　　　　　　ISBN 978-4-8160-1300-3

© 2006. 3. 1　第1版　第1刷
　2011. 3.15　第2版　第1刷
　2016. 1.17　第3版　第1刷（改題）

編 集 委 員　　沼部幸博　齋藤 淳　梅田 誠
発 行 者　　永末英樹
印 刷 所　　株式会社サンエムカラー
製 本 所　　藤原製本株式会社

発行所　株式会社　永末書店

〒602-8446　京都市上京区五辻通大宮西入五辻町 69-2
（本社）電話 075-415-7280　FAX 075-415-7290　　（東京店）電話 03-3812-7180　FAX 03-3812-7181
永末書店 ホームページ　http://www.nagasueshoten.co.jp

＊内容の誤り、内容についての質問は、弊社までご連絡ください。
＊刊行後に本書に掲載している情報などの変更箇所および誤植が確認された場合、弊社ホームページにて訂正させていただきます。
＊乱丁・落丁の場合はお取り替えいたしますので、本社・商品センター（075-415-7280）までお申し出ください。

・本書の複製権・翻訳権・翻案権・上映権・譲渡権・貸与権・公衆送信権（送信可能化権を含む）は、株式会社永末書店が保有します。

JCOPY ＜（社）出版者著作権管理機構 委託出版物＞

本書の無断複写は著作権法上での例外を除き禁じられています。複写される場合は、そのつど事前に、（社）出版者著作権管理
機構（電話 03-3513-6969、FAX 03-3513-6979、e-mail: info@jcopy.or.jp）の許諾を得てください。